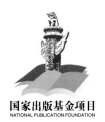

国家出版基金项目
NATIONAL PUBLICATION FOUNDATION

消化系统疾病X线/CT图文详解丛书

总主编　滕皋军　高剑波

肝胆病例图鉴

主编　严福华　吕培杰

郑州大学出版社

图书在版编目(CIP)数据

肝胆病例图鉴／严福华,吕培杰主编. -- 郑州：郑州大学出版社,2024.1
(消化系统疾病 X 线/CT 图文详解丛书／滕皋军,高剑波总主编)
ISBN 978-7-5773-0187-7

Ⅰ.①肝… Ⅱ.①严…②吕… Ⅲ.①肝疾病－影像诊断②胆道疾病－影像诊断
Ⅳ.①R575.04

中国国家版本馆 CIP 数据核字(2024)第 008887 号

肝胆病例图鉴

GAN-DAN BINGLI TUJIAN

项目负责人	孙保营 李海涛	封面设计	苏永生
策划编辑	陈文静	版式设计	苏永生
责任编辑	吕笑娟	责任监制	李瑞卿
责任校对	张楠		

出版发行	郑州大学出版社	地 址	郑州市大学路 40 号(450052)
出版人	孙保营	网 址	http://www.zzup.cn
经 销	全国新华书店	发行电话	0371-66966070
印 刷	河南瑞之光印刷股份有限公司		
开 本	889 mm×1 194 mm 1 / 16		
印 张	15.75	字 数	405 千字
版 次	2024 年 1 月第 1 版	印 次	2024 年 1 月第 1 次印刷

书 号	ISBN 978-7-5773-0187-7	定 价	142.00 元

序言

2021年国务院办公厅印发的《关于推动公立医院高质量发展的意见》提出要以满足重大疾病临床需求为导向建设临床专科,重点发展影像等临床专科,以专科发展带动诊疗能力和水平提升。精准医疗,影像先行,随着医学影像技术的突飞猛进,影像学检查已超越单纯基于解剖、形态和结构的疾病诊断,转向包含病灶功能、代谢、微环境和分子生物学特征等在内的综合影像评价。医学影像可以提供多方位的诊断角度、诊断方式,对临床疾病起到诊断、鉴别和治疗的作用。随着社会发展、环境变迁及人们生活方式的变化,消化系统疾病的发病率居高不下,X线/CT等影像技术已成为消化系统疾病早期筛查、早期精准诊断、临床治疗决策、疗效及预后评估的有力工具和核心支撑技术。鉴于X线/CT等影像技术在消化系统疾病的应用日益重要,应大力促进中国特色消化系统疾病X线/CT学科体系建设与发展。学科体系的构建是一个逐渐完善的过程,其中教材体系的建设能够为学生及医学影像从业人员提供学习材料,为学科的发展提供支持和保障。

近年来,医学影像学教材与专著出版盛行,多聚焦疾病CT征象,但是鲜有以临床病例为启发点,提供丰富影像学信息与其他临床资料的图谱类书籍。此外,目前我国尚缺少全面、系统介绍消化系统疾病X线/CT诊断的医学专著。为此,我们组织国内医学影像学专家教授编写了"消化系统疾病X线/CT图文详解丛书",以期对从事与涉足消化系统疾病X线/CT诊断相关专业人员进行全方位的宏观与微观指导,使其熟悉和掌握在这个领域应如何完成消化系统疾病X线/CT临床工作,更好地为患者提供个性化服务。

本丛书有如下几个鲜明特点:首先,丛书图文兼并、科学实用,作者都是多年从事医学影像专业的专家,技术精湛,临床经验丰富,保证了本书的编写质量,值得各层次人员阅读。其次,医学影像学的不断发展有赖于影像学图像采集新技术和图像数据挖掘新方法的涌现,丛书向读者提供了能谱CT、光谱CT等影像诊断新技术内容,不仅有助于消化系统疾病X线/CT诊断相关专业人员掌握学科先进技术与理念,还将持续推动影像学在消化系统疾病中的应用模式创新,为消化系统疾病的诊治提供新的契机。再次,以消化系统疾病患者病历资料为切入点,多数病历呈现了患者CT、MRI等图像,多种影像技术具有不同的临床优势,这有助于医学影像专业人士融合应用各种影像技术,拓宽视野,形成综合临床思维。最后,丛书对开启我国消化系统疾病X线/CT医学教育、临床培训和研究的新局面能起到引领与推动作用,并具有重大社会价值、理论价值和实践指导意义。

理论是行动的指南,编著和出版本丛书正是建设与发展中国特色消化系统疾病 X 线/CT 诊断学科体系的迫切需要。本丛书是 2023 年度国家出版基金资助项目,这是国家对丛书权威性、出版意义等方面的肯定。在此,向参加本丛书编写的各位专家表示由衷的感谢,希望"消化系统疾病 X 线/CT 图文详解丛书"的出版能够满足人民群众对医疗保健和健康管理的需求,为人民生命健康保驾护航,打造"健康中国"。

2023 年 8 月

作者名单

总 主 编　滕皋军　高剑波

本册主编　严福华　吕培杰

副 主 编　王小鹏　梁丽丹　邢静静
　　　　　王明月　柴亚如

编　　委（以姓氏笔画为序）
　　　　　王小鹏　王明月　邢静静
　　　　　吕东博　吕培杰　朱兵兵
　　　　　刘　杰　刘梦茹　严福华
　　　　　李　军　李卫侠　李若坤
　　　　　吴　艳　吴志远　张安琪
　　　　　林慧敏　罗成龙　周家豪
　　　　　柴亚如　郭　华　黄　瑞
　　　　　梁丽丹　董军强　雷丽敏

前 言 ▶▶▶

医学影像技术已经发展成为临床医学中不可或缺的重要诊断、检查手段,不仅能够有效地帮助医生诊断疾病,还可以为多种疾病的临床治疗提供依据。其中,计算机体层成像(CT)被誉为是医学影像诊断学的一次革命,可显示组织器官的形态学信息,高分辨地显示组织密度,尤其在肝、胆道系统、胰腺等器官病变方面有着独特的诊断优势,可指导临床诊疗、判断疾病转归。CT诊断是以CT图像为基础,结合临床资料及其他影像学表现等信息进行分析推理、诊断及鉴别诊断,因此需要年轻的放射科医师熟悉CT影像诊断学的基本理论和技能。但是CT图像千变万化,同病异影和异病同影增加了CT诊断的难度,导致年轻医师诊断信心不足、诊断准确性不高。而且随着医学影像技术的不断革新,很多年轻医师对影像诊断新技术如能谱CT、光谱CT、一站式扫描等技术的掌握不够熟练,且对其在临床上的实用性认识不全面。

因此,为了提高影像科医师对消化系统肝胆疾病的诊断及鉴别诊断能力,我们在郑州大学出版社的大力支持下,力邀国内医学影像界专家,参考国内、外文献及相关书籍,并结合郑州大学第一附属医院放射科及上海交通大学医学院附属瑞金医院放射科的经验与优势,启动本书的编写工作。

不同于以往出版的仅罗列CT影像的疾病图谱类,或以阐述疾病CT征象为主的专著,本书分基础篇、经典病例篇、罕少见病例篇及CT新技术篇四个模块,以多图多病例的呈现方式,全面展示了肝及胆道系统病例的影像学表现及特点。每个病例以CT影像为主,结合其他临床资料及影像学信息,构建影像诊断思路,总结疾病诊断及鉴别诊断要点。另外,书中进一步剖析医学影像新技术包括能谱CT、光谱CT、一站式扫描等在肝胆疾病诊断方面的应用价值。本书图片清晰、内容翔实,可供医学影像专业人士及相关临床专业人士学习参考,以期掌握疾病诊断要点与方法,熟悉影像诊断新技术,加强理论与实践的结合。

感谢编写团队的辛勤付出,感谢郑州大学出版社的悉心指导与支持,以及参与本书写作、绘图、编辑及出版过程的所有人员,谨此衷心感谢!

限于编者的水平和经验,本书中不可避免存在一些纰漏或不足之处,诚恳希望广大读者批评指正,以便后续不断改进及完善。

编 者
2023 年 8 月

目 录 ▶▶▶

基础篇

罕少见病例篇

CT 新技术篇

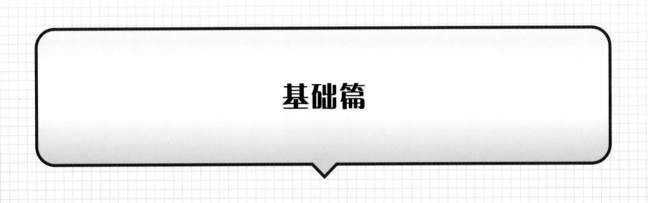

基础篇

第一章　肝胆正常解剖

第一节　肝正常解剖

一、肝解剖结构

肝属于消化道系统,是人体最大的实体器官,其重量约占成人体重的1/50、胎儿和新生儿的1/20。肝大部分位于右季肋区和腹上区,小部分位于左季肋区。肝呈楔形,有上、下两面和前、后、左、右四缘。上面又称膈面,与膈肌直接接触。下面又称脏面,与腹腔脏器毗邻。脏面有略呈"H"形的两条纵沟和一条横沟。横沟前方为方叶,后方为尾状叶。横沟内有门静脉左右支、肝固有动脉左右支、左右肝管、淋巴管和神经出入,称为第一肝门。右纵沟前方为胆囊窝,后为下腔静脉窝,前缘斜向肝门,位于右叶与方叶之间;左纵沟略窄,前为肝圆韧带,后为静脉韧带,分别划清左叶与方叶和左叶与尾状叶的界限。影像上为了更好地反映病灶位置信息,一般采用Couinaud法将肝分为五叶八段。五叶是尾状叶、左肝外叶、左内叶、右前叶和右后叶。八段中Ⅰ段是尾状叶,Ⅱ段是左肝外叶上段,Ⅲ段是左肝外叶下段,Ⅳ段是左内叶,Ⅴ段是右前叶的下段,Ⅵ段是右后叶的下段,Ⅶ段是右后叶的上段,Ⅷ段是右前叶的上段。肝的分叶以及分段是根据肝的门静脉和肝静脉分布来进行的,可为临床医生在手术中能更好地做到精准肝切除提供参考。

二、肝正常CT表现

肝正常CT表现见图1-1。

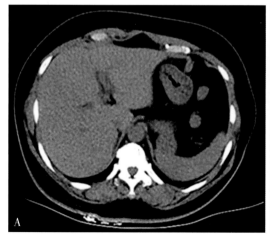
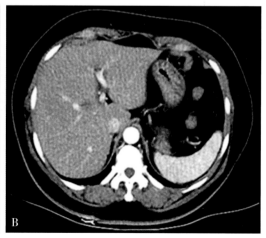

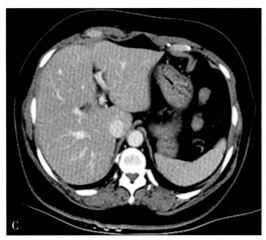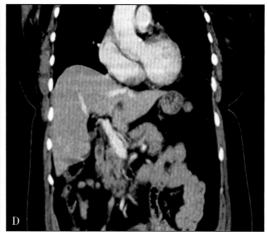

A.横断位 CT 平扫图像;B.横断位动脉期 CT 图像;C.横断位门静脉期 CT 图像;D.冠状位门静脉期 CT 图像

图 1-1　正常肝 CT 表现

肝形态不规则,大致呈楔形。正常肝 CT 表现为轮廓光滑整齐,其形状依扫描层面不同而有差异。肝实质平扫显示为均匀一致的软组织密度影,CT 值为 50～70 Hu,其内可见低密度血管影。肝为肝动脉和门静脉双重供血器官,肝动脉供血约占 25%,门静脉供血约占 75%,肝动脉与门静脉由肝门进入肝内并分支到肝内各段。肝动脉及门静脉的血液回流入肝静脉,左、中、右三支静脉收集血液在肝顶部第二肝门处汇入下腔静脉。肝内血管显示为管状或者圆形低密度影,增强后肝实质和肝内血管在扫描的不同时相表现不同。①动脉期:肝实质密度与 CT 平扫相似,肝动脉明显强化,门静脉密度可轻度强化,肝静脉无强化。②门静脉期:肝实质和门静脉明显强化,肝内门静脉密度高于肝实质,肝静脉也可强化。③平衡期:肝实质仍然可见强化,强化程度较门静脉期降低。

第二节　胆系正常解剖

一、胆囊解剖结构

正常胆囊位于肝脏面左右叶之间的胆囊窝内,与中肝静脉倾斜度一致并位于中肝静脉下方,其位置变异很大,一般位于肝左叶内侧段(左内叶)下外侧的胆囊窝内,位置变化一般与肝左右叶肥大或萎缩有关。胆囊分为底、体、颈三部,为囊性器官,呈梨形,长 8～12 cm,宽 3～5 cm,容积 40～60 mL。胆囊管、肝总管及肝脏面三者构成的三角形区域称为胆囊三角。胆囊管是连接胆囊与胆总管之间的管道。

二、胆管解剖结构

胆管包括肝内胆管和肝外胆管,肝外胆管包括左肝管、右肝管、肝总管及胆总管。左、右肝管:左肝管较为细长,长 2.5～4.0 cm,全程位于肝门横沟内;右肝管较粗短,长 1～3 cm。左、右肝管出肝后,在肝门部汇合形成肝总管。肝总管直径为 0.4～0.6 cm,长 2～4 cm,位于肝十二指肠韧带中,其下端与胆囊管汇合形成胆总管。胆总管全长 7 ~ 9 cm,直径 0 . 6 ~ 0 . 8 cm,一般不超过 1 cm。胆总管分为四段:十二指肠上段、十二指肠后段、胰腺段、十二指肠壁内段。正常胆道系统磁共振胆胰管成像(MRCP)表现见图 1-2。

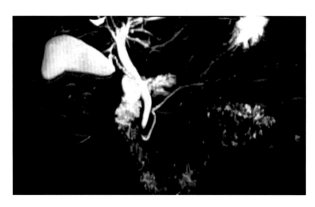

图 1-2　正常胆道系统 MRCP 表现

MRCP 清晰显示胆囊、胆囊管、肝总管、胆总管、胰管走行及

汇合情况

正常肝内的胆管与肝动脉及门静脉的肝内分支相互伴行,肝右叶右前、后段肝管在肝门静脉右支前上方汇合组成右肝管,肝左叶左外上、下段肝管于肝门静脉左支横部的前上方汇合构成左肝管,肝总管下行于肝十二指肠韧带内,在韧带内胆囊管与肝总管以锐角汇合形成胆总管。大多数人的胆总管与主胰管在肠壁内汇合形成一共同通道,并膨大形成胆胰壶腹,开口于十二指肠大乳头。另有 15% ~ 20% 的胆总管与主胰管分别开口于十二指肠。

在欧洲,胆管分组同肝分段一样,肝内胆管通常也有 8 组(Couinaud 分段)。北美常用 Healey & Schroy 分组,为 9 组,尾状叶为 1 组,右叶 4 组(前上、前下、后上、后下),左叶 4 组(内上、内下、外上、外下)。国内多倾向于 8 组分法。

三、胆囊和胆管的正常 CT 表现

胆囊边界清晰,壁菲薄,厚度 1 ~ 2 mm,内部胆汁密度接近水。胆囊管、左肝管、右肝管、肝总管、胆总管在横断面上呈圆形低密度影,增强扫描胰头实质和血管强化,胆总管显示更为清楚。

参考文献

[1]宋天强.肝脏解剖分区及命名的历史演变与展望[J].中国实用外科杂志,2018,38(4):470-472.

[2]张起帆,李加,王恺,等.肝脏的血管解剖及血供在解剖性肝切除术中的应用[J].中华解剖与临床杂志,2019,24(5):516-519.

[3]李敏达,顾红梅,周国锋,等.正常肝脏血流分布的 CT 灌注成像研究[J].实用放射学杂志,2013,29(8):1266-1268,1273.

第二章　肝胆解剖变异

第一节　肝解剖变异

一、肝变异

左肝叶向左后方的突起称为獭尾肝,别名包围肝,是临床并不少见的肝正常变异。出生后,左外叶后部肝组织逐渐退化,遗留的残迹称为肝纤维附件或肝纤维垂,其内可有少许肝组织和迷走肝管,若其内仍有完整肝组织,形成的肝叶就是獭尾肝。

满足下列标准就可诊断为獭尾肝:①肝左外缘向左后方延长、弯曲,尖端超过腋中线;②延长部分肝组织与正常左外叶血管相连,CT 平扫及增强扫描与其余肝组织密度信号相仿;③左叶间裂位于椎体右缘右侧(提示獭尾肝只与左外叶有关,而不是整个左肝叶增大);④延长部分与左外叶连接处可相对狭窄(图 2-1)。上述 4 项诊断标准中,第 1~3 项为必备条件,第 4 项为辅助条件。

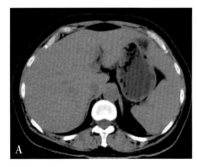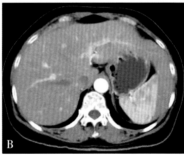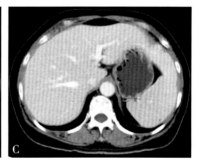

A. 横断位 CT 平扫图像,显示肝左外叶狭长;B. 横断位动脉期 CT 图像,肝左外叶强化与脾分界明显;C. 横断位门静脉期 CT 图像,显示强化与脾相似,内有门静脉分支分布

图 2-1　獭尾肝 CT 表现

作为正常变异,獭尾肝含有正常的肝、胆组织,同样可以发生肝硬化和各种肝占位。临床中獭尾肝的形态异常需要与肝硬化引起的肝叶比例失调相鉴别。

二、肝动脉变异

肝动脉的正常解剖是肝总动脉起自腹腔干,肝总动脉分为胃十二指肠动脉和肝固有动脉,肝固有动脉发出肝左动脉、肝右动脉和/或肝中动脉。肝动脉解剖变异在临床中比较常见,分型多样,以 Michels 肝动脉的解剖分型最具代表性。Ⅰ型肝固有动脉分出肝右、肝中及肝左动脉;Ⅱ型替代肝左动脉起源于胃左动脉；Ⅲ型替代肝右动脉起源于肠系膜上动脉；Ⅳ型替代肝左动脉起源于胃左动脉+替代肝右动脉起源于肠系膜上动脉；Ⅴ型副肝左动脉起源于胃左动脉；Ⅵ型副肝右动脉起源于肠系膜上动脉；Ⅶ型副肝左动脉起源于胃左动脉+副肝右动脉起源于肠系膜上动脉 ；Ⅷ型替代肝右动脉起源于肠系膜上动脉+副肝左动脉起源于胃左动脉；Ⅸ型肝总动脉起源于肠系膜上动脉；Ⅹ型肝总动脉起源于胃左动脉。Ⅰ型为正常型,约占55%。替代肝动脉是指同名正常肝动脉供血的变异肝动脉;副肝动脉指正常肝动脉仍然存在,只参与正常同名肝动脉分布区域内的一部分血供的变异肝动脉。

　　肝动脉解剖变异具有重要的临床意义。肝肿瘤介入治疗前检查肝的供血动脉,可以防止介入治疗中出现误栓或漏栓。肝外科手术前了解肝的血管结构有利于完整切除肝肿瘤,增加手术操作的准确性。肿瘤患者如果需要放置动脉导管和化疗泵,医师应注意双肝动脉或肝动脉三分及四分叉情况,适当调节导管位置及数量,以确保合适和有效的肿瘤组织灌注。在肝移植手术方面,术前了解供体及受体的肝血管解剖及变异有助于手术过程顺利。

　　肝动脉变异 CT 表现见图 2-2。

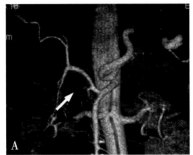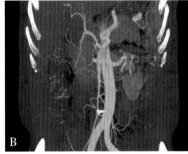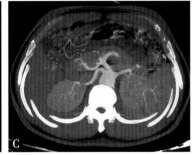

　　A. 冠状位动脉期 VR 图像示肝总动脉起自肠系膜上动脉;B. 冠状位动脉期 MIP 图像示肝总动脉起自肠系膜上动脉;C. 横断位动脉期 MIP 图像示肝总动脉起自肠系膜上动脉

图 2-2　肝动脉变异 CT 表现

三、门静脉变异

　　与肝的动脉系统相比,门静脉系统的解剖变异要少得多。门静脉主干汇合变异包括肠系膜下静脉汇入脾静脉和肠系膜上静脉的汇合处、肠系膜下静脉汇入肠系膜上静脉、胃左静脉汇入脾静脉、胃左静脉汇入脾静脉与肠系膜上静脉的汇合处。门静脉很少有先天畸形,门静脉主干先天发育异常包括胰前门静脉、双门静脉、先天性门静脉主干发育不全。另一个少见的生理畸形是门静脉注入下腔静脉,意味着肝没有门静脉血供,在这种畸形中,肝动脉通常增粗。更罕见的畸形是肺静脉注入门静脉,是在胎儿发育早期,静脉系统发育障碍的结果。门静脉在肝门处先天性狭窄也很少见,会产生不能被手术缓解的重度门静脉高压。

第二节   胆系解剖变异

一、胆囊变异

1.胆囊缺如或发育不全   非常罕见,其发生率据估计占人群的0.03%~0.07%,通常与其他发育畸形有关,如直肠阴道瘘、肛门闭锁、骨骼缺如等。但仅仅影像学未能显示胆囊尚显证据不足,只有手术、尸检等才能确定诊断。

2.双胆囊   此类先天异常发生率只有约1/4 000,每个胆囊可以有其独立的胆囊管,但共用同一支胆囊管更常见,其中一个胆囊(副胆囊)通常发育不健全(图2-3)。

双叶胆囊(bilobed gallbladder),无临床症状,极其罕见。

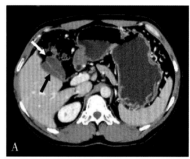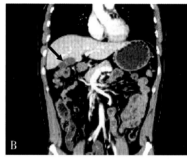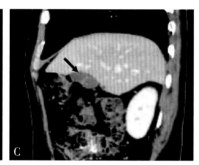

A.横断位门静脉期CT图像;B.冠状位门静脉期CT图像;C.矢状位门静脉期CT图像

图2-3   双胆囊CT表现

3.折叠型胆囊   可以自胆囊体至胆囊底折叠,形成倒圆锥帽状变形,也可见自胆囊体至胆囊颈折叠或其他类型折叠(图2-4)。

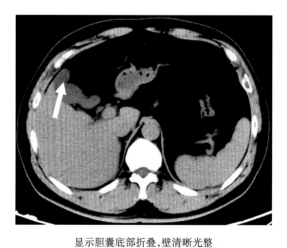

显示胆囊底部折叠,壁清晰光整

图2-4   胆囊折叠横断位CT平扫表现

4.反常胆管　肝内胆管异常可见肝内胆管通过胆囊床直接注入胆囊,此类异常常增加胆囊切除术的难度,特别是腹腔镜下切除胆囊出现胆漏或瘘,称之为 Luschka 胆管。

5.胆囊憩室　可发生于胆囊底、体和颈部,也可以发生于胆囊管,是胆囊壁局部向腔外突出的囊袋状结构,以胆囊底多见,常为单发(图 2-5);发生于胆囊管时需与罗-阿窦(Rokitansky-Aschoff sinus)相鉴别。憩室分为先天性憩室和后天获得性憩室。先天性憩室为真性憩室,非常少见;后天获得性憩室,多与慢性胆囊炎和胆囊内压增高有关,由胆石或粘连牵引等所致的憩室、有胆石嵌塞的憩室可能发生溃疡穿孔。

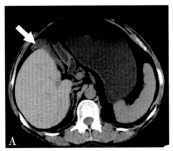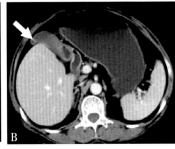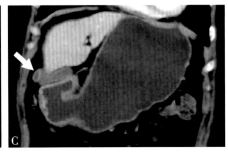

A.横断位 CT 平扫图像示胆囊底局限性突起;B.横断位门静脉期 CT 图像示胆囊底突起部壁强化;C.冠状位门静脉期 CT 图像示胆囊底突起部壁厚伴强化

图 2-5　胆囊憩室 CT 表现

6.肝内胆囊　胚胎 2 个月以上时,胆囊在肝内发育,如果持续至出生后,就形成肝内胆囊。肝内胆囊因为收缩不良,会形成多种胆囊疾病。

7.左侧胆囊　胆囊位于肝左叶下到镰状韧带左侧,经小网膜孔疝(Winslow 孔疝)入左侧或见于内脏转位。

二、胆囊管变异

胆囊管变异通常为胆囊管汇入胆总管之前先与胆总管并行一段后再入胆总管,并行段一般长 10 mm 以上,甚至超过 25 mm;如果胆囊管开口过低或平行于肝总管,或胆囊管与邻近肝总管之间管壁缺如或周围鞘样结构组织将胆囊管与肝总管包裹,在此种情况下,如果结石嵌顿在此段胆囊管,常常压迫胆总管出现症状,称为米里齐(Mirizzi)综合征(图 2-6)。胆囊管也可汇入左或右侧肝内胆管,此种变异常增加了胆囊切除术的危险性。

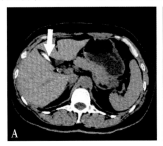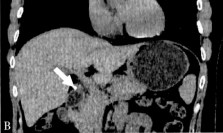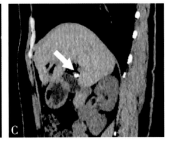

A.横断位 CT 平扫图像,显示胆囊体积小并充满结石;B.冠状位 CT 平扫图像,显示胆囊颈部结石嵌顿;C.矢状位 CT 平扫图像

图 2-6　Mirizzi 综合征 CT 表现

一般认为胆囊管汇入胆总管有6种变异,分别是低位汇入(汇合点接近胆总管末端)、高位汇入(汇合点接近肝门)、胆囊管自胆总管前绕过胆总管从左侧汇入、胆囊管自胆总管后绕过胆总管从左侧汇入、胆囊管与胆总管并行黏合后汇入、胆囊管缺如。

三、胆管变异

肝内胆管变异非常少见,通常只是分支位置有一些变化。而肝外胆管的变异则更加少见,有胆总管重复畸形、与胰管汇合变异及汇入十二指肠位置变异等。

除左、右肝管外,存在另外的副肝管变异类型。副肝管的存在常影响疾病的治疗与预后。副肝管一般认为有5种情况:汇入肝总管、汇入胆囊管、直接汇入胆总管、汇入胆囊(Luschka胆管)、2支副肝管。

四、血供变异

尽管血管不属于胆系的一部分,但了解胆系血供对于胆系疾病如肿瘤、出血等的治疗有意义。胆系主要由肝固有动脉供血,其中胆囊通常由单独的胆囊动脉(源自肝右动脉)供血。但不要忽视肝血管变异,如肠系膜动脉分支参与肝血供(副肝动脉、替代肝动脉)、胃左动脉参与肝血供等,也可能会引起胆囊血供的变异。

参考文献

[1]王承宇,张志鹏,方真好,等.基于多层螺旋CT的供肝动脉解剖变异与新解剖分型研究[J].中国普通外科杂志,2020,29(7):857-866.

[2]朱欣,鲁葆春,陈志良,等.腹腔镜胰十二指肠切除术患者肝动脉变异的识别与处理[J].中华普通外科杂志,2022,37(1):49-50.

[3]侯燕红,崔爱玲,刘学敏,等.变异肝动脉的解剖学特点及其临床意义[J].中国临床解剖学杂志,2019,37(4):366-370.

[4]胡徐意,骆锦辉,刘健华.三支胆囊动脉及肝动脉变异一例[J].解剖学杂志,2021,44(4):331.

[5]刘新亮,李洪义,包权,等.胆囊管变异不同类型与胆囊结石相关性的MRCP研究[J].中国CT和MRI杂志,2019,17(10):75-78.

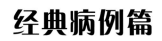

经典病例篇

第三章　肝感染性疾病

第一节　细菌性肝脓肿

病例1　女,44岁,主诉:间断发热3d。查体无异常。实验室检查:白细胞计数 13.82×10⁹/L(↑);中性粒细胞百分比 84.3%(↑)。横断位 CT 平扫图像示肝右叶片状低密度影,其内密度不均,边缘欠清晰(图3-1A);横断位动脉期 CT 图像示肝右叶病灶轻度不均匀强化(图3-1B);横断位门静脉期 CT 图像示增强后病灶呈不均匀多房改变,周围可见低密度水肿带(图3-1C);冠状位门静脉期 CT 图像示肝右叶不均匀强化混杂密度影(图3-1D)。

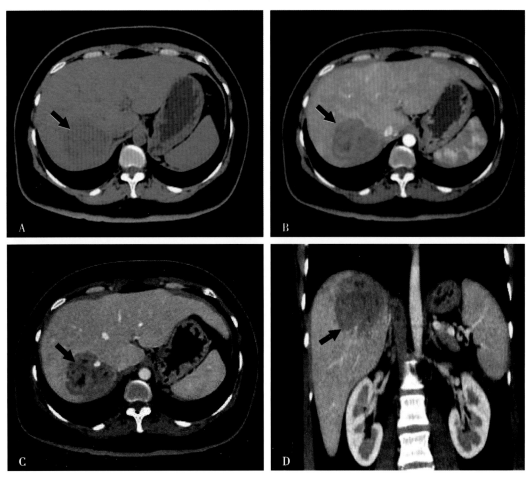

A.横断位 CT 平扫图像;B.横断位动脉期 CT 图像;C.横断位门静脉期 CT 图像;D.冠状位门静脉期 CT 图像

图3-1　细菌性肝脓肿 CT 表现(病例1)

诊断思路 ▌▌▌

　　44 岁女性,以"间断发热 3 d"为主诉入院,最高体温达 40 ℃。白细胞计数升高(13.82×10⁹/L);中性粒细胞百分比升高(84.3%)。CT 显示肝右后叶上段片状低密度影,大小约 67 mm×64 mm,增强后呈不均匀强化,病灶内有分隔呈多房改变。结合患者发热症状、高血象及多房周边强化的典型影像学特征,诊断为细菌性肝脓肿。

　　病例 2　男,4 个月,主诉:发热 4 d。查体无异常。实验室检查:白细胞计数 32.01×10⁹/L(↑);中性粒细胞百分比 80.4%(↑)。横断位 CT 平扫图像示肝右叶类圆形低密度影,密度不均匀,边界欠清晰(图 3-2A);横断位动脉期 CT 图像示肝右叶病灶周围环形强化,其内部分成分轻度强化(图 3-2B);横断位门静脉期 CT 图像示"靶征",即显著强化的脓肿壁及周围的低密度水肿带(图 3-2C);冠状位门静脉期 CT 图像示环形强化灶(图 3-2D)。

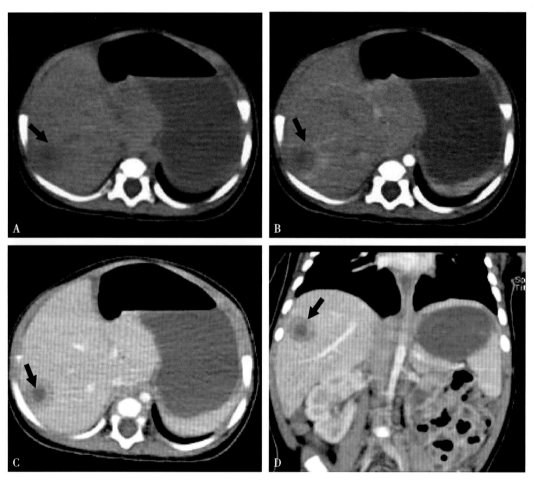

A. 横断位 CT 平扫图像;B. 横断位动脉期 CT 图像;C. 横断位门静脉期 CT 图像;D. 冠状位门静脉期 CT 图像

图 3-2　细菌性肝脓肿 CT 表现(病例 2)

诊断思路

4个月婴幼儿,以"发热4 d"为主诉入院,热峰38.0 ℃,给予退热药物后体温控制不佳。白细胞计数增高($32.01×10^9$/L);中性粒细胞百分比增高(80.4%) 。CT显示肝右叶环形强化类圆形病灶,周围伴"靶征"。结合患儿的发热、高血象表现及典型环形强化影像特征,诊断为细菌性肝脓肿。

临床要点

肝脓肿(hepatic abscess)为发生于肝实质的局限性化脓性炎症,临床上以细菌性较为常见。细菌性肝脓肿多见于老年人,有糖尿病史或合并胆石症者更为常见。

常见的临床表现包括高热、寒战、右上腹疼痛、肝大、腹部压痛等。实验室检查部分患者血白细胞计数增多,中性粒细胞百分比增高。脓肿可单发或多发、单房或多房,50%~70%脓肿位于肝右叶。早期病理改变为肝局部的炎症、充血、水肿和坏死,然后形成脓腔。脓肿壁由肉芽组织形成,周围肝实质充血、水肿,多房脓肿其内有分隔,为尚未坏死的肝组织或纤维肉芽组织。

【影像学表现】

1. X线表现　平片一般不用于肝脓肿诊断。偶可见肝影增大,部分含气肝脓肿肝区可显示含气空腔伴气-液平面等征象。

肝动脉造影的表现无明显特征性,可显示血管伸展、受压、移位、包绕征象,局部血管减少,实质期可见脓肿壁有染色及中央脓腔部分的缺损区。

2. CT表现　CT是诊断肝脓肿的最佳影像学检查。平扫多数病灶呈圆形或类圆形的低密度区,边缘模糊,合并产气菌感染时腔内可见气体。

CT增强扫描:脓肿一般表现为多房或蜂窝状的低密度区,边缘及分隔有明显的强化。典型的表现包括:①"簇状征"或"花瓣征",为细小脓腔相互融合形成蜂窝状改变。②"靶环征",增强扫描可出现单环、双环或三环征。单环代表脓肿壁,周围水肿带不明显;双环又称"靶征",包括显著强化的脓肿壁及周围的低密度水肿带;"三环"又称"双靶征",除水肿带(外环)外,脓肿壁分为两层,外层(中环)为纤维肉芽组织,强化最明显,内层(内环)为炎性坏死组织,无明显强化,但密度一般高于脓液。③病灶内气体,被认为是肝脓肿的特异性征象,表现为多个小气泡或气-液平面。④病变所在肝段动脉期的一过性强化,一般认为是炎症刺激肝动脉扩张引起肝实质供血增加所致。

3. MRI表现　肝脓肿在MRI上的形态表现与CT所见相似。在T_1WI上多数脓腔呈明显低信号,内部信号不均匀;脓肿壁信号略高于脓腔而低于肝实质,壁的外侧可见到低信号水肿带;在T_2WI上多数为明显高信号,脓肿壁呈中等信号,位于脓腔和水肿带之间。Gd-DTPA动态增强表现与CT相似,脓肿壁呈明显持续强化,强化程度一般高于周围的肝实质。增强MRI对CT表现不典型的脓肿,如脓肿早期阶段及以肉芽组织为主的脓肿,在强化的肉芽组织、分隔及残存肝组织的对比下,或能发现细小的无强化的坏死腔,从而确立诊断。

【鉴别诊断】

大多数病例根据典型的CT和MRI表现,结合相关的临床表现和实验室检查,诊断并不困难,但由于抗生素的广泛应用,使肝脓肿的影像学表现复杂多变,不典型的肝脓肿在临床有相当高的误诊率。

1.**原发肝癌及转移癌** 此二者是实体肿瘤,中央坏死范围相对较小,周围无水肿,原发性肝细胞癌在动态增强时通常表现为早期强化、迅速消退的表现;转移性肝癌常表现为边缘不规则的轻度强化,此外,肝硬化的背景及原发肿瘤的病史均有助于鉴别诊断。

2.**炎性假瘤** 炎性假瘤的强化方式和肝脓肿相似,但在 MRI T_2WI 图像上多为等信号或略高信号,无周围水肿,病灶内无液化区。结合病史如无寒战、高热、肝区疼痛等表现,一般可鉴别。

3.**肝囊肿继发感染** 少数不典型的脓肿壁薄而均匀,脓腔较大,脓液密度及信号均接近于水,周围无水肿带,此时应注意与肝囊肿鉴别。通常脓肿壁的强化是鉴别诊断的重要依据,部分边缘模糊也是重要佐证之一。如囊肿继发感染,则两者酷似,难以鉴别。

第二节 肝真菌感染

病例 女,13 岁,主诉:确诊急性髓系白血病 4 个月,上腹部不适半月余。查体无异常。实验室检查:白细胞计数 $2.1×10^9/L(↓)$。横断位 CT 平扫图像示肝内可见多发类圆形低密度影,边缘模糊(图 3-3A);横断位动脉期 CT 图像示肝内可见多发环形强化低密度影(图 3-3B);横断位门静脉期 CT 图像示病变壁进一步强化,伴有分层(图 3-3C);冠状位门静脉期 CT 图像示病灶环形强化壁周围伴低密度水肿带(图 3-3D)。

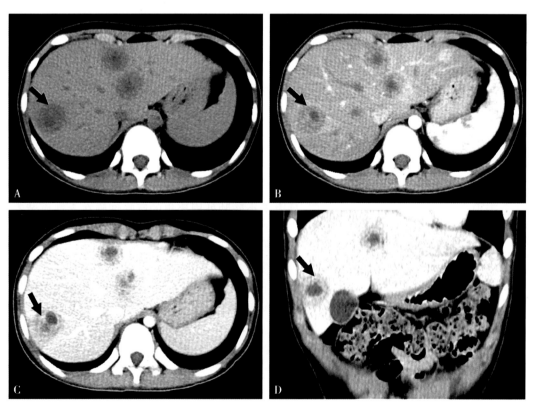

A. 横断位 CT 平扫图像;B. 横断位动脉期 CT 图像;C. 横断位门静脉期 CT 图像;D. 冠状位门静脉期 CT 图像

图 3-3 肝真菌感染 CT 表现

诊断思路

13 岁女性,白血病患者,因上腹部不适就诊。血常规显示白细胞计数减低($2.1×10^9/L$)。CT 显示肝内见多发环状强化类圆形低密度影,边缘模糊。结合患者白血病病史、多房环形强化病灶的影像特征,临床拟诊肝真菌感染。肝穿刺活检病理:送检肝组织慢性炎症伴纤维组织增生,内可见个别真菌菌丝,符合真菌感染;送六胺银染色可见酵母样孢子假菌丝,疑似念珠菌。结合病理学结果,诊断为肝念珠菌感染。

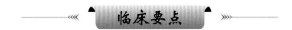

临床要点

肝真菌感染好发于因血液系统疾病化疗引起机体免疫抑制状态时,最常见的病原菌为白念珠菌。在临床上真菌感染最常累及的内脏器官为肺,但真菌也可经胃肠道的黏膜层进入肝,或真菌败血症导致肝受累。实验室检查碱性磷酸酶等肝酶可升高,其晚于临床表现及影像表现,且缺乏特异性。影像学检查具有无创、快速等优势,在肝真菌感染的早期诊断中尤为重要。

【影像学表现】

1. X 线表现　平片一般不用于肝真菌感染的诊断。

2. CT 表现　肝真菌感染 CT 平扫多表现为肝内多发类圆形或略低密度影,病灶直径一般较小,大小不一,分布无明显差异,反映了真菌感染为沿血行播散形成的小脓肿的特点。部分病例伴有脾浸润。增强 CT 表现可分为 5 种类型:Ⅰ 型,平扫动脉期为低密度,门静脉期和延迟期为等密度;Ⅱ 型,"环征",增强后病灶外周环形强化;Ⅲ 型,"靶征",某些病灶出现动脉期病灶中心强化,周围是低密度环,外周为环状强化带;Ⅳ 型,"牛眼征",动脉期和门静脉期中央低密度,其中心处见点状高密度影,而周边为强化环;Ⅴ 型,多结节融合呈花瓣状肿块,有 3 个或以上病灶聚拢一起。动脉期对病灶的检出及显示均优于门静脉期及延迟期。愈合期常见的影像表现为肝、脾内散在针尖样的小钙化点,以脾的表现更为典型,但不具特异性。

3. MRI 表现　病灶在 MRI T_1WI 上多呈低信号,急性期病灶在 T_2WI 上多表现为高信号的微脓肿,而慢性病灶表现为等或稍高信号。患者多长期输血,会导致整个肝实质背景低信号。肝真菌感染 MRI 上表现为有特征性的周边环形黑环,是由于小脓肿外周聚集的巨噬细胞在含铁血黄素沉积的病理情况下铁聚集所形成。

【鉴别诊断】

1. 肝其他感染类疾病　肝真菌性感染病灶一般较小,且为多发弥漫分布,临床表现不典型,多不伴有高热和白细胞增高,可与细菌性感染相鉴别。但影像表现不典型时鉴别困难,需结合病理检查以明确诊断。

2. 肝肿瘤　肝真菌感染形成的肉芽肿样改变需与肝肿瘤鉴别,需要结合临床病史、有无脾及其他部位受累等信息综合鉴别,表现不典型时需要穿刺检查。

第三节　肝结核

病例　男,52岁,主诉:左上腹隐痛20 d。查体无异常。实验室检查:红细胞计数3.2×10^{12}/L(↓),淋巴细胞绝对值0.6×10^9/L(↓)。横断位CT平扫图像示肝左叶可见类圆形低密度影,边缘模糊(图3-4A);横断位动脉期CT图像示病灶呈明显周边强化,高于正常肝实质(图3-4B);横断位门静脉期CT图像示病灶强化减低,低于邻近肝实质,呈相对低密度灶(图3-4C);冠状位动脉期CT图像示病灶周边明显环形强化(图3-4D)。

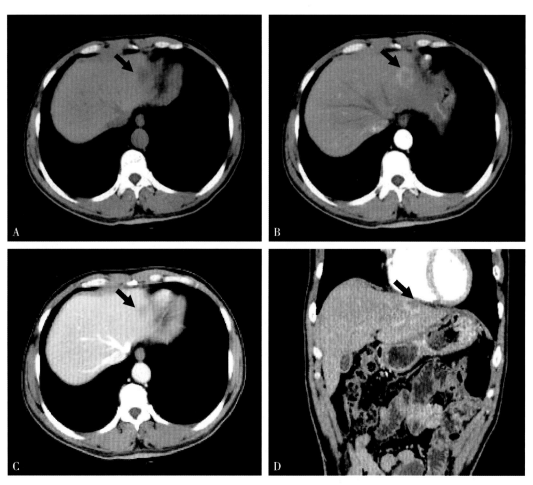

A.横断位CT平扫图像;B.横断位动脉期CT图像;C.横断位门静脉期CT图像;D.冠状位门静脉期CT图像

图3-4　肝结核CT表现

诊断思路

52岁男性,以左上腹隐痛就诊,深呼吸后明显。红细胞计数减低(3.2×10^{12}/L),淋巴细胞绝对值减低(0.6×10^9/L)。CT显示肝左叶环状强化斑片状稍低密度影,最大截面约为21 mm×18 mm。CT诊断结果:肝左叶病变,性质待定,占位不除外。患者临床症状和实验室检查无特异性,CT表现不典型,未能明确诊断。肝穿刺病理显示炎性病变伴肉芽肿形成及坏死,结合 TB-DNA 检测考虑肝结核。

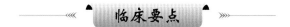

临床要点

肝结核的感染途径有肝动脉、门静脉、淋巴系统及直接扩散。病理分型主要有全肝结核、结核瘤、肝包膜结核、结核性胆管炎等类型,以前二者多见。粟粒性结核分布于门管区或肝小叶内,呈小灶样干酪样坏死及上皮样结节。结核瘤为较大的增生性结核结节,也称为结核性肉芽肿,中央干酪样坏死,可伴有钙化,或液化形成脓肿,周围有上皮样细胞或纤维肉芽组织围绕,外周有非特异性炎症细胞。临床可有肝区疼痛、触痛,结核性毒血症症状,如低热、盗汗、乏力、食欲减退等。

【影像学表现】

1. X 线表现　对肝结核的诊断价值有限。

2. 超声表现　超声检查结核球表现为类圆形、低回声或混杂回声的肿块,不具特异性。

3. CT 表现　CT 表现为肝体积增大,有时可合并肝实质密度减低。①结核肉芽肿病灶大小不一,CT 上显示为低密度或混合密度,边界尚清,如出现点片状或沙砾样钙化,对诊断有一定帮助;以干酪样坏死为主的病灶表现为边缘部分轻至中度强化,肉芽组织形成的有较明显的周边强化。②肝包膜结核罕见,增强扫描、冠矢状位重建有利于显示肝包膜增厚。③结核性胆管炎罕见,无明确的影像学特征,病变具有沿胆管分布的特点。

4. MRI 表现　细小病灶 MRI 亦不能分辨,早期仅表现为肝体积增大,或在 T_2WI 上信号略有增高,增强无强化或轻度强化。当出现结核肉芽肿病灶时,病灶大小不一,在 T_1WI 上一般为相对于肝实质的低信号,在 T_2WI 上凝固性坏死区呈等或相对低信号,肉芽组织则为相对高信号,增强后表现与 CT 相似。

【鉴别诊断】

肝结核的 CT 和 MRI 表现缺少特异性,容易误诊。应仔细询问有无结核病史,寻找肺部结核灶、腹腔淋巴结肿大等,再结合临床的毒血症症状,能做出提示性诊断。

1. 原发性肝癌及转移癌　原发性肝细胞癌在动态增强时是"快进快出"的表现;转移性肝癌典型表现为边缘强化。此外,肝硬化背景及原发肿瘤的病史均有助于鉴别诊断。但结核灶在增强 CT 上显示为无明显强化或轻度强化的结节时,容易被误诊为不典型转移瘤。

2. 肝脓肿　典型肝脓肿通常表现为肝内环形强化灶,可伴有分隔及周边水肿,结合其典型的高热等临床表现可与结核鉴别;当影像表现和临床表现均不典型时鉴别困难,肝结核的确诊需结合结核检测。

参考文献

[1]陆良其,李旭文.实质型肝结核的CT表现[J].中国中西医结合影像学杂志,2019,17(3):292-294.

[2]潘文彬,姜慧杰.肝脏环形强化病变的影像诊断[J].中华医学杂志,2018,98(25):2049-2051.

[3]杨旭峰,郭欢仪,周丽莎,等.白血病肝脏真菌感染的CT表现[J].中山大学学报(医学科学版),2014,35(5):786-790.

[4]杨昂,张雪林,陈燕萍.恶性血液系统疾病并发肝脏真菌感染的CT和MRI诊断[J].实用放射学杂志,2009,25(4):491-494.

[5]易亚辉,周建胜.CT增强扫描诊断早期细菌性肝脓肿[J].中国医学影像学杂志,2006,14(2):112-115.

[6]张帆,张雪林,邱士军,等.CT对肝结核的诊断价值[J].中华放射学杂志,2006,40(6):658-661.

[7]余日胜,孙继红,李蓉芬.肝结核的CT与MRI表现[J].中华放射学杂志,2001,35(5):367-369.

第四章　肝弥漫性疾病

第一节　病毒性肝炎

病例1　男,32岁,乙肝标志物阳性18年。主诉:恶心、呕吐1周。查体:皮肤、巩膜黄染。实验室检查:①乙肝标志物示乙型肝炎表面抗原阳性(+),乙型肝炎表面抗体阳性(+),乙型肝炎核心抗体阳性(+)。②肝功能示谷丙转氨酶312 U/L(↑),谷草转氨酶158 U/L(↑),碱性磷酸酶153 U/L(↑)。横断位CT平扫图像示肝实质密度弥漫性减低(图4-1A);横断位动脉期CT图像示肝实质未见异常强化影,门静脉主干及左、右支周围可见低密度影(图4-1B);横断位门静脉期CT图像示门静脉主干及左、右支周围低密度水肿影更清晰,呈现"晕环征"(图4-1C、D);冠状位门静脉期CT图像示肝实质强化不均匀(图4-1E);矢状位门静脉期CT图像示门静脉分支周围"晕环征"清晰(图4-1F箭头所示)。

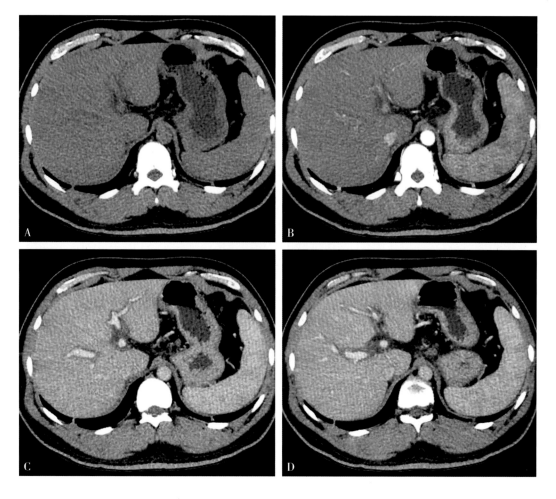

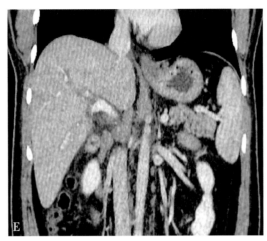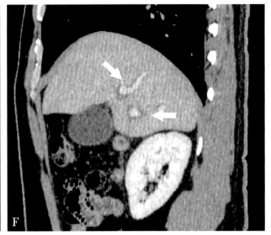

A.横断位 CT 平扫图像；B.横断位动脉期 CT 图像；C、D.横断位门静脉期 CT 图像；E.冠状位门静脉期 CT 图像；F.矢状位门静脉期 CT 图像

图 4-1　乙型肝炎 CT 表现

诊断思路

32 岁男性，以"恶心、呕吐 1 周"为主诉入院，查体可见皮肤、巩膜黄染。CT 平扫显示肝实质密度弥漫性减低；增强动脉期无异常；门静脉期肝包膜下实质多发片状强化升高或减低区，但无明显占位征象，提示肝实质弥漫性病变，门静脉主干及分支周围出现"晕环征"，提示血管周围多发炎性渗出。结合患者实验室检查肝功能异常及乙肝标志物阳性，最终诊断为乙型肝炎。

病例 2　女，62 岁，主诉：间断上腹痛、腹胀 10 年，再发半月，发热 8 h。自述为肝炎病毒携带者。查体：腹膨隆，上腹部压痛，无反跳痛，肝、脾无肿大。实验室检查：①肝功能示谷丙转氨酶 30 U/L（↑），谷草转氨酶 62 U/L（↑），碱性磷酸酶 130 U/L（↑）。②丙肝病毒 RNA 定量＞1 000 copies/mL，阳性。横断位 CT 平扫图像示肝包膜欠光滑，肝右叶见片状低密度影，边界稍欠清晰（图 4-2A 箭头所示）；横断位动脉期 CT 图像示肝右叶低密度影明显强化，强化程度高于肝实质（图 4-2B）；横断位门静脉期 CT 图像示肝右叶低密度影呈等密度强化，门静脉主干周围见低密度水肿（图 4-2C）；冠状位动脉期 CT 图像示肝右叶局部强化高于肝实质（图 4-2D）。肝 MRI T_1WI 图像示肝右叶可见斑片状稍长 T_1 信号（图 4-2E 箭头所示）；肝 MRI T_2WI 图像示肝右叶可见斑片状稍长 T_2 信号（图 4-2F）；肝 DWI 图像示 DWI 高 b 值病灶弥散受限，呈高信号（图 4-2G）。病理图像示局灶肝细胞水肿，可见点灶状坏死、界面炎，汇管区纤维组织增生并较多淋巴细胞及少量中性粒细胞浸润，符合轻度慢性肝炎（图 4-2H）。

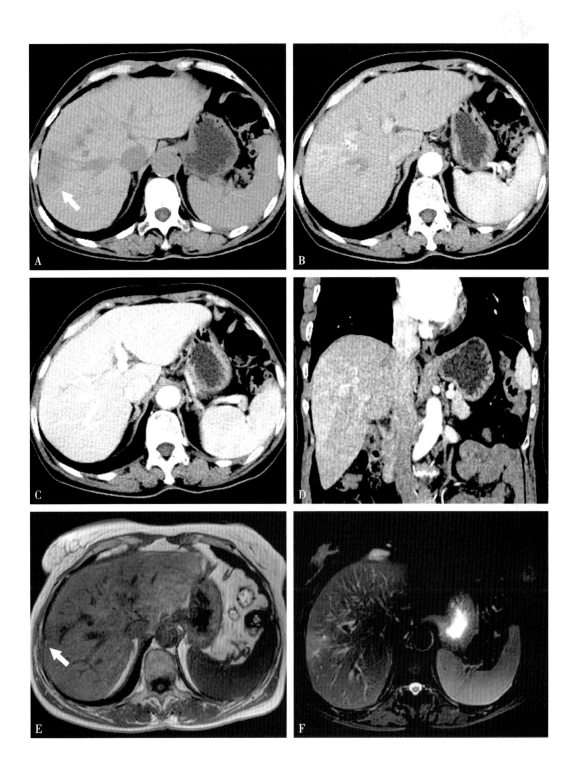

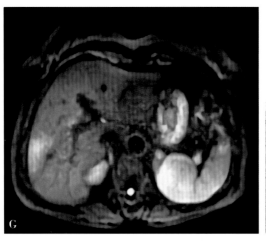
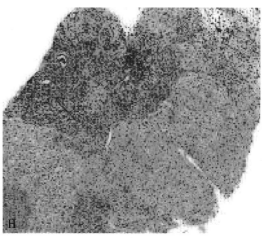

A. 横断位 CT 平扫图像；B. 横断位动脉期 CT 图像；C. 横断位门静脉期 CT 图像；D. 冠状位动脉期 CT 图像；
E. MRI T_1WI 图像；F. MRI T_2WI 图像；G. DWI 图像；H. 病理图像

图 4-2　丙型肝炎 CT、MRI 及病理表现

诊断思路

　　62 岁女性，以"间断上腹痛、腹胀 10 年，再发半月，发热 8 h"为主诉入院，查体腹膨隆，上腹部压痛、无反跳痛，肝、脾无肿大。CT 检查示肝右叶楔形低密度影，增强检查动脉期明显强化，门静脉期呈等密度，边缘模糊不清，提示局部肝实质灌注异常，排除占位性病变；门静脉期还见门静脉分支周围多发炎性渗出。MRI 检查示肝右叶病灶呈斑片状稍长 T_1、T_2 信号，DWI 呈高信号。进一步结合实验室检查及病理结果，诊断为丙型肝炎。

　　病例 3　女，17 岁，主诉：皮肤黄染、眼黄、尿黄 20 d。查体：皮肤、巩膜黄染。实验室检查：①肝功能示谷丙转氨酶 317 U/L(↑)，谷草转氨酶 198 U/L(↑)，碱性磷酸酶 170 U/L(↑)。②肝炎病毒标志物检测示甲型肝炎病毒抗体阳性，甲型肝炎病毒 RNA 阳性，乙型肝炎表面抗原阴性，乙型肝炎表面抗体弱阳性，丙型肝炎病毒抗体阴性。横断位 CT 平扫图像示肝、脾体积增大，肝实质密度不均匀性减低(图 4-3A)；横断位动脉期 CT 图像示门静脉主干及左、右分支增粗，门静脉主干及左、右支周围可见低密度影(图 4-3B)；横断位门静脉期 CT 图像示肝右叶包膜下实质强化不均匀增高，边界模糊不清，门静脉主干及左、右支周围低密度影显影更清晰(图 4-3C、D)；冠状位门静脉期 CT 图像示门静脉主干增粗(图 4-3E)；矢状位门静脉期 CT 图像示门静脉主干及分支周围水肿显示清晰(图 4-3F)。

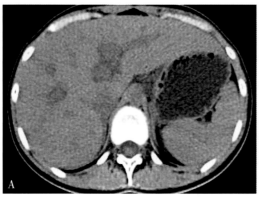
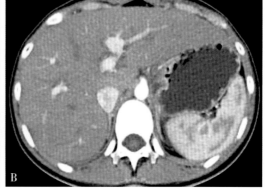

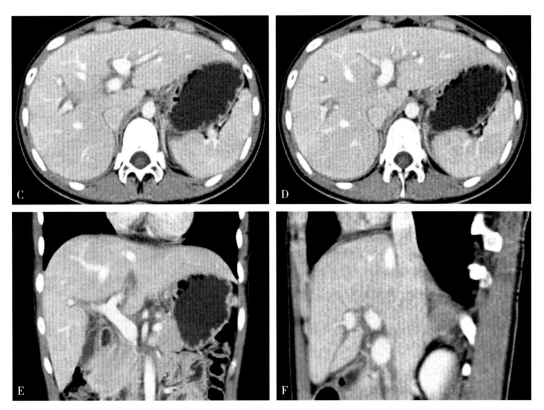

A. 横断位 CT 平扫图像；B. 横断位动脉期 CT 图像；C、D. 横断位门静脉期 CT 图像；E. 冠状位门静脉期 CT 图像；
F. 矢状位门静脉期 CT 图像

图 4-3 甲型肝炎 CT 表现

诊断思路

17 岁女性，以"皮肤黄染、眼黄、尿黄 20 d"为主诉入院，查体可见皮肤、巩膜黄染。CT 检查可见肝、脾肿大，肝实质密度不均匀减低，增强时肝边缘包膜下实质可见多发片状强化不均匀增高影，边缘多模糊不清，范围不具体，这一征象排除肝内占位性病变。另外，门静脉主干及左、右支管腔均可见增粗并伴"晕环征"，远端小分支周围低密度影反而不明显，肝外胆道亦未见扩张，故而可排除胆管源性渗出。结合实验室检查，诊断为甲型肝炎。

临床要点

病毒性肝炎是由肝炎病毒引起的传染性肝病，发病率较高，其中最常见的是乙型肝炎和丙型肝炎，易发展为肝硬化、肝癌。病毒性肝炎分为急性及慢性，其中急性病毒性肝炎患者可在 3 个月内恢复健康，有 10%～15% 的患者疾病会发展为慢性病毒性肝炎。临床症状常表现为上腹部不适、恶心、乏力、黄疸、肝肿胀等。

【影像学表现】

1. X 线表现　X 线检查不能发现异常,临床价值有限。

2. CT 表现　① 肝形态改变:急性肝炎肝可不同程度肿大,肝实质密度不均,呈"地图样"分布;亚急性及慢性肝炎急性发作可显示肝变形、萎缩、轮廓不光滑。② 增强改变:动脉期门静脉周围或近肝包膜下可见多发条片状及楔形强化,静脉期及延迟期肝边缘强化高于内部肝组织,也可表现为"反转"强化,即平扫图像上呈"地图样"分布的低密度病变区在动脉期无明显强化,静脉期明显强化,密度显著高于正常肝实质。③ 肝内血管周围"袖口征""晕环征":即增强 CT 上显示门静脉及分支周围的低密度环状水肿影。④ 继发改变:胆囊壁增厚、胆囊窝积液,脾大,肝门区及腹腔淋巴结肿大、增生,浆膜腔积液等。

3. 超声表现　肝密度不均,表现为回声粗糙、不均,可呈肝段分布。

4. MRI 表现　急性肝炎有弥漫性肝实质肿胀时,肝信号可发生变化,T_1WI 信号减低,T_2WI 信号升高。慢性肝炎时,肝形态可发生变化,实质信号不均。

【鉴别诊断】

1. 自身免疫性肝病　多数伴肝功能异常,肝相关自身免疫性抗体阳性。实验室检查和病理结果是鉴别二者的有效方法。CT 表现与病毒性肝炎类似,不易鉴别;MRCP 可显示自身免疫性肝病胆管周围的纤维增生和炎性渗出,有一定鉴别意义。

2. 不均质脂肪肝　可伴有肝功能异常,实验室检查可区分,CT 平扫及增强检查大多数可以鉴别,对于合并血管旁脂肪沉积的与病毒性肝炎鉴别困难,磁共振化学位移成像 GRE 可鉴别。

3. 药物性肝损伤　患者一般有明确的用药史,多数预后较好,影像学表现类似,不易鉴别。

第二节　肝硬化

病例 1　男,46 岁,主诉:发现乙型肝炎表面抗原阳性 20 年,腹胀加重 10 d。查体:腹膨隆,腹肌紧张,腹壁静脉曲张,移动性浊音阳性,有液波震颤;全身皮肤黏膜黄染,巩膜黄染、无斑点。实验室检查:①乙肝标志物示乙型肝炎表面抗原阳性(+),乙型肝炎表面抗体阳性(+),乙型肝炎核心抗体阳性(+);②肿瘤标记物示甲胎蛋白(AFP)无升高。横断位 CT 平扫图像示肝体积明显缩小,肝缘呈波浪状改变,肝叶比例失调,实质呈颗粒状改变,腹腔见大量水样低密度影(图 4-4A);横断位动脉期 CT 图像示肝实质强化不均(图 4-4B);横断位门静脉期 CT 图像示肝实质强化趋于均匀,侧支静脉开放(图 4-4C);横断位门静脉期 CT VR 图像示脾体积增大,门静脉主干及脾静脉增粗(图 4-4D);冠状位门静脉期 CT 图像示大量腹水,肝形态失常(图 4-4E);矢状位门静脉期 CT 图像示门静脉管径增粗(图 4-4F 黄箭头所示),腹壁静脉曲张(图 4-4F 红箭头所示)。超声图像示肝体积缩小,包膜不光滑,实质回声增粗、增强,呈结节状,门静脉(PV)主干增宽(图 4-4G、H)。

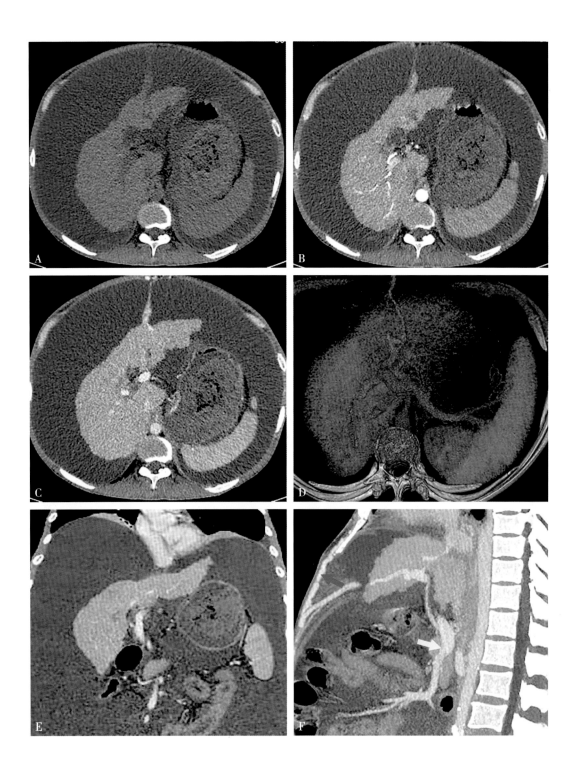

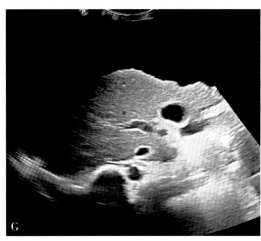
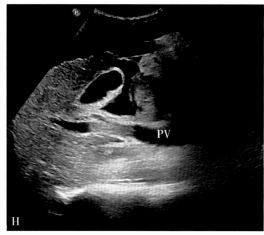

A.横断位 CT 平扫图像;B.横断位动脉期 CT 图像;C.横断位门静脉期 CT 图像;D.横断位门静脉期 CT VR 图像;E.冠状位门静脉期 CT 图像;F.矢状位门静脉期 CT 图像;G、H:超声图像

图4-4 乙型肝炎肝硬化 CT 及超声表现

诊断思路

46 岁男性,以"发现乙型肝炎表面抗原阳性 20 年,腹胀加重 10 d"为主诉入院,查体可见腹膨隆,腹肌紧张,腹壁静脉曲张,移动性浊音阳性,有液波震颤;全身皮肤黏膜黄染,巩膜黄染、无斑点。实验室检查乙型肝炎表面抗原、抗体及核心抗体均为阳性。CT 检查显示肝硬化、脾大、腹水及门静脉曲张等。超声示肝体积缩小,包膜不光滑,实质回声增粗、增强,门静脉(PV)主干增宽。结合既往病史、实验室检查诊断为乙型肝炎肝硬化失代偿期。

病例 2　男,35 岁,主诉:上消化道出血 1 d。查体无异常。实验室检查:①乙肝标志物示乙型肝炎表面抗原阳性(+),乙型肝炎核心抗体阳性(+);②血常规示血红蛋白 90 g/L(↓)。横断位 CT 平扫图像示肝形态失常,肝裂增宽,表面呈波浪状改变,实质密度欠均匀(图 4-5A);横断位动脉期 CT 图像示肝实质强化不均匀(图 4-5B);横断位门静脉期 CT 图像示脾体积增大,食管、胃底、脾周多发迁曲扩张血管(图 4-5C、D);冠状位及矢状位门静脉期 CT 图像示脾周、胃底多发迁曲扩张血管(图 4-5E、F);横断位、冠状位门静脉期 CT VR 图示门静脉系统扩张并多发迁曲侧支开放(图 4-5G、H)。

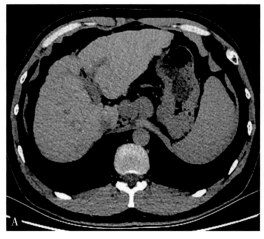
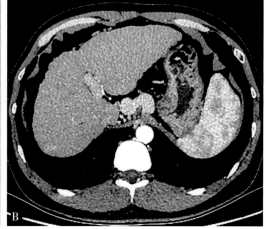

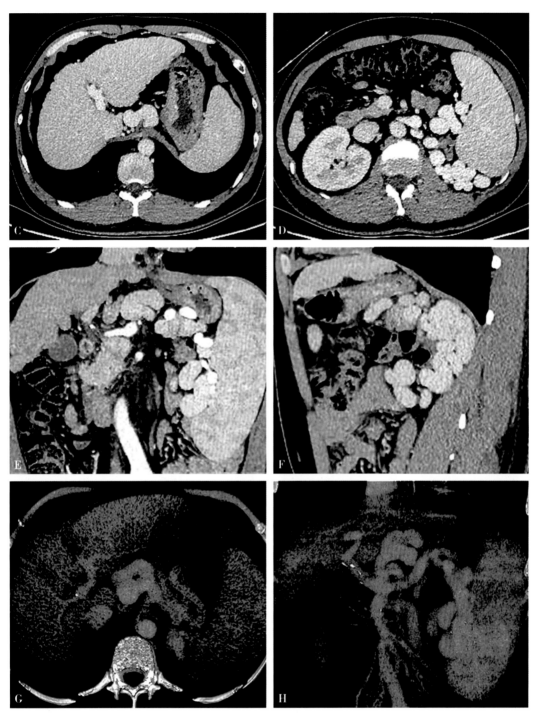

A. 横断位 CT 平扫图像；B. 横断位动脉期 CT 图像；C、D. 横断位门静脉期 CT 图像；E. 冠状位门静脉期 CT 图像；
F. 矢状位门静脉期 CT 图像；G. 横断位门静脉期 CT VR 图像；H. 冠状位门静脉期 CT VR 图像

图 4-5　乙型肝炎肝硬化 CT 表现

诊断思路

35 岁男性，以"上消化道出血 1 d"为主诉入院，既往乙肝肝硬化 12 年，查体无异常。实验室检查:乙型肝炎表面抗原、乙型肝炎核心抗体均为阳性。CT 显示肝硬化,脾大,食管、胃底及脾周多发曲张血管,增强可见门静脉期肝实质强化均匀,可排除肝硬化合并肝占位可能。结合病史及实验室检查诊断为乙肝肝硬化失代偿期,上消化道出血。

　　病例 3　女,52 岁,主诉:发现丙肝肝硬化 7 个月,呕血、黑便 1 d。查体无异常。实验室检查:①血生化示血钾 3.33 mmol/L(↓),血氯 116.8 mmol/L(↑),血钙 1.98 mmol/L(↓),血磷 47 mmol/L(↓),CO_2 18.7 mmol/L(↓);②丙肝标志物示丙肝病毒抗体阳性;③血常规示血红蛋白 70 g/L(↓),红细胞计数 $2.1×10^{12}$/L(↓)。横断位 CT 平扫图像示肝边缘呈波浪状,肝叶比例失调,肝裂增宽,肝实质密度欠均匀,脾增大,腹腔见水样低密度影(图 4-6A);横断位动脉期 CT 图像示肝实质未见异常强化(图 4-6B);横断位门静脉期 CT 图像示肝实质强化欠均匀,门静脉主干增粗,肝前部侧支静脉开放(图 4-6C);横断位延迟期 CT 图像示肝实质未见异常强化(图 4-6D);横断位门静脉期 CT VR 图像示门静脉及肝静脉显影(图 4-6E);冠状位门静脉期 CT VR 图像示门静脉主干(PV)、肠系膜上静脉(SMV)、脾静脉(SPV)管腔增粗,脾静脉见多发迁曲侧支显示(图 4-6F)。

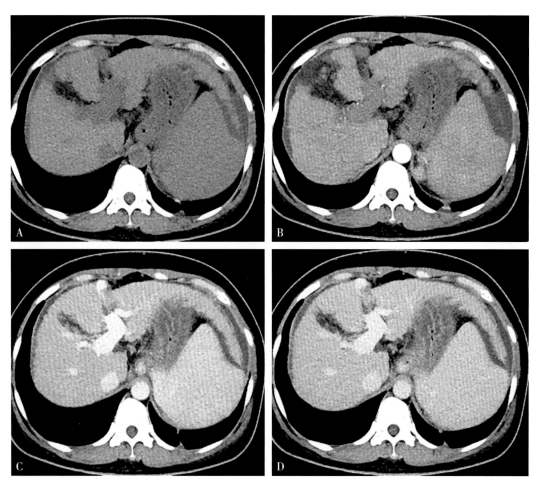

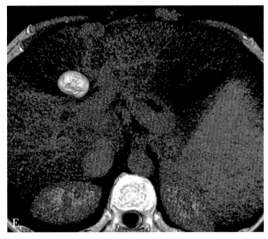
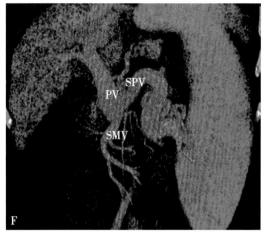

A. 横断位 CT 平扫图像；B. 横断位动脉期 CT 图像；C. 横断位门静脉期 CT 图像；D. 横断位延迟期 CT 图像；E. 横断位门静脉期 CT VR 图像；F. 冠状位门静脉期 CT VR 图像

图4-6　丙型肝炎肝硬化CT表现

诊断思路

52 岁女性，以"发现丙肝肝硬化 7 个月，呕血、黑便 1 d"为主诉入院。查体无异常。实验室检查血氯升高，血钾、血钙、血磷及 CO_2 等降低，丙肝病毒抗体阳性。既往有丙肝病史。CT 检查显示肝硬化、脾大、腹水、门静脉高压，静脉期肝实质强化均匀。结合既往病史考虑诊断为丙型肝炎肝硬化失代偿期，消化道出血。

病例 4　男，53 岁，主诉：突发呕血 2 h 余。查体无异常。既往长期饮酒，确诊酒精性肝硬化 2 年。实验室检查：①肝功能示白蛋白 30.6 g/L（↓），前白蛋白 125 mg/L（↓），胆碱酯酶 3.3 kU/L（↓）；②肝炎病毒标志物筛查均为阴性。横断位 CT 平扫图像、动脉期图像示肝体积缩小，边缘呈波浪状，肝叶比例失调，肝裂增宽，脾增大、增厚（图 4-7A、B）；横断位门静脉期 CT 图像示门静脉增粗，胃底部静脉曲张（图 4-7C）；冠状位门静脉期 CT 图像示门静脉主干、肠系膜上静脉及脾静脉管腔增宽，脾体积增大（图 4-7D）。门静脉造影图像示门静脉主干及左、右支明显增粗（图 4-7E），胃冠状静脉起自脾静脉近端，其中两条管径明显增粗、迂曲，向胃底、食管延伸（图 4-7F）。

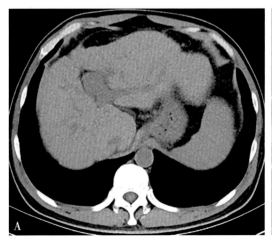
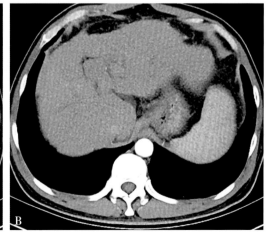

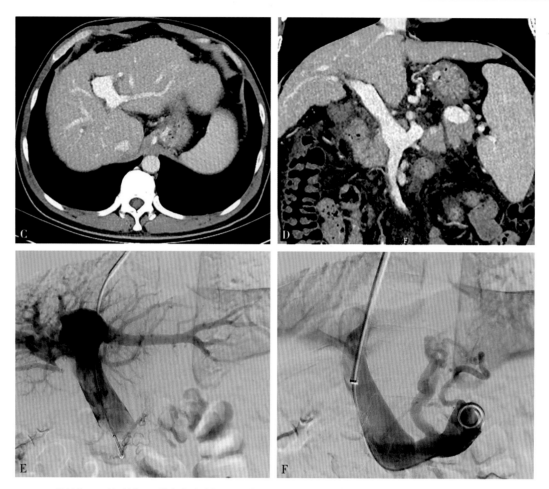

A. 横断位 CT 平扫图像；B. 横断位动脉期 CT 图像；C. 横断位门静脉期 CT 图像；D. 冠状位门静脉期 CT 图像；

E、F. 门静脉造影图像

图 4-7　酒精性肝硬化 CT 及门静脉造影表现

诊断思路

　　53 岁男性，以"突发呕血 2 h 余"为主诉入院，既往长期大量饮酒，确诊酒精性肝硬化 2 年，查体无异常。实验室检查：白蛋白、前白蛋白、胆碱酯酶等均降低，肝炎病毒标志物筛查均为阴性。CT 检查显示肝体积缩小、脾大、门静脉高压，肝实质未见异常强化。结合病史诊断为酒精性肝硬化，上消化道出血。

　　病例 5　女，55 岁，主诉：皮肤黄染 6 月余。查体：全身黄染，巩膜黄染、无斑点。实验室检查：①肝纤维化指示血清透明质酸 783 ng/mL（↑），层粘连蛋白 51.60 ng/mL（↑），Ⅲ型前胶原 N 端肽 95.80 ng/mL（↑），Ⅳ型胶原 180 ng/mL（↑）；②肝炎病毒标志物均为阴性。横断位 CT 平扫图像示肝形态失常，肝裂增宽，肝实质密度不均匀减低，脾体积增大，腹腔内可见液体密度影（图 4-8A）；横断位动脉期、门静脉期 CT 图像示肝实质内未见异常强化（图 4-8B、C）；冠状位门静脉期 CT 图像所示门静脉血管未见充盈缺损（图 4-8D）。超声检查示肝包膜光滑、实质回声增粗（图 4-8E），脾体积增大并脾静脉增宽（图 4-8F）。

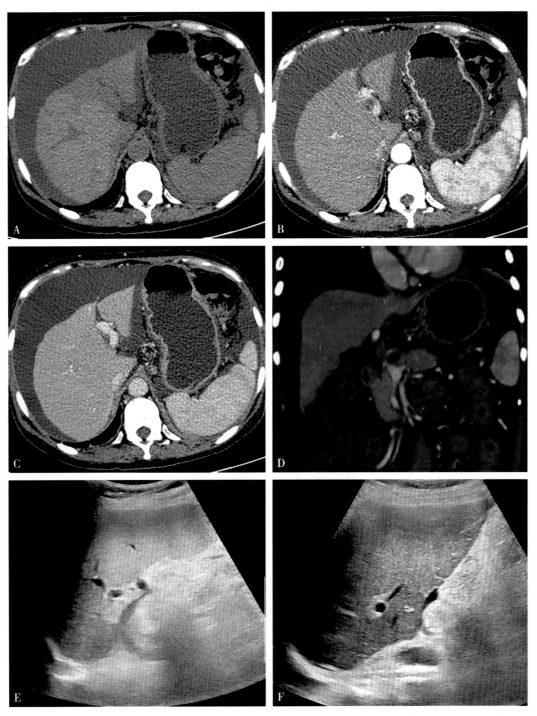

A.横断位 CT 平扫图像;B.横断位动脉期 CT 图像;C.横断位门静脉期 CT 图像;D.冠状位门静脉期 CT 图像;
E、F.超声图像

图 4-8 药物性肝硬化 CT 及超声表现

诊断思路

55 岁女性,以"皮肤黄染 6 月余"为主诉入院,查体全身黄染,巩膜黄染、无斑点。实验室检查肝纤维化四项均为阳性,肝炎病毒标志物均为阴性。CT 检查显示肝体积缩小、脾大、腹水,肝实质未见异常强化。超声检查示肝包膜光滑、实质回声增粗,脾大并脾静脉增宽。患者 6 月余前因"打喷嚏、流涕、发冷"等症状就诊于当地医院,给予口服药物、输液治疗后出现皮肤黄染、尿黄、乏力症状。结合既往病史诊断为药物性肝硬化。

病例 6　女,66 岁,主诉:腹胀 1 年,加重 2 周。查体:腹膨隆,肝颈静脉回流征阳性,余无异常。实验室检查:①心功能定量示脑利尿钠肽前体 7 091.53 pg/mL(↑);②D-二聚体 3.37 mg/L(↑);③肝炎病毒标志物均为阴性。CT 心脏层面图像示心影明显增大,右心为著,心包内见液体密度影(图 4-9A、B);肝静脉层面图像示肝静脉主干及其分支管径明显扩张增宽(图 4-9C、D);肝实质层面图像示肝比例失调,表面欠光整,腹腔内大量液体密度影,脾不大(图 4-9E、F);冠状位门静脉期 CT 图像示肝静脉及分支、下腔静脉均明显增粗,腹腔大量积液(图 4-9G、H)。超声示各心腔增大,右房为著,周围可见液性暗区(图 4-9I),肝静脉管腔明显增宽,其中肝中静脉内径约 24 mm(图 4-9J),门静脉管腔增宽,内径约 12 mm(图 4-9K);平卧位腹腔探查,腹腔内见不规则液性暗区,下腹腔肠间隙深约 82 mm(图 4-9L)。

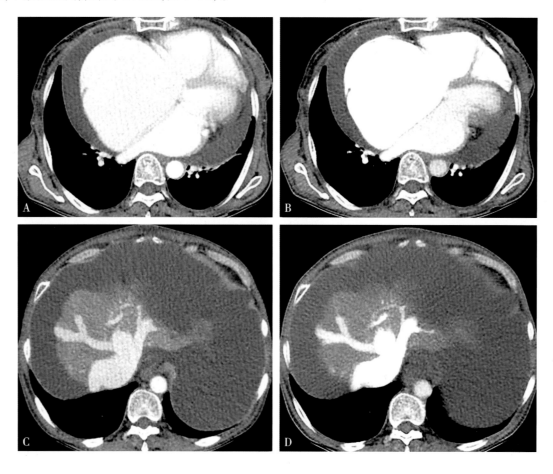

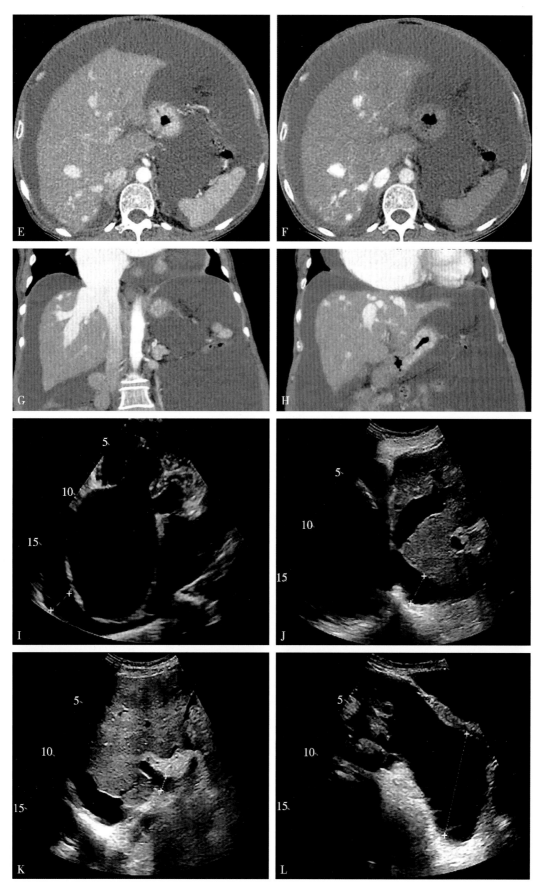

A、B. 心脏层面 CT 图像；C、D. 肝静脉层面 CT 图像；E、F. 肝矢质层面 CT 图像；G、H. 冠状位门静脉期 CT 图像；I~L. 超声图像

图 4-9　心源性肝硬化 CT 及超声表现

诊断思路

　　66 岁女性，以"腹胀 1 年，加重 2 周"为主诉入院，查体腹膨隆，肝颈静脉回流征阳性，余无异常。CT 检查显示肝硬化改变，大量腹水，心影增大伴心包积液，下腔静脉及肝静脉明显增粗，提示静脉回心血流不畅。患者有"瓣膜性心脏病（三尖瓣重度关闭不全、肺动脉瓣关闭不全）"7 年，实验室检查提示患者心力衰竭，肝炎病毒标志物阴性，结合既往病史诊断为心源性肝硬化。

　　病例 7　女，68 岁，主诉：双下肢凹陷性水肿 2 个月。查体：小腿指凹征阳性。实验室检查：①肝炎病毒标志物均为阴性；②肿瘤标记物 AFP 169 ng/mL（↑），糖类抗原 153 27. 7 U/mL（↑）。初次就诊 CT 检查图像示肝体积缩小，肝叶比例失调，表面不光整，胆囊切除术后改变，贲门 - 胃底静脉稍增粗、迂曲，脾体积增大（图 4-10A ～ D，其中图 4-10D 箭头所示为贲门 - 胃底静脉稍增粗、迂曲）。5 年后 CT 检查图像示肝体积较前稍增大，表面不光整，实质内密度不均匀，肝右叶胆管、胆总管扩张；肝左外叶及右叶见低密度肿块（图 4-10E ～ G 黄箭头所示），左叶病灶内见高密度结节（图 4-10E ～ G 红箭头所示）；贲门 - 胃底静脉明显曲张（图 4-10H、I 箭头所示）；胆囊缺如（图 4-10H），门静脉周围见肿大淋巴结影（图 4-10J 箭头所示）。

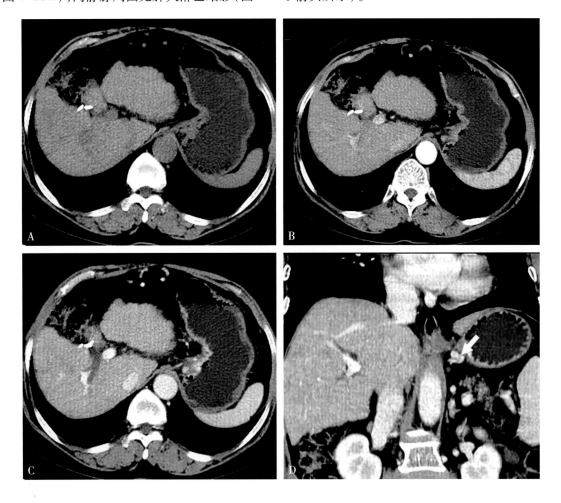

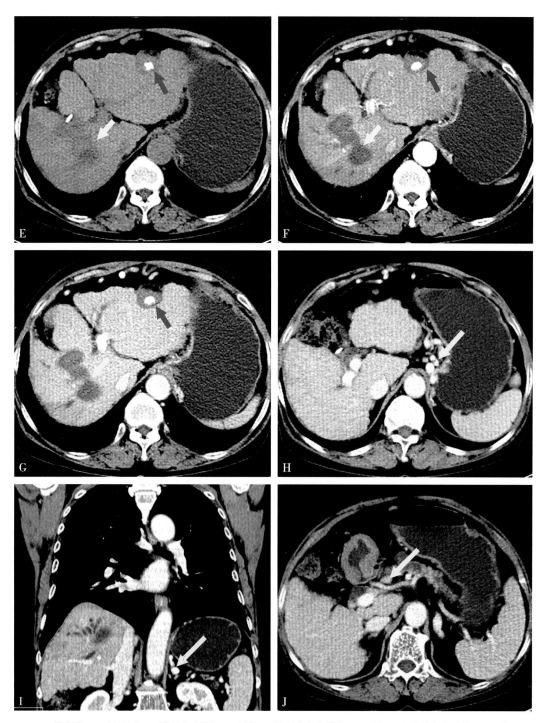

A. 横断位 CT 平扫图像；B. 横断位动脉期 CT 图像；C. 横断位门静脉期 CT 图像；D. 冠状位门静脉期 CT 图像；E. 横断位 CT 平扫图像；F. 横断位动脉期 CT 图像；G、H. 横断位门静脉期 CT 图像；I. 冠状位门静脉期 CT 图像；J. 横断位门静脉期 CT 图像

图 4-10　原发胆汁性肝硬化 CT 表现

诊断思路

　　68 岁女性，以"双下肢凹陷性水肿 2 个月"为主诉入院，查体小腿指凹征阳性。CT 显示肝体积缩小，肝叶比例失调，脾大；贲门-胃底静脉迂曲扩张。结合当时的实验室检查，考虑为原发性胆汁

性肝硬化,药物治疗后症状缓解。3 年后复查 CT 示肝占位,考虑肝细胞癌(HCC),行肝动脉造影并栓塞、CT 引导下经皮穿刺射频消融术。5 年后复查 CT 示肝硬化程度较前进展,结合病史及实验室检查诊断为 HCC 治疗后,肝内转移;原发性胆汁性肝硬化;胆囊切除术后。

临床要点

肝硬化(cirrhosis)是一种或多种病因长期或反复作用形成的弥漫性肝损害,是临床常见的慢性进行性肝病。引起肝硬化的病因很多,可分为病毒性、酒精性、药物性、心源性、原发性胆汁性等,我国最常见的是病毒性肝炎肝硬化,其中乙型肝炎肝硬化最多。

肝硬化患者早期可无明显症状,后期可出现不同程度的腹胀、消化不良、消瘦、乏力、贫血、黄疸、低热;合并门静脉高压则出现腹壁静脉怒张、脾大、腹水;合并门静脉主干或分支血栓形成,则门静脉周围出现大量迂曲增粗的侧支循环静脉,形成所谓的门静脉海绵样变。

【影像学表现】

1. X 线表现　胃肠道钡餐造影可见胃底、食管静脉曲张;肝动脉造影可见肝动脉分支变细、变少、扭曲;门静脉造影可见门静脉、脾静脉迂曲增粗。

2. CT 表现　CT 扫描可反映肝硬化的病理形态学改变,主要表现如下。①肝大小的改变:早期可能表现为肝增大,CT 检查无特异性;中晚期可出现肝比例失调,肝叶增大或萎缩,也可表现为全肝萎缩,更多地表现为肝右叶萎缩、左叶和尾叶增大,部分可表现为右叶增大伴左叶萎缩或尾叶萎缩。②肝形态轮廓的改变:因结节再生和纤维化收缩,肝边缘凹凸不平,呈波浪状改变,部分肝段正常结构消失。③肝密度的改变:脂肪变性、纤维化可引起肝弥漫或不均的密度降低,较大而多发的再生结节表现为散在的略高密度结节,增强检查呈现不均匀强化。④肝裂增宽:纤维组织增生,肝叶萎缩,致肝裂和肝门增宽,胆囊外移。⑤继发性改变:脾大,脾外缘超过 5 个肋单元,或脾下缘低于肝下缘;门静脉扩张,侧支循环形成,脾门、胃底、食管下段及腰旁静脉血管迂曲增粗。如出现海绵样变,在肝门的门静脉主干及左、右分支周围出现大量扭曲、扩张的静脉血管丛;腹水。

3. 超声表现　肝大小变化同 CT 类似,肝实质回声增粗、增强,分布不均匀,有时可见网格状高回声;再生结节明显时,肝内可见大小不等的结节样稍高回声或低回声,圆形或类圆形;包膜增厚,失去光滑的纤维亮线,回声增高,厚薄不均,肝表面凹凸不平,肝边缘角变钝或不规则;肝内外血管粗细不均匀,肝内肝静脉可部分不显示或呈粗细不一、弯曲的不规则状,肝静脉内的血流走行僵直,可呈双向流动,可合并血栓形成;门静脉主干增宽,内径≥14 mm,血流速度降低甚至反向,峰值流速(PSV)<20 cm/s,门静脉内可继发血栓;脾大。

4. MRI 表现　MRI 在显示肝大小、形态改变和脾大、门静脉高压征象方面与 CT 类似。肝硬化变细的血管和炎性纤维组织在 MRI 上表现为肝实质内结构紊乱,并可见高信号的细小网格结构,T_2WI 上较明显。硬化结节在 T_1WI 上一般呈等或高信号,T_2WI 上呈低信号,信号均匀,无包膜,对比增强硬化结节无明显强化,延迟期可见结节周围网格样强化,即结节周围纤维包膜延迟强化。

5. 其他特殊类型肝硬化的特征性表现　非肝炎性肝硬化一般需结合病史进行诊断,但部分影像学表现仍有一定的特异性。①多数酒精性肝硬化表现为小结节性,直径 1～5 mm,肝通常中度萎缩,纤维化较重,且往往合并严重的脂肪浸润;尾叶肥大明显,有时可见下腔静脉受压变窄,这是与肝炎性肝硬化的主要鉴别点之一;由于肝尾叶有独特的静脉引流,所以酒精性肝硬化患者往往尾叶病变轻微。②药物性肝硬化的影像学表现无特异性,排除其他因素,结合用药史,则可考虑药物性肝硬化。③心源性肝硬化的程度和临床上充血性心力衰竭的程度无绝对相关性,在形态学上主要表现为肝大、下腔静脉扩张;增强 CT 或 MRI 可显示特殊的肝灌注形式,在实质期整体呈"马赛克"样,其他时相肝强化均匀。④原发性胆汁性肝硬化除一般肝硬化表现外,可见门静脉周围淋巴结肿大,可见于肝门、肝胃韧带、门腔静脉间隙、腹膜后、肠系膜及心旁区,一般呈良性过程。MRI 扫描还可见门静脉周围晕征(periportal halo sign),表现为横断位图像上门静脉分支周围的低信号"晕环",圆形或类圆形,在 T_1WI 和 T_2WI 均呈低信号,此征象几乎可见于原发性胆汁性肝硬化的各个肝段,具有较高特异性。

【鉴别诊断】

1. 布-加综合征　即巴德-基亚里综合征,影像学表现与肝硬化类似,但一般无纤维化,影像学检查可发现肝静脉和/或下腔静脉狭窄或闭塞。

2. 肝癌　肝硬化合并肝内再生结节有时需与肝癌鉴别,再生结节在 CT 多期扫描时多无明显异常强化,肝癌呈典型"快进快出"强化,可用于鉴别。门静脉癌栓、转移等有助于肝癌的诊断。对于一些肝硬化合并小肝癌,CT 检查不敏感,MRI 在鉴别诊断上更有优势。

第三节　脂肪肝

病例 1　女,60 岁,主诉:右上腹不适半月。查体无异常。实验室检查:肝功能和肝炎病毒标志物筛查均未见异常。横断位 CT 平扫图像示肝实质密度弥漫性明显减低,肝内血管呈相对高密度显示清楚(图 4-11A 箭头所示);横断位动脉期 CT 图像示肝实质均匀强化,呈相对低密度,强化的血管显影清晰(图 4-11B);横断位门静脉期 CT 图像示肝实质进一步强化,但仍保持相对低密度,强化的血管显影更加清晰(图 4-11C、D);冠状位门静脉期 CT 图像示肝形态未见异常(图 4-11E);矢状位门静脉期 CT 图像示门静脉分支、肝静脉部分分支及下腔静脉显影良好(图 4-11F)。

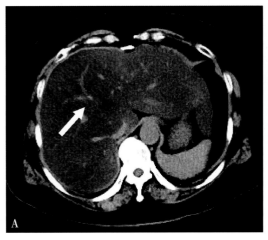
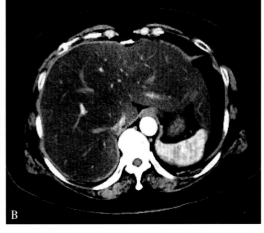

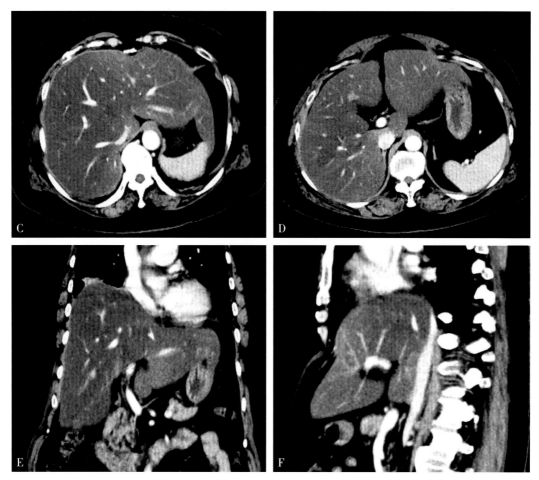

A. 横断位 CT 平扫图像；B. 横断位动脉期 CT 图像；C、D. 横断位门静脉期 CT 图像；E. 冠状位门静脉期 CT 图像；

F. 矢状位门静脉期 CT 图像

图 4-11　弥漫性脂肪肝 CT 表现

诊断思路

　　60 岁女性，以"右上腹不适半月"为主诉入院，查体无异常。CT 检查可见肝实质密度弥漫性减低，增强扫描肝实质均匀强化。实验室检查肝功能和肝炎病毒标志物筛查均未见异常。综合诊断为弥漫性脂肪肝。

　　病例 2　女，64 岁，主诉：体检发现脂肪肝 1 周。查体无异常。实验室检查：肝功能和肝炎病毒标志物筛查均未见异常。横断位 CT 平扫图像示肝右叶局限性密度减低（图 4-12A 箭头所示）；横断位动脉期 CT 图像示肝右叶低密度影均匀强化，呈相对低密度（图 4-12B）；横断位门静脉期 CT 图像示肝右叶低密度影进一步强化，但仍保持相对低密度（图 4-12C、D）；冠状位门静脉期 CT 图像示肝实质强化不均，下腔静脉未见狭窄（图 4-12E）；矢状位门静脉期 CT 图像示肝内血管分支显影良好（图 4-12F）。

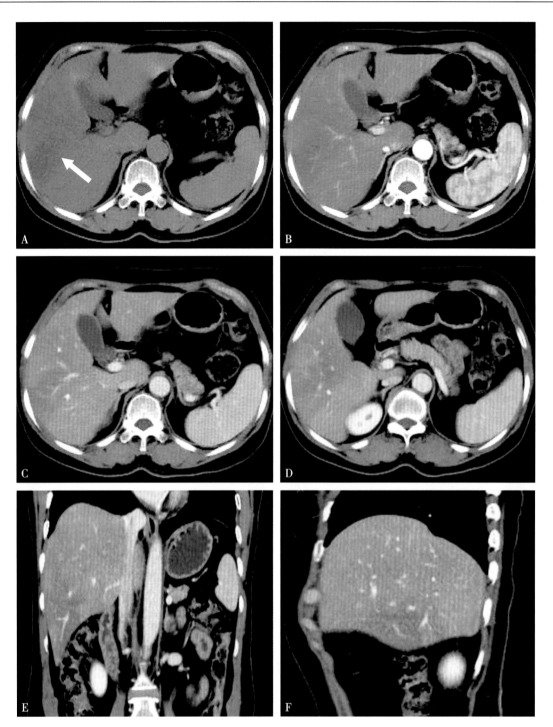

A. 横断位 CT 平扫图像；B. 横断位动脉期 CT 图像；C、D. 横断位门静脉期 CT 图像；E. 冠状位门静脉期 CT 图像；
F. 矢状位门静脉期 CT 图像

图 4-12　局限性脂肪肝 CT 表现

诊断思路

　　64 岁女性，以"体检发现脂肪肝 1 周"为主诉入院，查体无异常。CT 检查可见肝右叶局限性密度减低，增强扫描仍呈相对低密度。结合实验室检查诊断为局限性脂肪肝。

病例3 男,50岁,主诉:体检发现脂肪肝1个月。查体无异常。实验室检查:肝功能和肝炎病毒标志物筛查均未见异常。横断位CT平扫图像示肝密度不均匀性减低(图4-13A箭头所示);横断位动脉期CT图像示肝实质强化欠均匀(图4-13B);冠状位门静脉期CT图像示肝形态未见异常,实质强化欠均匀(图4-13C);矢状位门静脉期CT图像示肝实质强化欠均匀(图4-13D)。

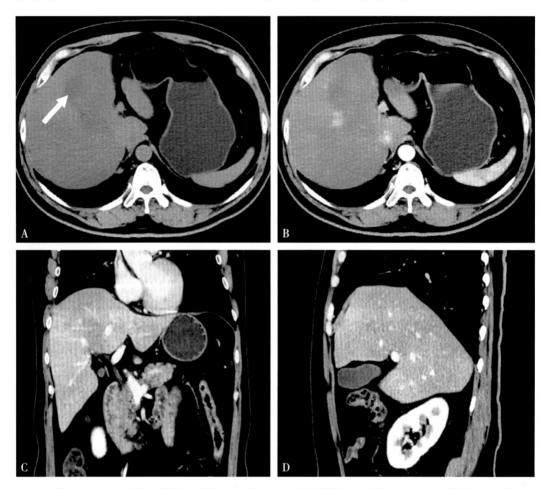

A.横断位CT平扫图像;B.横断位动脉期CT图像;C.冠状位门静脉期CT图像;D.矢状位门静脉期CT图像

图4-13 不均匀性脂肪肝CT表现

诊断思路

50岁男性,以"体检发现脂肪肝1个月"为主诉入院,查体无异常。CT检查可见肝密度不均匀性减低。结合实验室检查诊断为不均匀性脂肪肝。

病例4 男,29岁,主诉:体检发现脂肪肝2个月。查体:无异常。实验室检查:肝功能和肝炎病毒标志物筛查均未见异常。横断位CT平扫图像示肝密度弥漫性减低,肝右叶可见结节状高密度影(图4-14A箭头所示);横断位动脉期CT图像示肝实质强化程度不明显,高密度结节强化程度高于周围肝实质(图4-14B);横断位门静脉期CT图像示高密度结节强化程度进一步增强,仍高于周围肝实质(图4-14C);冠状位动脉期、门静脉期CT图像示高密度结节强化程度高于周围肝实质(图4-14D、E);矢状位门静脉期CT图像示高密度结节强化程度高于周围肝实质(图4-14F)。

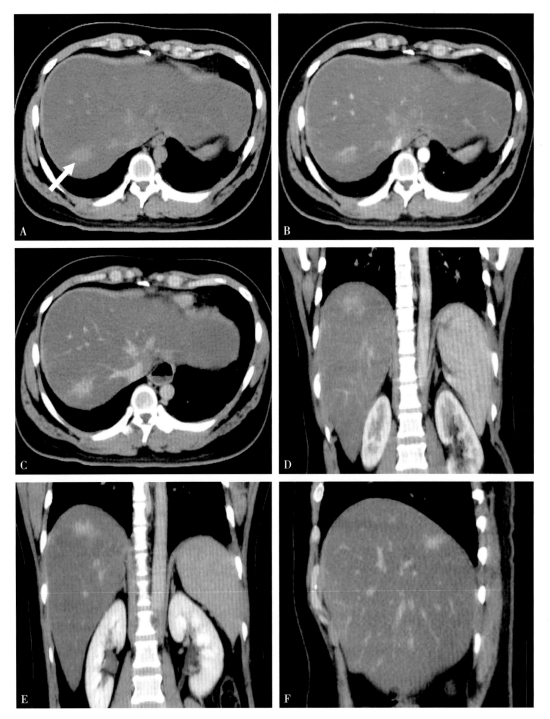

A.横断位 CT 平扫图像；B.横断位动脉期 CT 图像；C.横断位门静脉期 CT 图像；D.冠状位动脉期 CT 图像；E.冠状位门静脉期 CT 图像；F.矢状位门静脉期 CT 图像

图 4-14　弥漫性脂肪肝并肝岛 CT 表现

诊断思路

　　29 岁男性，以"体检发现脂肪肝 2 个月"为主诉入院，查体无异常。CT 检查可见肝密度弥漫性减低，肝右叶可见结节状高密度影，边缘清晰，肝内血管无受压、受侵改变，结节无占位效应，结合实验室检查诊断为弥漫性脂肪肝并肝岛。

临床要点

肝脂肪超过 5% 时或组织学上有 50% 以上肝细胞脂肪化时,称为脂肪肝。该病是全球最常见的慢性疾病,在儿童和成人中的发病率都越来越高。酗酒、肥胖、糖尿病、库欣综合征、激素治疗等,可诱发以甘油三酯为主的脂类物质在肝内沉积,使之发生变性。

根据脂肪浸润范围的不同,将脂肪肝分为弥漫性和局灶性脂肪肝。当脂肪含量占肝总量 5%～10% 时称为轻度脂肪肝,10%～25% 时为中度脂肪肝,>25% 时为重度脂肪肝。轻度脂肪肝多无临床症状,重者伴肝功能损伤,表现为肝区不适、胀痛等症状。

【影像学表现】

1. X 线表现　X 线检查临床价值有限。

2. CT 表现　平扫时肝密度减低,CT 值低于正常,严重者可呈负值。正常人肝密度高于脾,如果肝脾 CT 值之比<0.85,则可诊断脂肪肝。弥漫性脂肪肝表现为全肝密度减低,局灶性脂肪肝为肝局部密度减低,呈片状或楔形。肝内血管呈相对高密度而显示清楚,但没有受压移位或被侵犯的征象。增强扫描时,脂肪肝均匀强化,但仍保持相对低密度,肝内血管分布和强化正常,显影特别清晰。在弥漫性脂肪肝内,可存在正常的肝组织,称为肝岛,呈圆形、条状或不规则高密度区,边缘清楚,通常位于胆囊床、叶间裂附近或包膜下,以肝左叶内侧段最常见。

3. 超声表现　局限性脂肪肝表现为小片状强回声区域。弥漫性脂肪肝表现为肝近场回声弥漫性增强(明亮肝),远场回声逐渐衰减,肝内管状结构显示不清。

4. MRI 表现　常规 MRI 不能很好地显示脂肪肝,化学位移同相位和反相位成像可以显示肝脂肪浸润,在反相位图像上,脂肪浸润的信号比同相位图像的信号强度明显下降,为其特征。

【鉴别诊断】

1. 药物性肝损伤　影像学表现与弥漫性脂肪肝类似,实验室检查有明显的肝功能异常,且多有明确的用药史,不难鉴别。

2. 肝肿瘤　局灶性脂肪肝、弥漫性脂肪肝并肝岛也需要与肝肿瘤等占位性病变相鉴别。肝细胞癌、肝血管瘤及肝脓肿在 CT 增强时可有特殊的强化方式,局灶性脂肪肝和弥漫性脂肪肝并肝岛无占位效应,肝内血管无受压、受侵现象。

第四节　血色素沉积症

病例 1　男,76 岁,主诉:腹胀 2 月余。查体无异常。实验室检查:①肝功能示谷丙转氨酶69.3 U/L(↑),谷草转氨酶 49 U/L(↑),碱性磷酸酶(ALP)254.3 U/L(↑),γ-谷氨酰转移酶(GGT)407.3 U/L(↑);②血清铁代谢示血清铁 39.6 μmol/L(↑),铁蛋白>2 000 μg/L(↑),转铁蛋白1.97 g/L,不饱和铁结合力 3 μmol/L(↓),总铁结合力 43 μmol/L(↓),可溶性转铁蛋白受体

0.79 mg/mL(↓);③炎症相关抗体示抗核抗体、抗线粒体抗体、抗平滑肌抗体及抗双链DNA抗体均未见异常。横断位CT平扫图像示肝包膜欠光整,形态欠规则,肝裂增宽,肝实质密度弥漫性增高,肝CT平均值约为100 Hu,脾CT平均值约为55 Hu,肝周可见少许液体影(图4-15A);横断位动脉期CT图像示肝实质未见异常强化密度影(图4-15B);横断位门静脉期CT图像示肝实质未见异常强化密度影(图4-15C、D);冠状位门静脉期CT图像示肝形态失常(图4-15E);矢状位门静脉期CT图像示肝边缘不光整(图4-15F)。

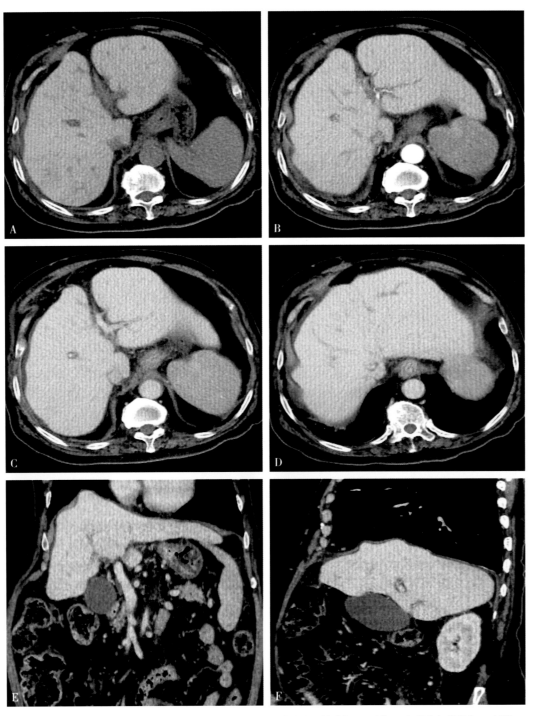

A.横断位CT平扫图像;B.横断位动脉期CT图像;C、D.横断位门静脉期CT图像;E.冠状位门静脉期CT图像;F.矢状位门静脉期CT图像

图4-15　肝血色素沉积症CT表现(病例1)

诊断思路

  76 岁男性,以"腹胀 2 月余"为主诉入院,查体无异常。实验室检查提示血清铁明显升高,铁代谢能力下降。CT 检查显示肝硬化改变,肝实质密度弥漫性增高,CT 值约为 98 Hu,肝周可见少许积液影,增强肝实质未见异常强化。结合实验室检查诊断为肝血色素沉积症、肝硬化、腹水。

  病例 2 女,47 岁,主诉:腹部不适 1 周。查体:无异常。实验室检查:①肝功能示谷丙转氨酶为 85 U/L(↑),谷草转氨酶为 103 U/L(↑);②血清铁代谢示血清铁 41.6 μmol/L(↑),铁蛋白>2 000 μg/L(↑);③血常规示血红蛋白 80 g/L。横断位 CT 平扫图像示肝实质密度弥漫性增高,肝 CT 平均值约为 98 Hu,脾 CT 平均值约为 46 Hu(图 4-16A);横断位动脉期 CT 图像示肝实质未见异常强化密度影(图 4-16B);横断位、冠状位门静脉期 CT 图像示肝实质未见异常强化(图 4-16C、D)。横断位 MRI T_1WI、T_2WI 图像示肝实质信号弥漫性减低,低于脾(图 4-16E、F)。

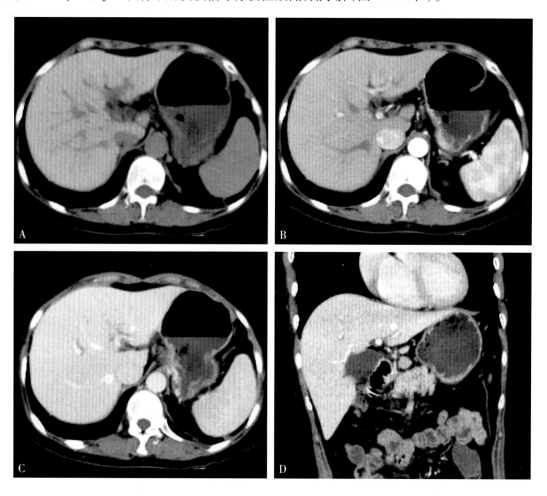

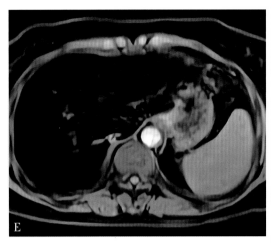
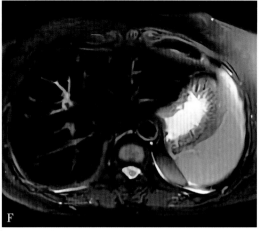

A. 横断位 CT 平扫图像；B. 横断位动脉期 CT 图像；C. 横断位门静脉期 CT 图像；D. 冠状位门静脉期 CT 图像；E. 横断位 MRI T_1WI 图像；F. 横断位 MRI T_2WI 图像

图 4-16　肝血色素沉积症 CT 及 MRI 表现

诊断思路

47 岁女性，以"腹部不适 1 周"为主诉入院，查体无异常。实验室检查提示肝功能异常，血清铁明显增高，血红蛋白降低。CT 显示肝实质密度弥漫性增高，CT 值约为 97 Hu。MRI 可见肝实质呈弥漫性低信号，呈现"黑肝"现象。结合实验室检查诊断为肝血色素沉积症。

病例 3　男，22 岁，主诉：体检发现肝密度增高 2 d。查体无异常。实验室检查：①血清铁代谢示血清铁 61.3 μmol/L(↑)；②肝功能示谷丙转氨酶 81 U/L(↑)，谷草转氨酶 87 U/L(↑)，碱性磷酸酶(ALP)180 U/L(↑)；③血常规示血红蛋白 128 g/L；④肝炎病毒标志物示抗原均为阴性。横断位 CT 平扫图像示肝实质密度弥漫性增高，肝 CT 平均值约为 91 Hu，脾 CT 平均值约为 50 Hu（图 4-17A）；冠状位 CT 平扫图像示肝轮廓清晰，密度弥漫性增高，脾密度未见增高（图 4-17B）。

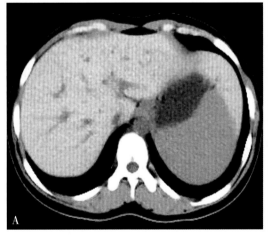
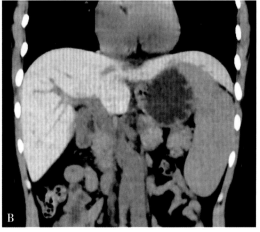

A. 横断位 CT 平扫图像；B. 冠状位 CT 平扫图像

图 4-17　肝血色素沉积症 CT 表现（病例 3）

诊断思路

22 岁男性,以"体检发现肝密度增高 2 d"为主诉入院,查体无异常。实验室检查提示血清铁升高,肝功能异常,肝炎病毒抗原阴性排除了病毒性肝炎的可能。CT 显示肝实质密度弥漫性增高,CT 值约为 97 Hu。结合实验室检查综合考虑诊断为肝血色素沉积症。

◀◀◀ 临床要点 ▶▶▶

血色素沉积症又称为血色病、血色素沉着病等,为过多的铁质在体内贮存和沉积引起的一组疾病。临床上分为原发性和继发性,原发性为常染色体隐性遗传病,导致肠道内的铁吸收过多而引起铁超载;继发性是其他疾病引起铁利用障碍,或长期反复输血导致体内铁质沉着。体内过多的铁可沉积于肝、脾、胰、肾等处,70% 以上沉积于肝。本病主要发生于 40 ~ 60 岁人群,主要的临床症状有肝硬化、皮肤色素沉着、糖尿病、关节病。

【影像学表现】

1. X 线表现　X 线检查不能发现异常,临床价值有限。

2. CT 表现　平扫可见肝实质密度普遍性增高,CT 值在 86 ~ 132 Hu 甚至更高。原发性铁沉积表现为肝密度增高,并可有胰腺、肾上腺密度增高;继发性铁沉积表现为肝、脾密度增高,胰腺密度不增高。肝硬化及门静脉高压或并发肝癌也是本病的重要征象。

3. 超声表现　肝实质表现为弥漫性或局限性回声增强。

4. MRI 表现　肝铁沉积,肝细胞内的三价贮存铁具有显著顺磁性效应,其具有明显缩短 T_2 弛豫时间效应。肝的 MRI 检查显示 T_2WI 信号明显降低,形成全肝低信号的"黑肝",T_1WI 呈等信号。当重度铁沉积时,T_1WI 亦呈低信号表现。

【鉴别诊断】

1. 糖原贮积病　儿童多见。肝实质密度增高,但常伴弥漫性脂肪浸润而抵消肝糖原对肝密度的影响,故 CT 显示肝密度可升高、正常或降低。MRI 上肝实质信号正常。

2. 肝豆状核变性　是一种常染色体隐性遗传性铜代谢障碍性疾病。儿童和青少年多见,CT 提示肝硬化、豆状核对称性密度减低,而 MRI 表现为脂肪肝及肝硬化,豆状核信号混杂及再生结节等。

3. 其他原因引起的肝密度均匀性增高　如胺碘酮肝,在 MRI 表现差异不大,因其血中脱乙基胺碘酮含量较大,主要依赖于临床病史和实验室检查进行鉴别。

第五节　肝豆状核变性

病例 1　女,17 岁,主诉:腹胀 1 周。查体:全身皮肤黏膜、巩膜黄染。实验室检查:①肝功能示总胆红素 63.8 μmol/L(↑),直接胆红素 46.5 μmol/L(↑),间接胆红素 17.3 μmol/L(↑);②肿瘤标志物示阴性。横断位 CT 平扫图像示肝形态欠规则,肝内可见多发稍高密度结节影(图 4-18A 箭头所示),边界不清,腹腔另见积液(图 4-18A);横断位动脉期 CT 图像示肝内多发结节未见异常强化(图 4-18B);横断位门静脉期 CT 图像示肝内结节未见异常强化(图 4-18C)。肝横断位 MRI T$_1$WI 图像示肝实质内可见弥漫性稍短 T$_1$ 信号(图 4-18D);肝横断位 MRI T$_2$WI 图像示肝实质内可见弥漫性短 T$_2$ 信号(图 4-18E)。MRCP 图像示肝内外胆管未见明显扩张及充盈缺损(图 4-18F)。头颅 MRI T$_1$WI 图像示双侧基底节区可见对称性片状短 T$_1$ 信号(图 4-18G)。病理图像示肝组织呈肝硬化改变,肝细胞明显淤胆伴胆栓形成,纤维间隔内小胆管增生,轻-中度界面炎(图 4-18H)。

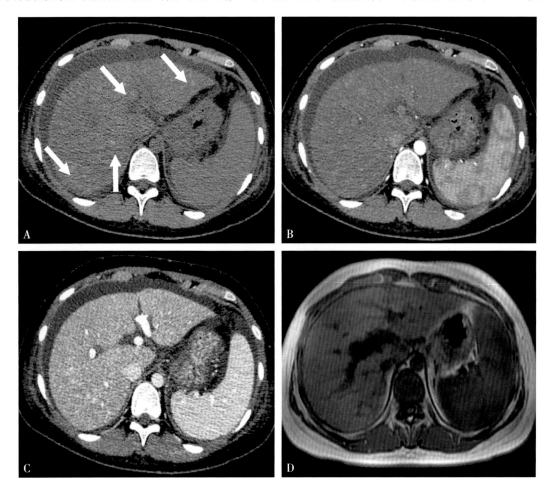

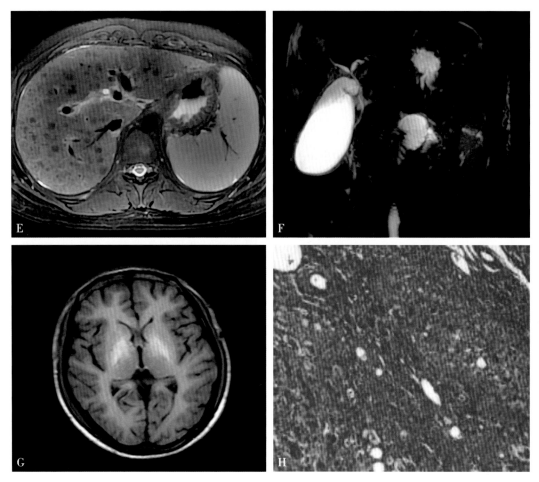

A. 横断位 CT 平扫图像;B. 横断位动脉期 CT 图像;C. 横断位门静脉期 CT 图像;D. 横断位 MRI T₁WI 图像;E. 横断位 MRI T₂WI 图像;F. MRCP 图像;G. 头颅 MRI T₁WI 图像;H. 病理图像

图 4-18　肝豆状核变性 CT、MRI 及病理表现

诊断思路

　　17 岁女性,以"腹胀 1 周"为主诉入院,查体可见全身皮肤黏膜、巩膜黄染。实验室检查总胆红素、直接胆红素、间接胆红素升高。肝 CT 和 MRI 提示肝硬化、肝实质弥漫性病变、腹水。头颅 MRI 可见双侧基底节区对称性片状短 T₁ 信号。患者肝和颅内基底节区病变同时存在,拟诊为肝豆状核变性。肝穿刺活检病理:肝组织呈肝硬化改变,肝细胞明显淤胆伴胆栓形成,纤维间隔内小胆管增生,轻-中度界面炎。基因测序:肝豆状核变性致病基因 *ATP7B* 基因的外显子存在 3 个杂合变异,明确诊断为肝豆状核变性。

　　病例 2　男,43 岁,主诉:头晕伴恶心,行走、站立不稳 20 d。查体可见角膜色素环(凯-弗环,Kayser-Fleischer ring)。实验室检查:①肿瘤标志物示癌胚抗原 5.55 ng/L(↑);②肝功能示直接胆红素 11.32 μmol/L(↑);③肝炎病毒标志物示乙型肝炎表面抗体阳性(+)、乙型肝炎 e 抗体阳性(+)、乙型肝炎核心抗体阳性(+)。横断位 CT 平扫图像示肝叶比例失调,肝裂增宽,表面不光整,肝实质呈结节样改变(图4-19A);横断位动脉期CT图像示肝未见异常强化影(图4-19B);横断位门静脉期CT图像示肝未见异常强化影,门静脉、脾静脉增宽,食管、胃底可见多发迂曲增粗血管影(图4-19C);冠状位门静脉期CT图像示肝边缘结节样改变及食管、胃底迂曲增粗的血管(图4-19D、E)。超声图像示肝实质回声增粗、减低,结节感明显(图4-19F)。

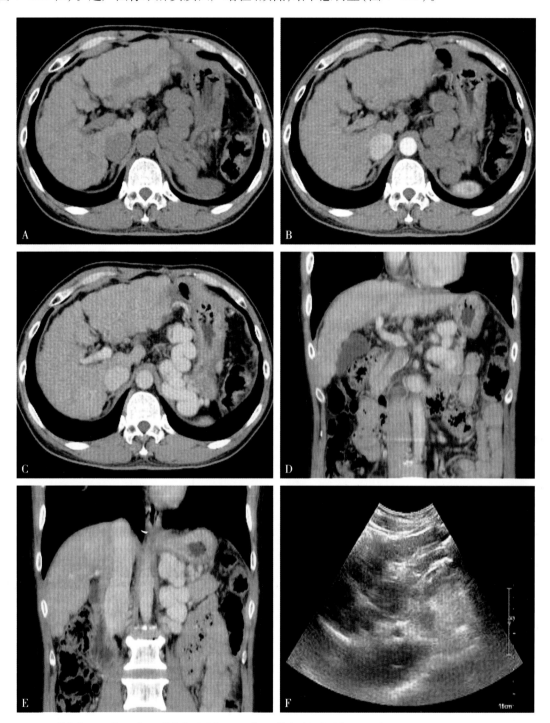

A.横断位CT平扫图像;B.横断位动脉期CT图像;C.横断位门静脉期CT图像;D、E.冠状位门静脉期CT图像;
F.超声图像

图4-19　肝豆状核变性CT及超声表现(病例2)

诊断思路

43 岁男性,以"头晕伴恶心,行走、站立不稳 20 d"为主诉入院,查体可见角膜色素环。实验室检查:癌胚抗原、直接胆红素升高,乙型肝炎表面抗体阳性(+)、乙型肝炎 e 抗体阳性(+)、乙型肝炎核心抗体阳性(+)。有"肝豆状核变性"家族史。CT 提示肝硬化、门静脉高压、食管-胃底静脉曲张;超声提示肝硬化改变。结合患者家族史、体格检查和实验室检查拟诊为肝豆状核变性。后行基因测序:肝豆状核变性致病基因 ATP7B 基因的外显子存在 3 个杂合变异。最终诊断为肝豆状核变性。

病例 3　男,31 岁,主诉:确诊肝硬化 9 月余,腹胀半月余,腹泻 1 周。查体见角膜色素环。实验室检查:乙肝表面抗体 64.7 mIU/mL(↑)。横断位 CT 平扫图像示肝体积减小,边缘呈结节样,肝周可见积液影(图 4-20A);冠状位 CT 平扫图像示肝结节样改变明显(图 4-20B);矢状位 CT 平扫图像示肝形态失常,肝周积液(图 4-20C)。超声图像示肝体积减小,肝包膜不光整,肝实质回声增粗(图 4-20D)。

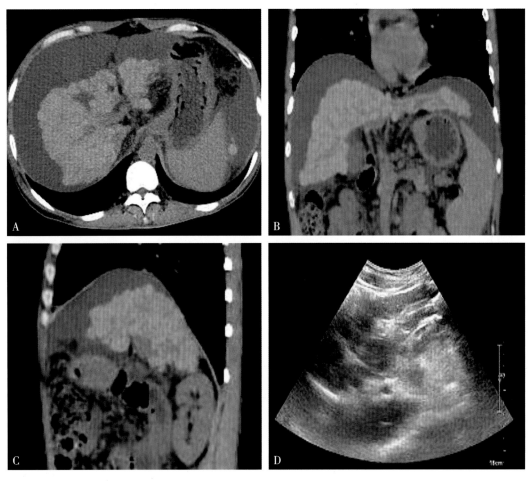

A. 横断位 CT 平扫图像;B. 冠状位 CT 平扫图像;C. 矢状位 CT 平扫图像;D. 超声图像

图 4-20　肝豆状核变性 CT 及超声表现(病例 3)

诊断思路

31 岁男性,以"确诊肝硬化 9 月余,腹胀半月余,腹泻 1 周"为主诉入院,查体见角膜色素环。实验室检查:乙肝表面抗体升高。CT 显示肝硬化、肝周积液。超声提示肝硬化改变。结合体格检查和实验室检查高度怀疑肝豆状核变性,后续基因测序结果证实为肝豆状核变性。

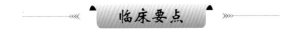

肝豆状核变性(Wilson 病)是一种常染色体隐性遗传病,因铜代谢异常,过量的铜沉着于肝、脑组织而致病。铜代谢异常时铜首先沉积于肝。临床上可出现肝大和黄疸等肝细胞损害症状,以及精神障碍及锥体外系症状。其病理特点为肝硬化与双侧脑基底神经节变性同时存在,主要是豆状核变性,以及坏死后肝硬化。患者常有家族史,通常 5~10 岁发病,血生化检验血铜、铜蓝蛋白、铜氧化酶下降,尿铜升高。

【影像学表现】

1. CT 表现　早期可出现肝的肿胀增大,主要为右肝增大,各肝叶间比例正常;之后肝细胞发生脂肪变性,表现为肝密度下降;最后形成肝硬化,表现为肝内多发大小不等、直径 1~3 cm、边界尚清的再生结节,平扫时结节呈稍高密度而可区分于周围有脂肪变性的肝组织,增强扫描时结节强化不显著。部分患者后期可伴有颅内相应的 CT 表现,主要为双侧基底节区对称性边界模糊的低密度病灶,以豆状核处最多见,同时多伴有不同程度的脑皮质及白质萎缩。

2. 超声表现　患者铜代谢障碍疾病早期,过量的铜积聚于肝中即可导致肝的声学界面发生改变,其可发生在肝损害症状出现之前,超声表现为肝实质回声增强、增粗甚至结节状改变。

3. MRI 表现　肝病变表现为结节性肝硬化的 MRI 表现,颅内病变则常表现为对称性基底节区的异常信号。当灰质核团受累及时,可表现为所谓的"蝴蝶征"或"八字征"改变。部分患者出现典型的"大熊猫脸"标志。患者的脑部 DWI 信号有助于临床上判断肝豆状核变性的病程进展,DWI 信号增高,代表病灶早期脱髓鞘改变,细胞毒性水肿导致水分子弥散受限;而当 DWI 信号减低时,则反映病灶进入慢性期,表现为细胞变性和髓鞘轴突缺失。

【鉴别诊断】

1. 脂肪肝　MRI 同反相位可鉴别。

2. 肝硬化　各种原因造成的结节性肝硬化,可通过发病年龄、家族史、实验室检查以及颅内影像学检查来进行鉴别。

3. CO 中毒所致的缺血缺氧性脑病　MRI 表现为中毒 48 h 后可见双侧壳核早期发生坏死,双侧基底核 T_1WI 呈略低信号,T_2WI 呈高信号。结合病史和实验室检查可鉴别颅内豆状核变性。

第六节　肝转移瘤

病例 1　男，56 岁，主诉：间断上腹部不适 10 d。查体无异常。实验室检查：肿瘤标志物示癌胚抗原 415 ng/mL（↑），CA19-9 2 982 U/mL（↑），CA72-4 1 776 U/mL（↑）。横断位 CT 平扫图像示肝形态尚可，肝内见多发片状低密度影，边界不清（图 4-21A）；横断位动脉期 CT 图像示病灶呈边缘环形强化（图 4-21B）；横断位门静脉期 CT 图像示病灶仍表现为边缘强化，中央无强化（图 4-21C）。冠状位 PET-CT 图像示肝内多发大小不等团块状及片状放射性分布浓聚（图 4-21D）；横断位 PET-CT 图像可清楚显示病变异常摄取（图 4-21E）。肝横断位 MRI T_1WI 图像示肝内多发大小不等团块状、结节样长 T_1 信号（图 4-21F）；肝横断位 MRI T_2WI 图像示肝内多发大小不等团块状、结节样长 T_2 信号（图 4-21G）；肝横断位 MRI DWI 图像示病灶 DWI 高 b 值弥散受限呈高信号（图 4-21H）。

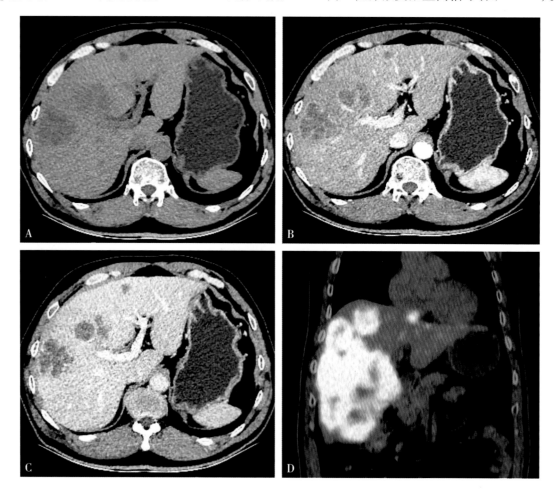

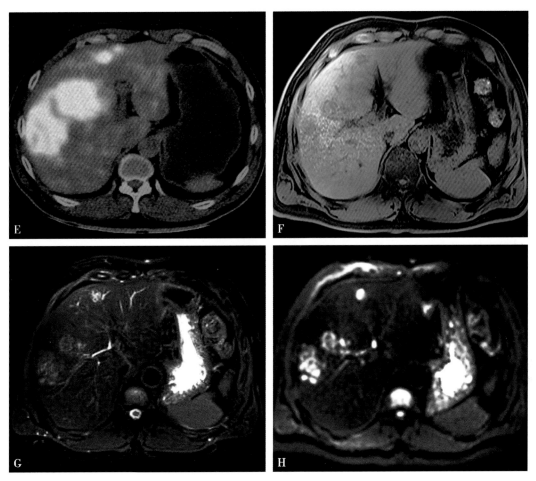

A.横断位 CT 平扫图像;B.横断位动脉期 CT 图像;C.横断位门静脉期 CT 图像;D.冠状位 PET-CT 图像;E.横断位 PET-CT 图像;F.横断位 MRI T_1WI 图像;G.横断位 MRI T_2WI 图像;H.横断位 MRI DWI 图像

图 4-21 肝转移瘤 CT、PET-CT 及 MRI 表现

【诊断思路】

56 岁男性,以"间断上腹部不适 10 d"为主诉入院,查体未见明显阳性体征。实验室检查癌胚抗原、CA19-9、CA72-4 升高。CT 检查提示肝内多发低密度病灶,环形强化,呈"牛眼征";相应 MRI 上呈长 T_1、长 T_2 信号,DWI 弥散受限呈高信号。PET-CT 检查肝内病灶可见高摄取,提示肿瘤性病变。结合患者直肠腺癌病史,诊断为肝转移瘤。

病例 2 女,57 岁,主诉:发现十二指肠恶性肿瘤 3 周余,腹痛 3 d。查体:腹部压痛。实验室检查:①肿瘤标志物示非小细胞肺癌抗原 21-1 3.41 ng/mL(↑),肿瘤异常糖链糖蛋白(TAP) 133.8 U/mL(↑);②肝功能示谷丙转氨酶 129 U/L(↑),谷草转氨酶 121 U/L(↑)。横断位 CT 平扫图像示肝右叶多发片状低密度影(图 4-22A);横断位动脉期 CT 图像示病灶呈边缘环形强化 (图 4-22B);横断位、冠状位门静脉期 CT 图像示病灶仍表现为边缘强化,中央无强化(图 4-22C、D)。横断位 MRI T_1WI 图像示肝右叶多个类圆形长 T_1 信号灶(图 4-22E);冠状位 MRI T_2WI 图像示肝右叶多发长 T_2 信号灶(图 4-22F);横断位 MRI DWI 图像示病灶 DWI 弥散受限呈高信号(图 4-22G)。

病理示肝小细胞癌(图4-22H)。

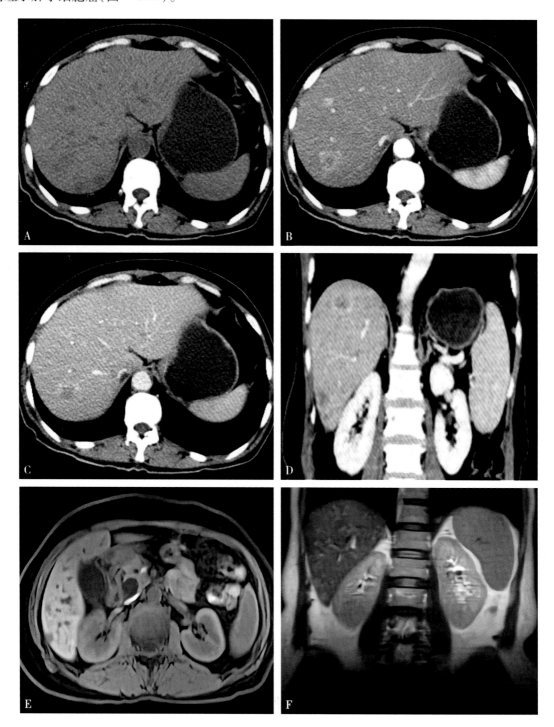

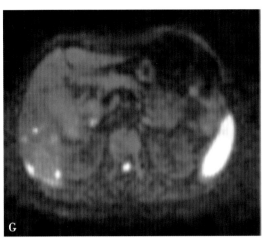
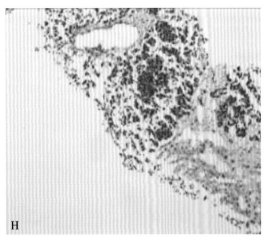

A.横断位 CT 平扫图像;B. 横断位动脉期 CT 图像;C. 横断位门静脉期 CT 图像;D. 冠状位门静脉期 CT 图像;
E. 横断位 MRI T$_1$WI 图像;F. 冠状位 MRI T$_2$WI 图像;G. 横断位 MRI DWI 图像;G. 病理图像

图 4-22　肝转移瘤 CT、MRI 及病理表现

诊断思路

57 岁女性,以"发现十二指肠恶性肿瘤 3 周余,腹痛 3 d"为主诉入院,查体腹部压痛。实验室检查:非小细胞肺癌抗原、肿瘤异常糖链糖蛋白(TAP)、谷丙转氨酶、谷草转氨酶升高。CT 肝右叶见多发低密度灶,呈环形强化;相应 MRI 呈长 T$_1$、长 T$_2$ 信号,DWI 可见明显弥散受限。结合患者十二指肠恶性肿瘤病史,拟诊断为肝转移瘤。肝穿刺病理:肝高级别神经内分泌癌,符合小细胞癌。证实为肝转移瘤。

病例 3　男,44 岁,主诉:结肠癌术后 9 个月,腹痛 2 d。查体:腹部压痛,无反跳痛。实验室检查:肿瘤异常糖链糖蛋白(TAP)181.1 U/mL(↑)。横断位 CT 平扫图像示肝顶部类圆形低密度影(图 4-23A);横断位动脉期 CT 图像示病灶呈边缘环形强化(图 4-23B);横断位门静脉期 CT 图像示病灶仍表现为边缘强化,中央无强化(图 4-23C)。病理图像提示肝组织局部见少量异型腺上皮及黏液成分(图 4-23D)。

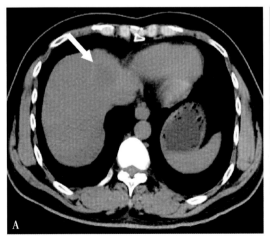
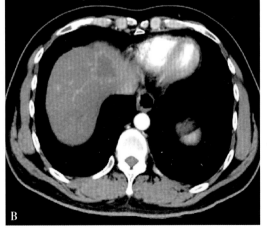

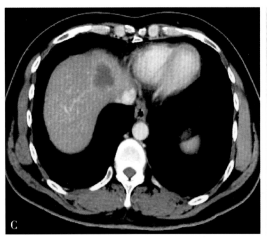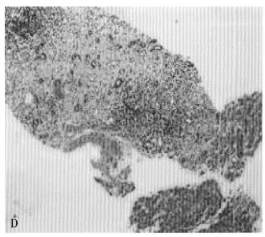

A. 横断位 CT 平扫图像；B. 横断位动脉期 CT 图像；C. 横断位门静脉期 CT 图像；D. 病理图像

图 4-23　肝转移瘤 CT 及病理表现

诊断思路

44 岁男性，以"结肠癌术后 9 个月，腹痛 2 d"为主诉入院，查体：腹部压痛，无反跳痛。实验室检查：肿瘤异常糖链糖蛋白（TAP）升高。CT 肝顶部见边缘强化类圆形低密度影，边界欠锐利，增强呈现典型的"牛眼征"。结合患者结肠癌病史，拟诊断为肝转移瘤。病理：肝组织局部见少量异型腺上皮及黏液成分。结合形态学、免疫组化及相关病史，符合腺癌浸润或转移诊断。

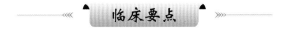

临床要点

肝转移瘤是肝常见的恶性肿瘤之一，临床症状多为在原发肿瘤临床表现的基础上出现肝大、肝区疼痛、消瘦、黄疸、腹水等。肝转移瘤患者的 AFP 多为阴性。肿瘤转移至肝常有四条途径：①邻近器官肿瘤的直接侵犯；②经肝门部淋巴性转移；③经门静脉转移，常为消化道恶性肿瘤的转移途径；④经肝动脉转移，肺癌比较常见。

【影像学表现】

1. X 线造影表现　动脉造影时富血供的转移瘤可呈现肿瘤染色、供血血管增粗、病理血管、动静脉瘘等表现。乏血供的转移瘤表现为血管受压弯曲、纤细僵直，典型者呈"手握球征"，肿瘤血管不明显，静脉期可见肝实质内大小不等的充盈缺损区。

2. CT 表现　平扫时肝实质内可见多发、大小不等、圆形或类圆形的低密度影，少数也可为单发；病灶密度均匀，伴钙化、出血时肿瘤内可有高密度灶，伴液化坏死、囊变时肿瘤中央呈水样低密度。增强扫描动脉期瘤灶可出现边缘不规则强化，门静脉期整个瘤灶呈均匀或不均匀强化，平衡期强化程度减低。少数肿瘤表现为中央呈无强化的低密度区，边缘呈高密度强化，外周有一稍低于肝密度的水肿带，即所谓"牛眼征"。

3. 超声表现　典型的肝转移瘤表现为多发的球形病灶，周边为实质性强或稍低回声，中央有明显的坏死，呈液性低回声，即"牛眼征"。

4. MRI 表现　肝内可见多发或单发、边缘清楚的瘤灶。T_1WI 常呈均匀的稍低信号，T_2WI 呈稍高信号。约 25% 肿瘤中心在 T_2WI 上呈高信号，T_1WI 呈低信号，称为"环靶征"。有时肿瘤周围 T_2WI 呈高信号环，称为"亮环征""晕征"，这可能与肿瘤周边水肿或血供丰富有关。

【鉴别诊断】

1. 肝脓肿　CT 平扫表现为肝实质内圆形或类圆形低密度灶，部分脓腔内可见小气泡；增强扫描时，脓肿壁可呈现典型的环形强化，脓腔在各期均无强化。

2. 肝海绵状血管瘤　CT 平扫表现为肝实质内境界清楚的圆形或类圆形低密度灶，增强扫描表现为"早出晚归"。MRI 检查时 T_1WI 肿瘤表现为圆形或类圆形的均匀低信号影，T_2WI 肿瘤表现为边缘锐利的高信号灶，即"灯泡征"。

3. 原发性肝癌　CT 平扫常表现为单发或多发圆形、类圆形或不规则形肿块，呈膨胀性生长，边缘有假包膜者则肿块边缘清楚。增强检查表现为"快进快出"。

第七节　多囊肝

病例 1　女，33 岁，主诉：腹胀 2 月余。查体无异常。实验室检查：①肝功能未见异常；②肾功能示肌酐 140 μmol/L(↑)，肾小球滤过率 60 mL/min。横断位 CT 平扫图像示肝内可见多发囊性低密度影，边界清晰（图 4-24A）；横断位动脉期 CT 图像示肝内多发低密度影未见强化（图 4-24B）；横断位门静脉期 CT 图像示肝内多发低密度影仍未见强化（图 4-24C）；冠状位动脉期 CT 和矢状位门静脉期 CT 图像示肝、双肾多发无强化低密度影，边界清晰（图 4-24D、E）。超声图像示肝内可及多个囊性回声，囊腔互不连通，内透声可，后方可见回声增强（图 4-24F）。

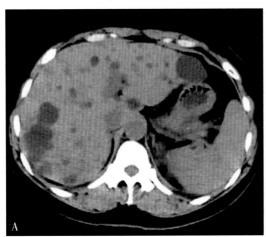
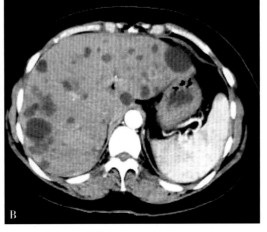

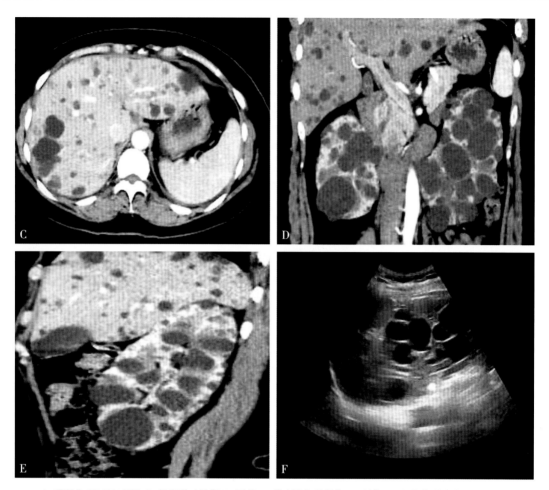

A. 横断位 CT 平扫图像；B. 横断位动脉期 CT 图像；C. 横断位门静脉期 CT 图像；D. 冠状位动脉期 CT 图像；E. 矢状位门静脉期 CT 图像；F. 超声图像

图 4-24　多囊肝、多囊肾 CT 及超声表现

诊断思路

　　33 岁女性，以"腹胀 2 月余"为主诉入院，查体无异常。实验室检查可见肾功能明显下降。CT 检查肝、双肾多发无强化囊性低密度影，边界清楚。超声提示肝形态失常，内可及多个囊性回声，囊腔互不连通，内透声可，内部未见明显血流信号，后方可见回声增强。综合诊断为多囊肝、多囊肾。

　　病例 2　男，50 岁，主诉：体检发现多囊肝半年余。查体：腹膨隆，移动性浊音阴性。实验室检查：①肾功能示肌酐 197 μmol/L(↑)；②肝功能示谷丙转氨酶 54 U/L(↑)，谷草转氨酶 79 U/L(↑)，谷氨酰转肽酶 60 U/L(↑)。横断位 CT 平扫图像示肝、双肾体积增大，实质内可见多发囊性低密度影，边界清晰(图 4-25A)；横断位动脉期 CT 图像示肝内多发低密度影未见强化(图 4-25B)；横断位门静脉期 CT 图像示肝内多发低密度影仍未见强化(图 4-25C、D)；冠状位动脉期及矢状位门静脉期 CT 图像示肝、双肾多发无强化低密度影，边界清晰(图 4-25E、F)。

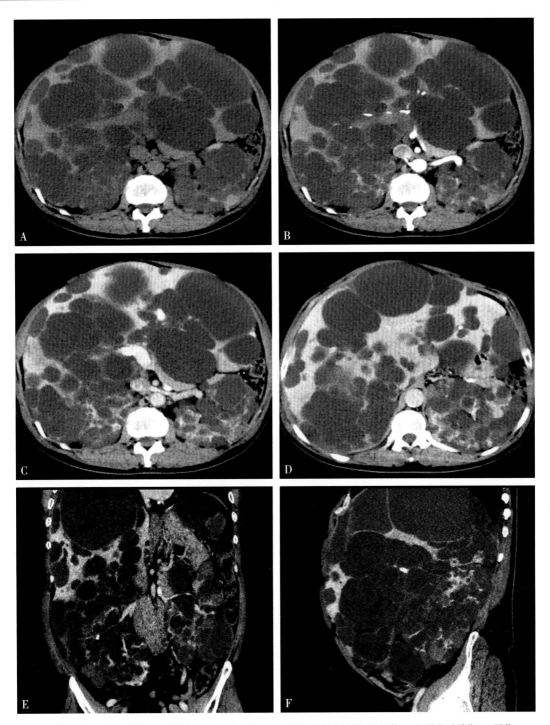

A. 横断位 CT 平扫图像；B. 横断位动脉期 CT 图像；C、D. 横断位门静脉期 CT 图像；E. 冠状位动脉期 CT 图像；
F. 矢状位门静脉期 CT 图像

图 4-25　多囊肝、多囊肾 CT 表现

诊断思路

50 岁男性，以"体检发现多囊肝半年余"为主诉入院，查体：腹膨隆，移动性浊音阴性。实验室检查肝功能轻度受损，肾功能下降。CT 检查可见肝、双肾实质内多发无强化低密度影。综合诊断为多囊肝、多囊肾。

病例3 女,63 岁,主诉:间断右上腹痛 1 周余。查体无异常。实验室检查:①肝功能未见异常;②肝炎病毒标志物阴性;③肿瘤标志物阴性。横断位 CT 平扫图像示肝实质内可见多发囊性低密度影,边界清晰(图 4-26A);横断位动脉期 CT 图像示肝内多发低密度影未见强化(图 4-26B);横断位门静脉期 CT 图像示肝内多发低密度影仍未见强化(图 4-26C、D);冠状位动脉期和矢状位门静脉期 CT 图像示病灶未强化(图 4-26E、F)。

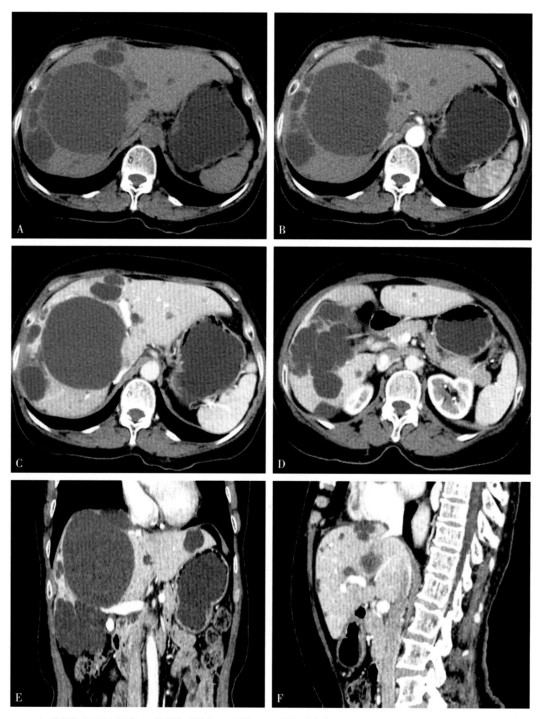

A. 横断位 CT 平扫图像;B. 横断位动脉期 CT 图像;C、D. 横断位门静脉期 CT 图像;E. 冠状位动脉期 CT 图像;F. 矢状位门静脉期 CT 图像

图 4-26 多囊肝 CT 表现

诊断思路

63 岁女性,以"间断右上腹痛 1 周余"为主诉入院,查体无异常。实验室检查无异常。既往患者无其他肿瘤病史。CT 检查可见肝实质内多发囊性无强化低密度影,边界清晰、锐利。综合诊断为多囊肝。

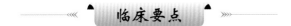
临床要点

多囊肝是一种罕见的遗传性疾病,常被定义为肝弥漫性多发囊肿,常大于 20 个。多囊肝既可以作为常染色体显性多囊肝独立存在,也可以作为常染色体显性多囊肾和常染色体隐性多囊肾的伴随病变。

大部分患者无任何临床症状。约 20% 的患者因体积巨大的肝压迫周围器官或囊肿并发症而产生相应的临床症状,如呼吸困难、早饱、腹胀、营养不良、胃食管反流、腰背部疼痛以及囊肿破裂、扭转、出血、感染等,症状严重时可严重影响生存质量。

【影像学表现】

1. CT 表现　肝实质内多发低密度病灶,病灶边缘锐利、光滑,囊内密度均匀,增强扫描可见病灶内部出现部分间隔强化,但病灶在各期均未见明显强化。

2. 超声表现　肝呈不规则明显增大,形态失常,肝内布满大小不一的无回声区,囊肿间隔通常较薄,囊肿之间互不相通。合并出血或感染时,超声表现为部分囊肿内有细弱回声及絮状不规则回声沉积。

3. MRI 表现　肝实质内见多发边缘锐利、光滑类圆形病灶,T_1WI 呈低信号,T_2WI 呈高信号。

【鉴别诊断】

1. 肝转移瘤　CT 平扫时肝实质内常可见多发、大小不等、圆形或类圆形的低密度灶,增强扫描瘤灶可强化,少数肿瘤可表现为典型的"牛眼征"。

2. 肝脓肿　CT 平扫表现为肝实质内圆形或类圆形低密度灶,部分脓腔内可见小气泡。增强扫描时,脓肿壁可呈现典型的环形强化,脓腔在各期均无强化。急性期时增强扫描动脉期可形成"环征"。

参考文献

[1]陈枫,赵大伟,李宏军,等.急性病毒性肝炎的 CT 及 MRI 表现[J].放射学实践,2014,29(8):965-969.

[2]张文玉,刘志忠,陈绍良.心源性肝硬化的病例分析及诊疗进展[J].中国医药指南,2013,11(19):308-310.

[3]GRANITO A, MURATORI P, QUARNETI C, et al. Antinuclear antibodies as ancillary markers in

primary biliary cirrhosis[J]. Expert review of molecular diagnostics,2012,12(1):65-74.

[4]TRIVEDI P J,HIRSCHFIELD G M. Primary biliary cirrhosis:renaming primary biliary cirrhosis-clarity or confusion? [J]. Nat Rev Gastroenterol Hepatol,2015,12(12):678-679.

[5]陈懿.超声诊断原发性胆汁性肝硬化与病毒性肝炎性肝硬化的临床诊断对比[J].中国医药指南,2019,17(24):117-118.

[6]赵向前,董菁.药物性肝损伤患者的临床特点及CT影像学表现分析[J].中国CT和MRI杂志,2019,17(3):83-86.

[7]WANG J,ZHANG L,CHENG S M,et al. The evaluation of portal hypertension in cirrhotic patients with spectral computed tomography[J]. Acta Radiol,2023,64(3):918-925.

[8]刘新爱,任月勤.应用DCE-MSCT扫描鉴别诊断小肝癌及肝硬化再生结节的可行性研究[J].中国CT和MRI杂志,2022,20(3):77-79.

[9]张颖,刘亚辉.MRI及CT诊断肝硬化合并肝癌的影像学特点及诊断效能分析[J].临床医学工程,2022,29(3):307-308.

[10]STAREKOVA J,HERNANDO D,PICKHARDT P J,et al. Quantification of liver fat content with CT and MRI:state of the art[J]. Radiology,2021,301(2):250-262.

[11]贺文,马大庆,冯捷,等.CT定量诊断脂肪肝的临床研究[J].中华放射学杂志,2001,35(11):829-831.

[12]赵健智,张玉琴,许霄,等.定量CT及超声诊断体检人群脂肪肝的比较[J].浙江临床医学,2022,24(3):432-434.

[13]雷军强,王晓慧,陈勇,等.肝血色病的MRI和CT表现[J].中国医学影像学杂志,2009,17(3):218-220.

[14]徐文娇,李昌平,石蕾.血色病的临床特征及诊治进展[J].现代临床医学,2019,45(4):303-306.

[15]卢致琨,程静,黎丝敏,等.肝豆状核变性患儿316例临床表型和*ATP7B*基因变异特征[J].中华儿科杂志,2022,60(4):317-322.

[16]JAFARI S H,HASELI S,KAFFASHAN S,et al. Assessment of the hallmarks of Wilson disease in CT scan imaging[J]. J Med Imaging Radiat Sci,2020,51(1):145-153.

[17]BANDMANN O,WEISS K H,KALER S G. Wilson's disease and other neurological copper disorders[J]. Lancet Neurol,2015,14(1):103-113.

[18]范方裕,周柱玉,辛艳芬.超声造影及增强CT检查对肝转移瘤的诊断价值分析[J].中国CT和MRI杂志,2019,17(8):107-109.

[19]童心,邓剑波,沈莉.先天性多囊肝、多囊肾CT影像学特征及病理对比分析[J].中国CT和MRI杂志,2019,17(9):107-109.

第五章 肝良性肿瘤及肿瘤样病变

第一节 肝囊肿

病例1 男,53岁,主诉:体检发现肝囊肿1月余。查体无异常。实验室检查未见明显异常指标。横断位CT平扫图像示肝右叶类椭圆形低密度影,最大横截面约6.9 cm×5.1 cm(图5-1A);横断位动脉期、门静脉期CT图像示无明显强化,可见动脉绕行(图5-1B、C);冠状位、矢状位门静脉期CT图像清晰显示病变累及范围,局部突出肝下缘(图5-1D、E)。病理图像示(肝囊肿壁)胆源性囊肿(图5-1F)。

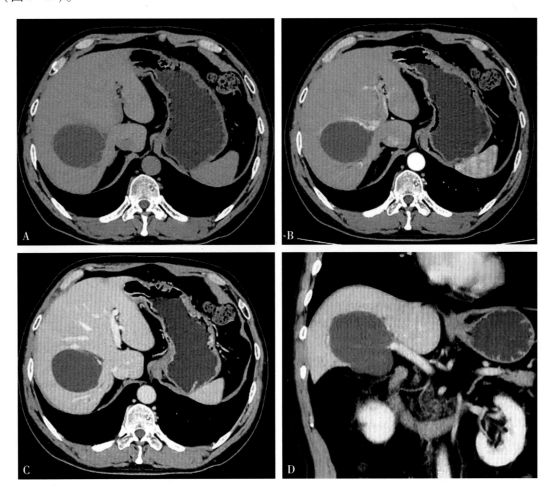

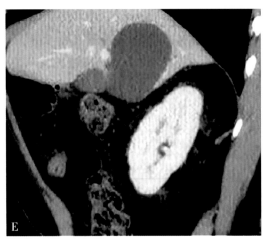
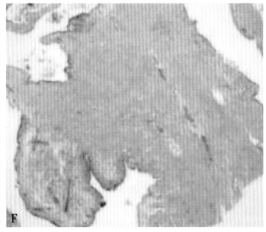

A.横断位 CT 平扫图像;B.横断位动脉期 CT 图像;C.横断位门静脉期 CT 图像;D.冠状位门静脉期 CT 图像;
E.矢状位门静脉期 CT 图像;F.病理图像

图5-1 胆源性肝囊肿 CT 及病理表现

诊断思路

53岁男性,以"体检发现肝囊肿1月余"为主诉入院,无明显阳性体征。CT 检查示肝右叶椭圆形低密度无强化影,周围见血管绕行,增强扫描病灶内未见强化,诊断为肝囊肿。囊肿较大符合手术指征,行囊肿开窗引流术,病理证实为(肝囊肿壁)胆源性肝囊肿。

病例2 男,72岁,主诉:腹胀1月余。查体无异常。实验室检查未见明显异常指标。横断位 CT 平扫图像示肝右叶类椭圆形低密度影,最大横截面约 11.5 cm×9 cm(图 5-2A);横断位动脉期 CT 图像示无明显强化(图 5-2B);横断位、冠状位门静脉期 CT 图像示无明显强化(图 5-2C、D)。超声图像示肝内无回声区,可见分隔(图 5-2E)。病理图像示(肝囊肿壁)囊肿,囊壁内见坏死性肉芽肿形成(图 5-2F)。

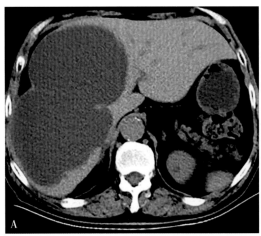
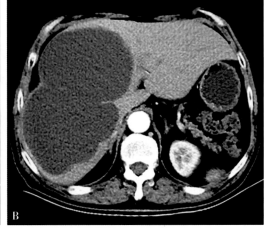

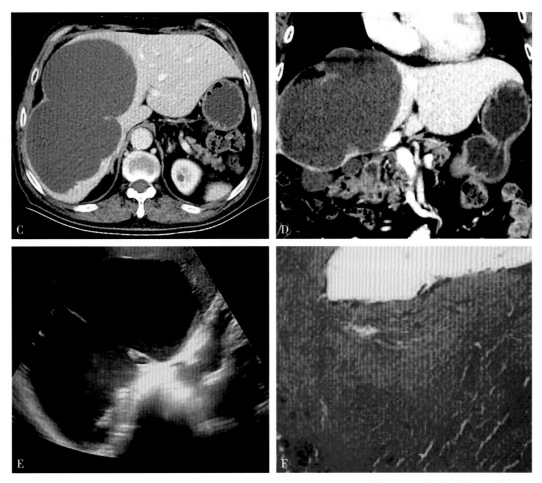

A.横断位 CT 平扫图像;B.横断位动脉期 CT 图像;C.横断位门静脉期 CT 图像;D.冠状位门静脉期 CT 图像;
E.超声图像;F.病理图像

图5-2 肉芽肿性肝囊肿 CT、超声及病理表现

诊断思路

72 岁男性,以"腹胀 1 月余"为主诉入院,查体无明显阳性体征。CT 扫描可见肝右叶类椭圆形低密度无强化影,诊断为肝囊肿。囊肿较大,符合手术指征,行囊肿开窗引流术,病理证实(肝囊肿壁)囊肿,囊壁内见坏死性肉芽肿形成。

病例3 男,79 岁,主诉:腹痛 5 d。查体:肝体积增大,触之质硬、压痛。实验室检查:乙型肝炎病毒表面抗体阳性(+)。横断位 CT 平扫图像示肝内多发类圆形、类椭圆形低密度影,较大者位于右叶,最大横截面约 19.9 cm×13.4 cm,周围组织器官受压移位(图5-3A);横断位动脉期、门静脉期 CT 图像示无明显强化(图5-3B、C);冠状位门静脉期 CT 图像示肝左叶胆管稍扩张(图5-3D)。行经皮肝穿刺引流术后复查:横断位 CT 平扫图像示肝内多发类圆形低密度影,右叶较大者最大横截面约 16.1 cm×10.5 cm(图5-3E);横断位动脉期、门静脉期 CT 图像示无明显强化(图5-3F、G);横断位门静脉期 CT 图像示囊肿内可见斑片状稍高密度无强化影(图5-3H 箭头所示);冠状位门静脉期 CT 图像示囊肿内斑片状稍高密度无强化影（图 5-3I、J 箭头所示）。

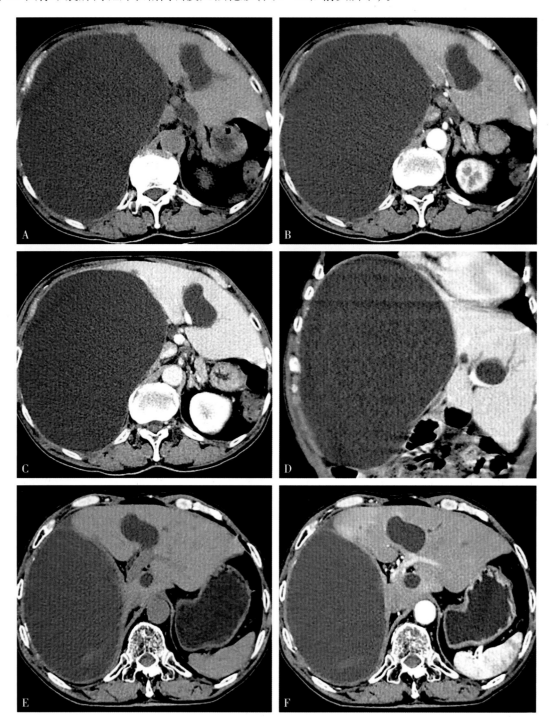

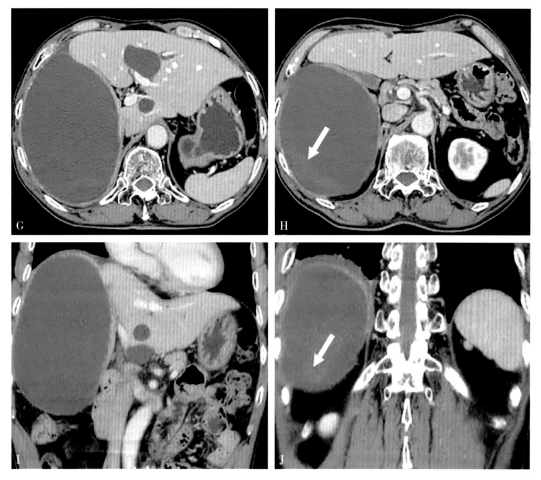

A. 横断位 CT 平扫图像；B. 横断位动脉期 CT 图像；C. 横断位门静脉期 CT 图像；D. 冠状位门静脉期 CT 图像（A～D 为术前）。E. 横断位 CT 平扫图像；F. 横断位动脉期 CT 图像；G、H. 横断位门静脉期 CT 图像；I、J. 冠状位门静脉期 CT 图像（E～J 为术后）

图 5-3　巨大肝囊肿 CT 表现

诊断思路

79 岁男性，以"腹痛 5 d"为主诉入院，查体肝体积增大。CT 扫描可见肝体积增大，肝右叶巨大类圆形低密度无强化影。患者诊断为肝囊肿。该囊肿较大，符合手术指征，行经皮肝穿刺引流术，术后囊肿体积缩小，合并出血。

临床要点

肝囊肿（hepatic cyst）是肝内充满液体的闭合腔隙，通常不与外部相连，位置较浅，较大时部分突出，致肝表面欠光整，是肝内的一种良性病变。临床上分为寄生虫性肝囊肿和非寄生虫性肝囊肿，后者又可根据来源分为先天性、创伤性、炎症性及肿瘤性肝囊肿，根据数量又可分为单发性和多发性两种。日常检查发现的多为先天性肝囊肿，多见于 20～50 岁患者，男女比例约为 1∶4。

　　肝囊肿较小时多无明显不适,临床多建议随访观察;当囊肿增大到一定程度引起邻近器官组织压迫时,可出现腹胀、恶心、呕吐、右上腹隐痛不适等消化道症状;当囊肿出现感染时,可出现发热、畏寒、肝区疼痛等症状;少数情况下囊肿破裂出血可引起肝区剧烈疼痛,酷似急腹症症状,如保守治疗无效需进行手术治疗。

【影像学表现】

　　1.CT 表现　平扫表现为肝内单发或多发圆形、椭圆形均质水样密度影,边缘光滑锐利,CT 值 0 ~ 15 Hu,囊肿较大时可见肝体积增大,呈局限性半圆形隆起;增强扫描囊内容物及囊壁均不强化;部分囊肿内呈多房性,内可出现分隔样改变;当囊肿出现感染或出血时,囊内密度可稍增高。

　　2.超声表现　肝内单发或多发圆形、类圆形无回声区,囊壁光整,内透声好,后方回声增强,可伴侧壁回声失落。CDFI:囊内未见血流信号,囊壁偶可探及少量血流信号;囊内合并出血或感染时,囊壁可增厚,囊内回声增加,可见细小点状弱回声,或囊内可见分隔。

　　3.MRI 表现　单发或多发病灶,边界清,T_1WI 呈均匀低信号,T_2WI 呈高信号,增强扫描三期均不强化。T_1 同相位见低信号,反相位信号不降低,TSE T_2 脂肪抑制见液性高信号,边缘锐利。

【鉴别诊断】

　　1.肝脓肿　一般临床上有肝大、肝区疼痛及全身感染等症状,CT 多表现为圆形或类圆形低密度区,增强扫描可见环形强化,脓肿壁外围可有低密度环形"双靶征",为脓肿的典型表现。

　　2.囊性转移瘤　多有原发肿瘤病史,CT 表现为肝内单发或多发低密度病灶,可有囊变(囊内水样密度)、钙化或出血(高密度)等,边界不清或清楚,增强扫描可呈不同程度的强化。胃癌肝转移时 CT 表现为多结节边缘性强化,部分中央坏死,呈"牛眼征";胆囊癌肝转移时坏死腔多不规则,形成"壁结节征"。

第二节　肝血管瘤

　　病例 1　女,38 岁,主诉:体检发现肝血管瘤 10 年余。查体无异常。实验室检查未见明显异常指标。横断位 CT 平扫图像示肝右叶团块状低密度影,边界模糊,最大横截面约 5.8 cm×4.7 cm (图 5-4A);动脉期 CT 图像示病灶边缘结节状强化,门静脉期 CT 图像示渐进性强化向中央进展 (图 5-4B ~ G);横断位延迟期 CT 图像示持续强化(图 5-4H)。超声图像示切面可见肝内类圆形不均匀实性偏低回声(图 5-4I)。病理图像示海绵状血管瘤(图 5-4J)。

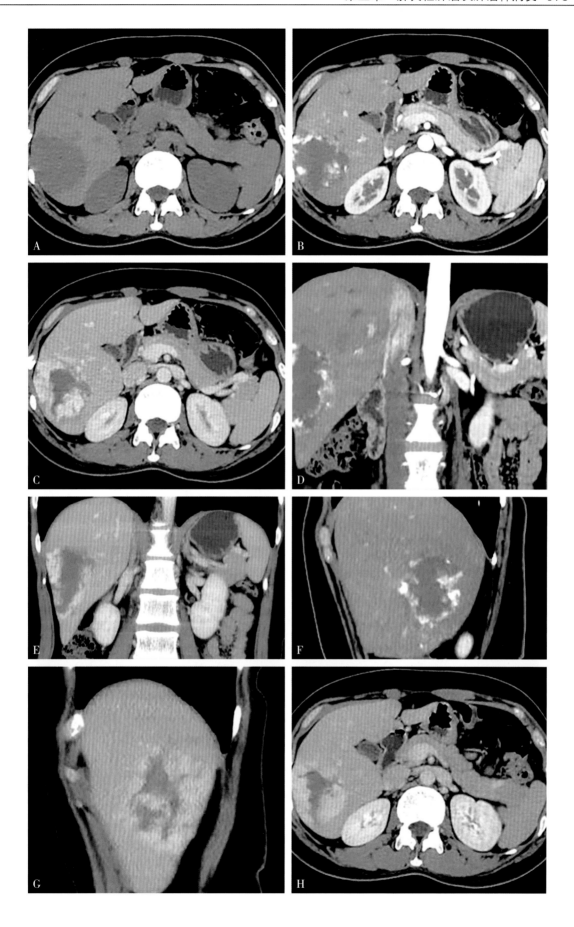

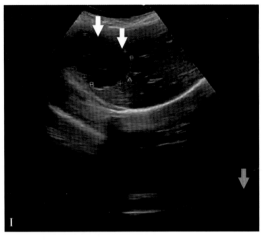
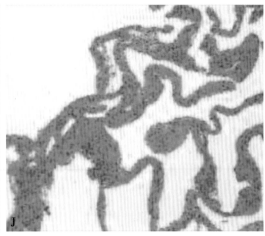

A. 横断位 CT 平扫图像；B. 横断位动脉期 CT 图像；C. 横断位门静脉期 CT 图像；D. 冠状位动脉期 CT 图像；E. 冠状位门静脉期 CT 图像；F. 矢状位动脉期 CT 图像；G. 矢状位门静脉期 CT 图像；H. 横断位延迟期 CT 图像；I. 超声图像；J. 病理图像

图5-4　肝血管瘤 CT、超声及病理表现

诊断思路▐▐▐

38 岁女性，以"体检发现肝血管瘤 10 年余"为主诉入院，查体无明显阳性体征。CT 扫描可见肝右叶占位，增强扫描动脉期病灶边缘强化，门静脉期病灶持续渐进性向心性强化；超声示肝内类圆形不均匀实性偏低回声。诊断为肝血管瘤。连续数年复查，病灶持续增大符合手术指征，行肝血管瘤包膜外剥脱术，病理证实为海绵状血管瘤。

病例2　女，50 岁，主诉：体检发现肝血管瘤 6 年余。查体无异常。实验室检查：谷丙转氨酶 74 mmol/L(↑)，余检查结果无异常。横断位 CT 平扫图像示肝左右叶多个类圆形低密度影，较大者位于左叶，最大横截面约 9.1 cm×6.8 cm(图 5-5A)；横断位动脉期 CT 图像示病灶边缘结节状强化(图 5-5B)；横断位、冠状位门静脉期 CT 图像示渐进性强化向中央进展(图 5-5C、D)。病理图像示(肝左外叶)海绵状血管瘤(图 5-5E、F)。

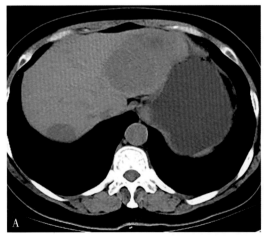
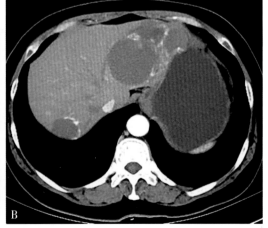

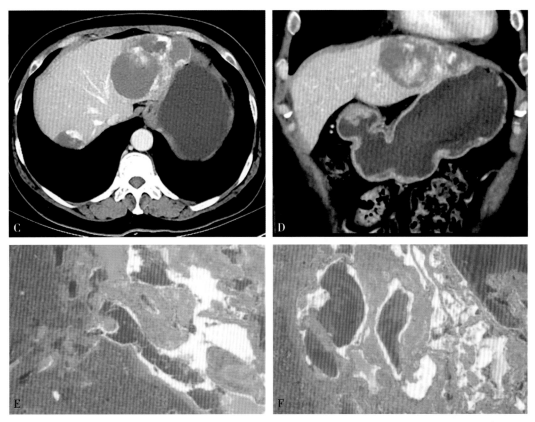

A.横断位 CT 平扫图像;B.横断位动脉期 CT 图像;C.横断位门静脉期 CT 图像;D.冠状位门静脉期 CT 图像;
E、F.病理图像

图 5-5 多发性肝血管瘤 CT 及病理表现

诊断思路

50 岁女性,以"体检发现肝血管瘤 6 年余"为主诉入院,查体无明显阳性体征。CT 扫描可见肝内占位,增强扫描呈持续性渐进性强化,诊断为肝血管瘤。患者病灶较大,同时肝功能出现异常,符合手术指征,行彩超引导下肝(左外叶)血管瘤射频消融术,病理示海绵状血管瘤。

病例3 女,51 岁,主诉:腹胀 1 月余。查体:腹稍膨隆,余无异常。实验室检查无异常。横断位 CT 平扫图像示肝左、右叶多发类圆形低密度影,边界不清(图 5-6A);横断位动脉期 CT 图像示病灶边缘结节状明显强化(图 5-6B);横断位门静脉期 CT 图像示病灶呈渐进性强化向中央进展(图 5-6C);横断位延迟期 CT 图像示病灶持续强化(图 5-6D)。病理图像示肝内多发海绵状血管瘤(图 5-6E、F)。

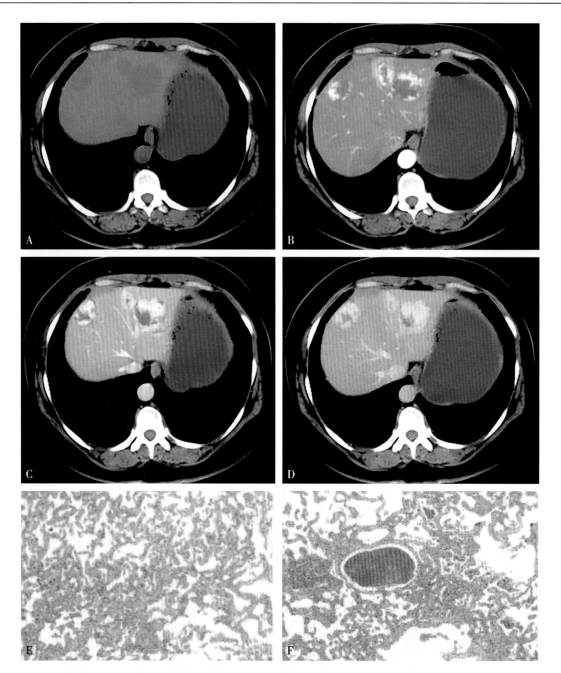

A.横断位 CT 平扫图像；B.横断位动脉期 CT 图像；C.横断位门静脉期 CT 图像；D.横断位延迟期 CT 图像；
E、F.病理图像

图 5-6　肝血管瘤 CT 及病理表现

诊断思路

　　51 岁女性，以"腹胀 1 月余"为主诉入院，查体腹稍膨隆，余无明显阳性体征，实验室检查无异常。CT 扫描肝内见多发类圆形低密度影，增强扫描动脉期病灶边缘呈结节状明显强化，静脉期及延迟期持续强化且范围向心性扩大，符合血管瘤向心性填充的影像学特点。该血管瘤有手术指征，行肝部分切除术，术后病理示肝内多发海绵状血管瘤。

临床要点

肝血管瘤是肝最常见的良性肿瘤,由肝内大量的动静脉畸形血管团组成。根据其组织类型又可分为毛细血管瘤、血管内皮细胞瘤、硬化性血管瘤、海绵状血管瘤等几种,临床上以海绵状血管瘤最常见。在世界范围内,该病总体发病率为0.5%~7.5%。

轻者多无明显临床症状,部分可引起恶心、呕吐、腹胀等不适,严重者可表现为黄疸、腹水和胆道出血等,对患者生活质量和生命安全造成严重威胁,手术治疗是主要的治疗方式。肝血管瘤对肝功能影响较小,亦不会导致肝病理学变化,无特异性的血清学标志物,因此影像学检查具有较高的诊断价值。

【影像学表现】

1. CT表现　平扫多表现为肝内圆形、类圆形低密度肿块,边界清晰;增强扫描动脉期病灶边缘显著均匀强化或呈结节状,密度与邻近腹主动脉相近,门静脉期强化逐渐向中央进展,延迟期密度与血管一致,多可完全填充,呈明显特征性的"早出晚归"征象。

2. 超声表现　多呈圆形、类圆形或不规则形,边界清晰;<3 cm的病灶多表现为高回声结节,可见"边缘裂开征",内回声欠均匀,可见管状或点状小无回声区呈筛孔状;病灶较大者多为混合回声,内多布满圆形、椭圆形及管状暗区。

3. MRI表现　病灶多为叶状、卵圆形或圆形,边界较清晰;T_1WI表现为均匀的低或等信号,T_2WI上表现为"灯泡征"的高信号,边缘锐利,且随回波时间延长信号强度增加。血窦及血窦内充满缓慢流动的血液形成"灯泡征",为特征性表现。

【鉴别诊断】

1. 肝脓肿　一般临床上有肝大、肝区疼痛及全身感染等症状,CT上多表现为圆形或类圆形低密度区,增强扫描可见环形强化,脓肿壁外围可有低密度环形"双靶征",为脓肿的典型表现。

2. 肝囊肿　肝内的一种良性病变,肝多无明显不适,CT表现为肝内单发或多发圆形、椭圆形均质水样密度影,边缘光滑锐利,增强扫描囊内容物及囊壁均不强化。

3. 肝血管肉瘤　该病侵袭性强,预后较差,研究认为其发生多与环境或职业致癌物接触相关,如氧化钍、砷、氯化烯等,易发生肝外转移。可表现为单发或多发病灶,CT平扫多表现为低密度肿块,边界可清晰或模糊,增强扫描强化方式同血管瘤,呈"向心性"强化,但多不能完全充填,部分可呈"离心性"强化。

第三节　肝细胞腺瘤

病例1　女,30岁,主诉:体检发现肝占位1周。查体无异常。实验室检查:中性粒细胞载脂蛋白294.8 ng/mL(↑),脂蛋白相关磷脂酶A2 215.4 ng/mL(↑)。横断位CT平扫图像示肝内低密度肿块(图5-7A);横断位动脉期 CT 图像示肿块稍强化(图5-7B);横断位门静脉期 CT 图像示肿块持续强化(图5-7C)。超声图像示肝内稍高回声结节,边界清,形态不规则,内回声不均匀,CDFI 内可见条状血流信号(图5-7D、E)。病理图像符合肝细胞腺瘤,部分肿瘤细胞脂肪变性(图5-7F)。

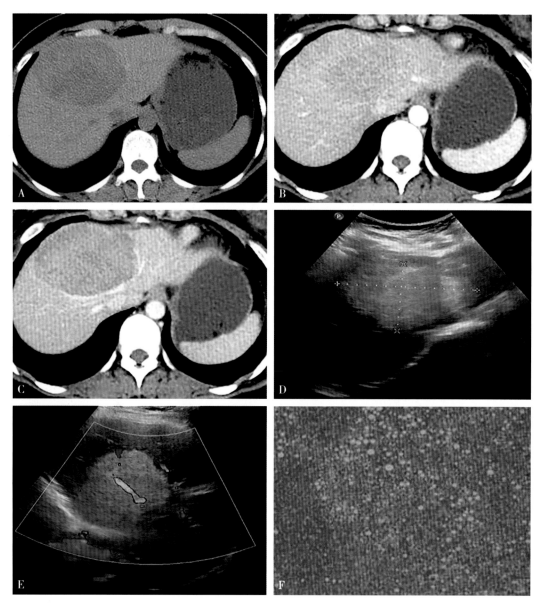

A.横断位 CT 平扫图像;B.横断位动脉期 CT 图像;C.横断位门静脉期 CT 图像;D、E.超声图像;F.病理图像

图5-7　肝细胞腺瘤 CT、超声及病理表现

诊断思路

　　30 岁女性,以"体检发现肝占位 1 周"为主诉入院,查体无明显阳性体征。实验室检查:中性粒细胞载脂蛋白和脂蛋白相关磷脂酶 A2 升高。CT 显示肝右叶一低密度肿块,增强扫描轻度持续性强化,可见血管贴边征。超声检查示肝右叶一稍高回声结节,边界清,形态不规则。综合诊断为肝右叶良性病变,结合患者年龄及性别,考虑肝细胞腺瘤可能性大。该病灶较大,行手术切除,病理示肝细胞腺瘤。

病例 2 女,55 岁,主诉:血压升高 15 年,间断四肢无力 1 年余,再发 20 d。查体无异常。实验室检查未见明显异常指标。横断位 CT 平扫图像示肝稍低密度肿块,显示欠清(图 5-8A);横断位动脉期 CT 图像示肿块明显强化(图 5-8B);横断位门静脉期 CT 图像示肿块密度基本同正常肝实质(图 5-8C)。病理图像符合肝细胞腺瘤(图 5-8D)。

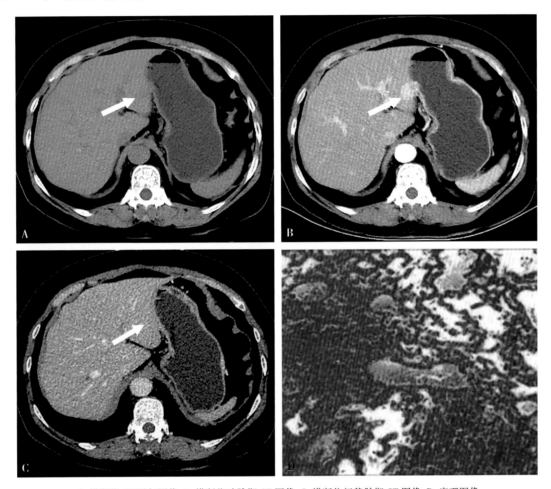

A.横断位 CT 平扫图像;B.横断位动脉期 CT 图像;C.横断位门静脉期 CT 图像;D.病理图像

图 5-8 肝细胞腺瘤 CT 及病理表现

诊断思路

55 岁女性,以"血压升高 15 年,间断四肢无力 1 年余,再发 20 d"为主诉入院,查体无明显阳性体征。CT 检查显示肝左叶等密度结节,增强扫描动脉期病灶明显强化,门静脉期强化减退同正常肝组织,诊断为肝左叶富血供结节,恶性待排。行手术切除,病理示肝细胞腺瘤。

病例 3 女,25 岁,主诉:间断上腹部隐痛 1 周,加重 1 d。查体无异常。实验室检查未见明显异常指标。横断位 CT 平扫图像示肝内巨大团块状低密度影,CT 值约为 -2 Hu,内可见絮状稍高密度影(图 5-9A)。肝右叶占位在 MRI T_1WI 上呈低信号(图 5-9B);在 T_1 水抑制相呈不均匀高信号,提示其内存在脂肪(图 5-9C);病灶在反相位较同相位信号明显减低,同样提示存在脂肪

（图 5-9D、E）；病灶在 T_2 脂肪抑制序列上呈低信号（图 5-9F）；MRI 增强扫描，动脉期呈明显不均匀强化，门静脉期强化减低，延迟期强化程度低于肝实质，可见血管显影（图 5-9G ~ I）；DWI（b800）、ADC 序列病灶呈不均匀低信号，提示无明显弥散受限（图 5-9J、K）。病理图像示肝细胞腺瘤（图 5-9L）。

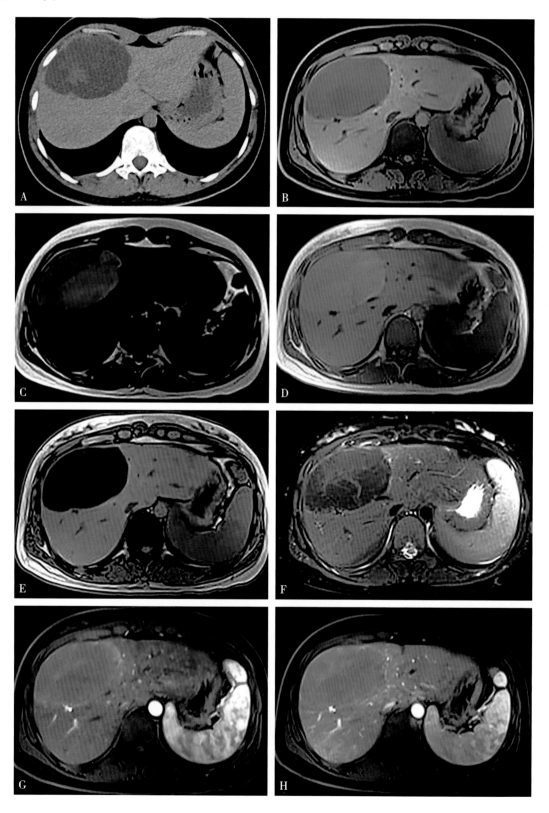

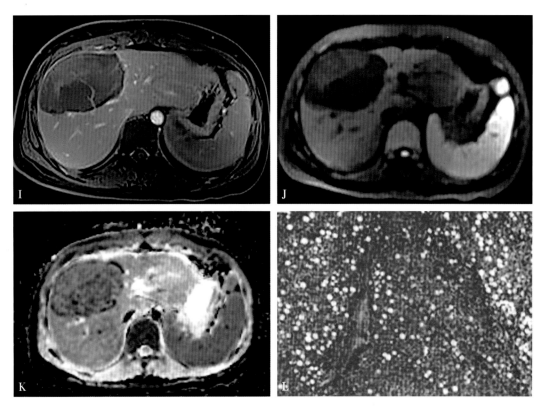

A. 横断位 CT 平扫图像；B. MRI T_1WI 图像；C. MRI T_1 水抑制相图像；D、E. MRI 反相位图像；F. MRI T_2 脂肪抑制序列图像；G. MRI 动脉期图像；H. MRI 门静脉期图像；I. MRI 延迟期图像；J. MRI DWI 序列图像；K. MRI ADC 序列图像；L. 病理图像

图 5-9　肝细胞腺瘤 CT、MRI 及病理表现

【诊断思路】

　　25 岁女性，以"间断上腹部隐痛 1 周，加重 1 d"为主诉入院，查体无明显阳性体征。实验室检查未见明显异常指标。CT 及 MRI 检查显示肝内巨大占位，病灶内弥漫性脂肪变性，DWI、ADC 序列图像提示无明显弥散受限，增强扫描动脉期病灶中度不均匀强化，门静脉及延迟期强化减低。结合患者年龄、性别因素，综合考虑诊断为肝细胞腺瘤（肝细胞核因子 1α 突变型），行手术切除，病理结合免疫组化提示肝细胞腺瘤。

■◀◀◀ **临床要点** ▶▶▶■

　　肝细胞腺瘤（hepatocellular adenoma，HCA）是来源于肝细胞少见的肝良性肿瘤，单发多见，偶有多发。HCA 主要见于育龄妇女，与长期口服避孕药关系密切。偶见于男性，也与服用合成激素有关。随着基因技术的进步，目前 HCA 可按基因分型分为肝细胞核因子 1α 突变型 HCA（H-HCA，占比 34%）、炎症型 HCA（I-HCA，占比 34%）、β-连环蛋白活化型 HCA（β-HCA，占比 10%）、β-I-HCA 混合型（占比 10%）、Sonic Hedgehog 活化型（sh-HCA，占比 4%）以及未分类的 HCA（U-HCA，占比 7%）。患者可因腹部不适、包块、急性上腹部疼痛甚至失血性休克等症状就诊，但一般无明显临床症状和体征,常在体检中发现病灶。易与原发性肝癌、肝血管瘤等混淆,存在自发性出血(I-HCA 型易发)倾向及癌变(β-HCA、sh-HCA 型易发)的可能,因此手术切除仍是主要治疗方法。

【影像学表现】

1. CT 表现　平扫表现为肝内低密度或等密度肿块,大部分边界清,无分叶,病灶较小者密度均匀,边缘光滑;病灶较大者内可见出血、囊变、钙化、脂肪变等;约 5% 的患者可出现粗点钙化;部分患者于瘤周可出现较完整的低密度"透明环"为其特征性表现。增强扫描动脉期表现为显著均匀强化,伴出血、囊变、钙化、脂肪变者为不均匀强化;门静脉期呈等密度或略高密度;延迟期常为等密度或略低密度;瘤周"透明环"不强化,部分为延迟强化。肿瘤恶变可呈大的分叶状肿块或大的坏死区,偶可见钙化。

2. 超声表现　常规超声病灶多表现为均匀低回声,边界清晰,形态规则,部分内可见斑片状高回声及点状钙化,与病灶内出血坏死诱发延续反应并吸收有关。超声造影表现为动脉期高增强,通常从外周开始,后迅速向中央填充;门静脉期及延迟期表现为稍高增强或等增强,少数可表现为延迟期廓清,易误诊为恶性肿瘤。

3. MRI 表现　因患者基因型不同,病灶内信号变化多样,常无特异性,但 I-HCA 型约 50% 患者在 T_2WI 序列可见"环礁征";动态增强扫描表现为动脉期肿瘤明显不均匀强化,门静脉期强化增强,延迟期强化程度一般小于肝实质强化程度。目前研究认为,男性、肿瘤直径大于 5 cm、β-HCA型、sh-HCA 型这 4 个是肝细胞腺瘤恶变的危险因素,建议早期手术治疗。

【鉴别诊断】

1. 肝血管瘤　呈明显特征性的"早出晚归"征象,病灶从周边开始强化,逐渐向中央进展;MRI上可见特征性的"灯泡征"表现。

2. 肝脏局灶性结节增生　增强扫描延迟期的"中央瘢痕强化",为肝脏局灶性结节增生(hFNH)的特征性表现。此外,目前可以借助于 $^{99}Tc^m$ 胶体硫扫描,如病灶内浓聚 $^{99}Tc^m$ 胶体硫,则 hFNH 的诊断成立;也有报道弹性成像可以提高两者的鉴别诊断率。

3. 肝细胞癌　平扫病灶一般为低密度、等密度或略高密度,增强扫描呈特征性的"快进快出"征象,动脉期可见明显强化呈高密度,部分病灶可见假包膜,假包膜强化不明显呈低密度;门静脉期及延迟期肿瘤实质呈等密度,延迟后假包膜强化。

第四节　肝脏局灶性结节增生

病例 1　女,22 岁,主诉:发现肝占位 5 月余。查体无异常。实验室检查:甲胎蛋白 10.30 ng/mL(↑),糖类抗原 72-4 16.3 U/mL(↑)。横断位 CT 平扫图像示肝右叶团块状等密度影,中央见裂隙样低密度影(图 5-10A);横断位动脉期 CT 图像示占位明显均匀强化,中央裂隙不强化(图 5-10B);横断位、冠状位门静脉期 CT 图像示占位强化程度下降,密度稍低于肝实质,中央裂隙不强化(图 5-10C、D)。超声图像示肝右叶等回声区,边界欠清晰,内回声欠均匀(图 5-10E)。病理图像符合肝脏局灶性结节增生改变(图5-10F)。

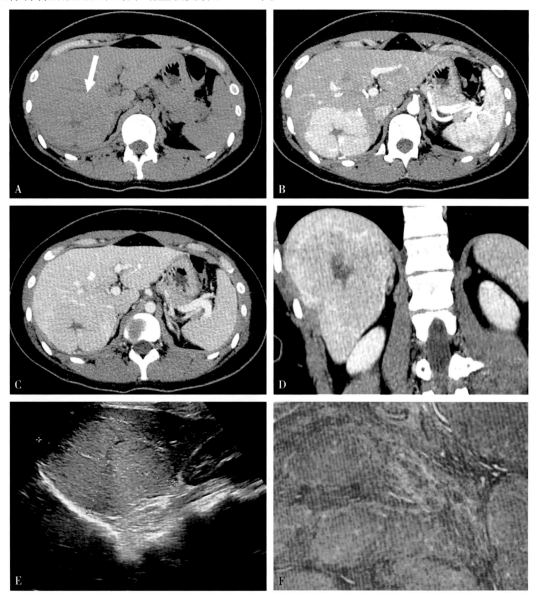

A.横断位CT平扫图像;B.横断位动脉期CT图像;C.横断位门静脉期CT图像;D.冠状位门静脉期CT图像;

E.超声图像;F.病理图像

图5-10　肝脏局灶性结节增生CT、超声及病理表现(病例1)

诊断思路

22岁女性,体检发现肝占位5月余,无明显阳性体征。实验室检查甲胎蛋白及糖类抗原均稍高于正常值。患者无乙肝、丙肝病史及相关实验室确诊证据。CT显示肝右叶类圆形均匀强化占位,病灶呈"快进快出"征象,中央裂隙样结构无强化改变,边界清晰,超声示肝右叶等回声区,边界欠清晰,内回声欠均匀。诊断为hFNH,纤维板层样肝癌待排。行肝部分切除术,病理证实为hFNH。

病例2　男,27岁,主诉:体检发现肝占位6年。查体无异常。实验室检查无异常。横断位CT平扫图像示肝右叶见团块状等密度影,边界不清,中央见更低密度区(图5-11A);横断位动脉期CT图像示占位明显欠均匀强化,内可见血管影,中央可见无强化星状区(图5-11B);横断位门静脉期CT图像示占位强化程度下降,密度稍高于肝实质,中央无强化区范围稍缩小(图5-11C);横断位延迟期CT图像示占位密度同肝实质,显示不清(图5-11D)。超声图像示肝右叶一不均质回声包块,边界不清,内回声不均匀(图5-11E)。病理图像示肝小叶结构紊乱,符合肝脏局灶性结节增生改变(图5-11F)。

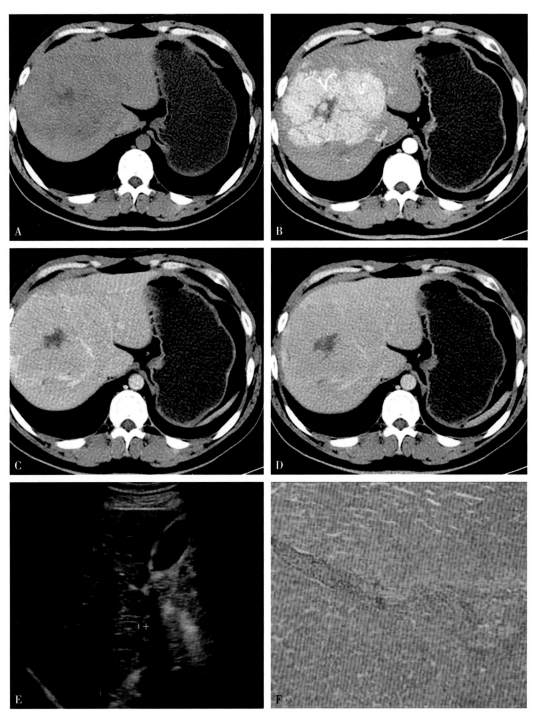

A.横断位CT平扫图像;B.横断位动脉期CT图像;C.横断位门静脉期CT图像;D.横断位延迟期CT图像;E.超声图像;F.病理图像

图5-11　肝脏局灶性结节增生CT、超声及病理表现(病例2)

诊断思路

27 岁男性,以"体检发现肝占位 6 年"为主诉入院,查体无明显阳性体征。CT 检查显示肝右叶类圆形占位均匀强化,中央呈无强化裂隙样改变,边界欠清;超声检查显示超声示肝右叶一不均质回声包块,边界不清,内回声不均匀,诊断为 hFNH。行肝病损切除术,病理结合免疫组化符合 hFNH 表现。

病例 3　女,42 岁,主诉:体检发现肝右叶占位 2 年余。查体无异常。实验室检查无异常。横断位 MRI T_1WI 示肝右叶团块状等信号影,其内见瘢痕状更低信号影(图 5-12A);横断位 MRI T_2WI 示病灶呈稍高信号,病灶内瘢痕信号更高(图 5-12B);DWI(b50、800)、ADC 图示病灶弥散稍受限(图 5-12C ~ E);MRI 增强图像示病灶呈动脉期明显强化,中央瘢痕在延迟期明显强化(图 5-12F ~ H)。超声图像示肝右叶低回声区,边界不清,形态不规则,内回声欠均匀,CDFI 内可及稍丰富的血流信号(图 5-12I)。病理图像示局灶纤维组织增生伴结节形成,符合肝脏局灶性结节增生改变(图 5-12J)。

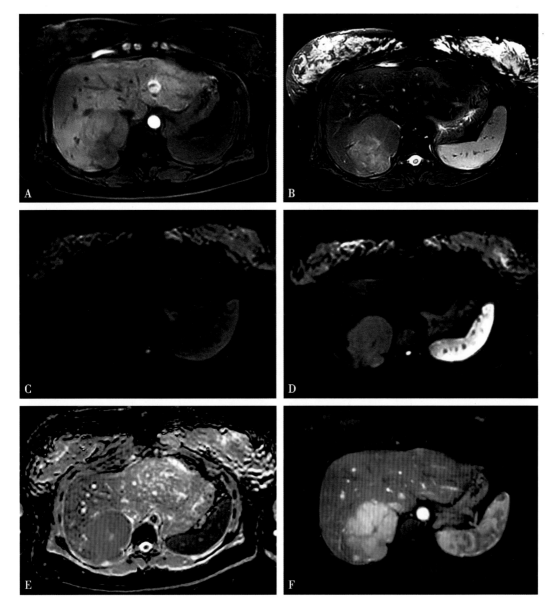

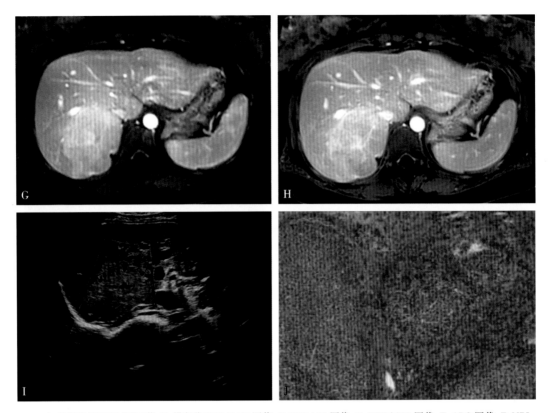

A. 横断位 MRI T_1WI 图像；B. 横断位 MRI T_2WI 图像；C. DWI b50 图像；D. DWI b800 图像；E. ADC 图像；F. MRI 动脉期图像；G. MRI 门静脉期图像；H. MRI 延迟期图像；I. 超声图像；J. 病理图像

图 5-12　肝脏局灶性结节增生 MRI、超声及病理表现

诊断思路

42 岁女性，以"体检发现肝右叶占位 2 年余"为主诉入院，查体无明显阳性体征。实验室检查无异常指标。MRI 检查显示肝右叶见 T_1WI、T_2WI 基本等信号影，病灶中央可见典型星状瘢痕征，即肿块内瘢痕 T_1WI 为低信号，T_2WI 为高信号的放射状分隔，增强扫描瘢痕明显延迟强化；超声检查显示肝右叶低回声区，内可及稍丰富血流信号，诊断为 hFNH 可能性大。行肝部分切除术，病理证实符合 hFNH 改变。

临床要点

肝脏局灶性结节增生（hepatic focal nodular hyperplasia，hFNH）是肝的一种良性增生性病变，在肝病变中其发病率仅次于肝血管瘤。多见于女性，病因不明，目前认为血管畸形或血管受损所致的反应性增生可能是 hFNH 潜在的发病机制。一般无临床症状，肿瘤较大者偶有破裂出血的症状。hFNH 的病理特点是以星状瘢痕组织为核心，向周围组织呈辐射状分布，星状瘢痕由增生的纤维组织、薄壁小静脉、厚壁肝动脉、增生的小胆管以及淋巴细胞等构成。

hFNH 临床表现不典型，诊断主要依赖影像学检查，目前临床常用的有 CT、超声、MRI 等检查。

【影像学表现】

1. CT 表现　肝内单发或多发病灶,CT 平扫多呈等或低密度,边界清楚,无包膜,中央瘢痕低密度。动脉期 hFNH 呈快速均匀强化,强化程度高于肝实质,中央瘢痕不强化而显影清晰。门静脉期病灶同肝实质密度差异降低,呈等或低密度,延迟期可见中央瘢痕强化,为 hFNH 的特征性表现。

2. 超声表现　可见病灶边界清楚,实质回声可高于、等于或低于正常肝组织,典型者可见中央线状星形回声,表现为等或稍低回声区,边界较清楚。但 hFNH 病灶在超声上检出率很低,且很多肝疾病如肝结节再生性增生等的超声检查表现与其很相近,鉴别诊断困难。

3. MRI 表现　T_1WI 及 T_2WI 均表现为等信号,可见"星状瘢痕征",即肿块内 T_1WI 为低信号,T_2WI 为高信号的放射状分隔。增强扫描可见动脉期均匀强化,中央"星状瘢痕征"无强化,延迟期可见其强化。

【鉴别诊断】

1. 肝血管瘤　呈明显特征性的"早出晚归"征象,病灶从周边开始强化,逐渐向中央进展;MRI 上可见特征性的"灯泡征"表现。

2. 肝细胞腺瘤　多见于年轻女性,尤其是有口服避孕药史的妇女,肿块较大,病灶动脉期呈明显均匀强化,多有完整包膜,常合并出血及脂肪变等。

3. 肝细胞癌　本病需与结节型肝细胞癌鉴别,肝细胞癌增强扫描呈特征性的"快进快出"征象。

第五节　肝炎性假瘤

病例 1　女,53 岁,主诉:腹痛 3 月余。查体:腹部柔软、有压痛。实验室检查无异常。横断位 CT 平扫图像示肝体积增大,左叶见一类圆形低密度影,密度不均匀,边界欠清,最大截面约 53 mm× 62 mm,边缘可见高密度影(图 5-13A);横断位动脉期 CT 图像示病灶轻度强化,强化程度高于肝实质(图 5-13B);横断位门静脉期 CT 图像示病灶周边及内部明显持续强化,强化程度高于肝实质(图 5-13C);横断位延迟期 CT 图像示病灶强化程度下降,低于肝实质(图 5-13D)。

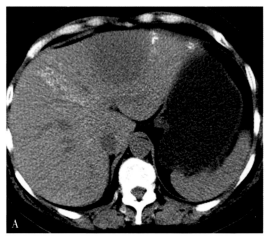
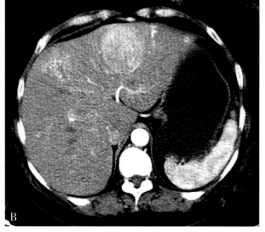

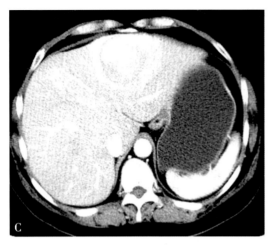
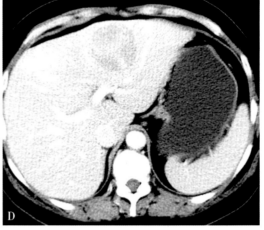

A.横断位 CT 平扫图像;B.横断位动脉期 CT 图像;C.横断位门静脉期 CT 图像;D.横断位延迟期 CT 图像

图 5-13　肝炎性假瘤 CT 表现

诊断思路

　　53 岁女性,以"腹痛 3 月余"为主诉入院,查体腹部柔软、有压痛。CT 显示肝左叶团块状低密度影,增强扫描动脉期不均匀强化,门静脉期边缘及内部持续强化,延迟期强化程度下降,考虑病灶内血供丰富;同时门静脉期强化形式为中心强化,非血管瘤特征性强化方式,病灶内存在大量炎性细胞浸润和纤维组织相互夹杂可能;病灶边缘片状强化影,考虑局部异常灌注所致。综上诊断为肝左叶良性占位性病变,炎性假瘤可能性大。最终病理证实为炎性假瘤。

　　病例 2　男,42 岁,主诉:间断腹痛 1 月余。查体无明显异常体征。实验室检查无异常。MRI 检查肝右叶类椭圆形肿块在 T_1WI 呈稍低信号(图 5-14A);病灶在 T_1 同、反相位相比,信号未见明显改变,提示病灶内不含脂肪(图 5-14B、C);在 T_2 脂肪抑制序列呈混杂稍高信号,提示病灶内存在液化坏死组织(图 5-14D);增强扫描动脉期病灶未见明显强化,静脉期、延迟期可见病灶内间隔渐进性强化(图 5-14E ~ G)。大体标本及病理图像提示肝炎性假瘤(图 5-14H、I)。

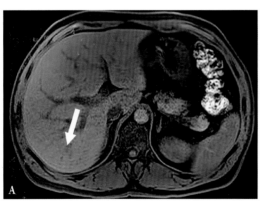
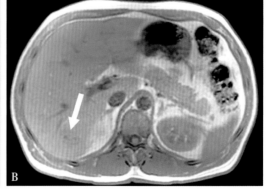

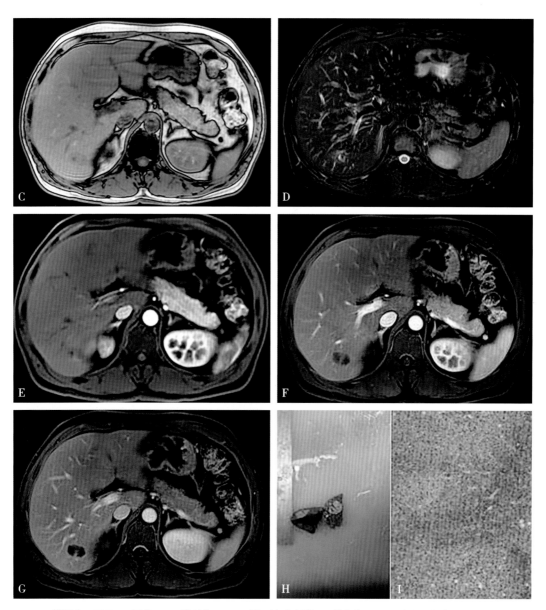

A. 横断位 MRI T_1WI 图像；B、C. 横断位 MRI T_1 同、反相位图像；D. 横断位 MRI T_2 脂肪抑制序列图像；E～G. 横断位 MRI 动脉期、门静脉期、延迟期图像；H. 大体标本图像；I. 病理图像

图 5-14　肝炎性假瘤 MRI、大体标本及病理表现

诊断思路

　　42 岁男性，以"间断腹痛 1 月余"为主诉入院，查体无明显阳性体征。MRI 检查示肝右叶占位，病灶内含坏死液化组织，可见分隔，增强扫描病灶内分隔呈渐进性强化，考虑炎性可能性大。患者要求行手术治疗，术后病理示炎性假瘤。

临床要点

炎性假瘤(inflammatory pseudotumour,IPT),又称炎性肌纤维母细胞瘤(inflammatory myofibroblastic tumor,IMT),是一种以纤维结缔组织增生伴大量炎性细胞浸润的结节状病变,最常见于肺部,也可发生于中枢神经系统、肝、脾、淋巴结等部位。肝炎性假瘤(inflammatory pseudotumor of liver,IPL)病因不明,可发生于任何年龄,中年人多见,男性多于女性,亚洲人发病率较高。

其临床表现多无特性,主要表现为发热、腹痛、体重减轻等,肿块较大时可出现肝大、消化道症状等。部分处于急性期的患者可有红细胞沉降率、白细胞及血小板升高;肝功能多正常,肿瘤标记物如甲胎蛋白及癌胚抗原等多为阴性。

【影像学表现】

病灶多为单发,亦可多发,以右叶多见,病灶边界清楚或不清,形态多样化,多呈圆形、椭圆形、类三角形、不规则形。

1. CT 表现　平扫表现为圆形或类圆形低密度结节,内密度欠均匀,少数呈高密度,与纤维组织增生有关。增强扫描动脉期多无明显强化,门静脉期周边呈不同程度强化,部分可表现为周边及内部不同程度强化,延迟期多数病灶呈中度强化。部分病灶可见门静脉分支穿过病变,部分累及门静脉的病变,门静脉管壁增厚、管腔狭窄,这种特征性的"血管漂浮征"为 IPL 合并闭塞性静脉炎使门静脉分支受累所致。

2. 超声表现　病灶多呈哑铃状、花生状或类圆形结节,周边多有规则的强回声边缘;内部多为低回声,内可见点条状及条管状强回声,后方回声多无衰减也不增强。超声造影下病灶多表现为同质性和异质性增强。

3. MRI 表现　T_1WI 表现不同,可为低信号、等信号或高信号,T_2WI 多表现为高信号,可能与病灶内液化坏死有关。增强扫描多表现为动脉期无强化,门静脉期环形强化或强化增强,持续到延迟期。内有凝固性坏死的病灶于增强扫描时呈现边缘不规则强化,而坏死区为均匀极低信号,坏死病灶中夹杂有细胞成分的则表现为不均匀低信号。

【鉴别诊断】

1. 肝转移瘤　多数为少血供肿瘤,增强扫描表现为门静脉期及延迟期环形强化。转移瘤多有原发病史,病灶多表现为类圆形,MRI T_1WI 呈低信号,T_2WI 呈高信号,典型者可见"牛眼征"。

2. 胆管细胞癌　好发于肝左叶,常伴肝叶萎缩、邻近胆管扩张。T_2WI 上肿瘤信号较 IPL 高,强化方式呈延迟强化,且内缘不规则。

3. 肝脓肿　临床上多有急性感染症状,如高热、白细胞升高等。脓肿可有分隔或多房,壁厚且不规则,增强扫描强化的脓肿壁和外周无强化的水肿带构成"双环征"。

参考文献

［1］LANTINGA M A，GEVERS T J G，DRENTH J P H. Evaluation of hepatic cystic lesions［J］. World journal of gastroenterology：WJG，2013，19（23）：3543.

［2］MUEUER G C，HUSSAIN H K，CARLOS R C，et al. Effectiveness of MR imaging in characterizing small hepatic lesions：routine versus expert interpretation［J］. MR Am J Roentgennl，2003，180（3）：673－680.

［3］夏咸成，魏宁，徐浩，等. 肝血管瘤影像学诊断与介入治疗研究进展［J］. 中国介入影像与治疗学，2021，18（1）：56－59.

［4］GRAZIOLI L，MORANA G，KIRCHIN M A，et al. Accurate differentiation of focal nodular hyperplasia fromhepaticadenoma at gadobenate dimeglumine－enhanced MR imaging：prospective study ［J］. Radiology，2005，236（1）：166－177.

［5］彭霏端，焦俊，段庆红. 肝细胞腺瘤 CT 与 MRI 的诊断价值［J］. 实用放射学杂志，2017，33（9）：1375－1377，1381.

［6］RONOT M，DI RENZO S，GREGOLI B，et al. Characterization of fortuitously discovered focal liver lesions：additional information provided by shearwave elastography［J］. European radiology，2015，25（2）：346－358.

［7］LIU Y，CAO L，HILLENGASS J，et al. Quantitative assessment of microcirculation and diffusion in the bone marrow of osteoporotic rats using VCT，DCE－MRI，DW－MRI，and histology ［J］. Acta Radiologica，2013，54（2）：205－213.

［8］CHANDLER T M，HERAN M K，CHANG S D，et al. Multiple focal nodular hyperplasia lesions of the liver associated with congenital absence of the portal vein［J］. Magnetic Resonance Imaging，2011，29（6）：881－886.

［9］WONG J S，TAN Y M，CHUNG A，et al. Inflammatory pseudotumour of the liver mimicking cholangio-carcinoma［J］. Ann Acad Med Singap，2013，42（6）：304－306.

［10］吴丽萍，孙英姿，马艳红，等. 超声及 CT 对肝炎性假瘤的诊断价值［J］. 医学影像学杂志，2016，26（3）：457－459.

［11］WANG X，ZHANG X. Hepatocellular adenoma：Where are we now？［J］. World J Gastroenterol，2022，28（14）：1384－1393.

第六章 原发性肝癌

第一节 原发性肝细胞癌

病例 1　男,52 岁,主诉:检查发现肝占位 1 周。查体未见异常。实验室检查:甲胎蛋白 14.7 ng/mL(↑)。横断位 CT 平扫图像示肝右叶一类圆形低密度结节影(图 6-1A 箭头所示);横断位动脉期 CT 图像示肝右叶一显著强化结节影,直径约 11 mm,边界清晰(图 6-1B);横断位门静脉期 CT 图像示病灶强化程度减低(图 6-1C);冠状位动脉期 CT 图像示肝右叶一显著强化结节影,边界清晰(图 6-1D);矢状位动脉期 CT 图像示病灶显示清晰(图 6-1E)。超声图像示肝右叶一实性低回声,大小约 13 mm×13 mm,边界欠清,内部回声欠均匀(图 6-1F)。

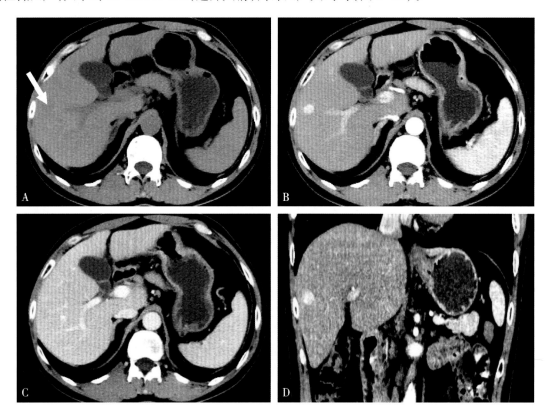

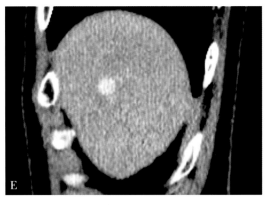
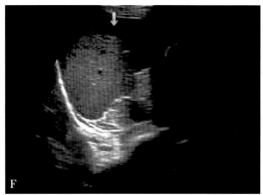

A. 横断位 CT 平扫图像；B. 横断位动脉期 CT 图像；C. 横断位门静脉期 CT 图像；D. 冠状位动脉期 CT 图像；E. 矢状位动脉期 CT 图像；F. 超声图像

图 6-1 小肝癌 CT 及超声表现

诊断思路 ▐▐

52 岁男性，体检发现肝占位 1 周，查体未见异常。实验室检查甲胎蛋白升高。CT 平扫肝右叶可见一类圆形低密度结节影，动脉期病灶相对于周围正常肝实质显著强化，静脉期强化程度减低，呈典型"快进快出"的肝癌强化特征；超声肝右叶可见一实性低回声，边界欠清，内部回声欠均匀。结合患者甲胎蛋白升高，拟诊断为小肝癌。

病例 2　男，49 岁，主诉：检查发现肝占位半月余。查体未见异常。实验室检查：甲胎蛋白 1 139 ng/mL(↑)。横断位动脉期 CT 图像示肝右叶近膈顶一类圆形显著强化结节影，直径约 15 mm，边界清晰（图 6-2A）；横断位门静脉期 CT 图像示病灶强化程度与周围肝实质相当（图 6-2B）；冠状位静脉期 CT 图像可以清楚地显示病灶紧贴肝包膜，边界清晰（图 6-2C）。病理图像示肝细胞癌，Ⅱ级，细梁型（图 6-2D）。

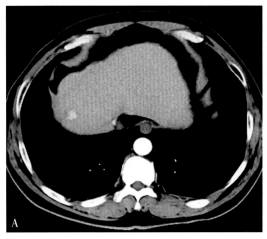
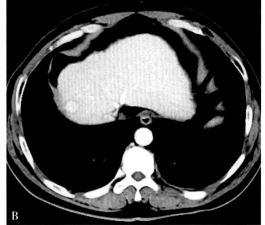

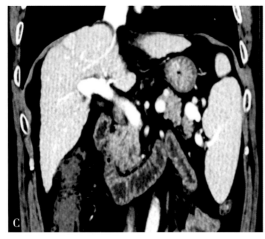
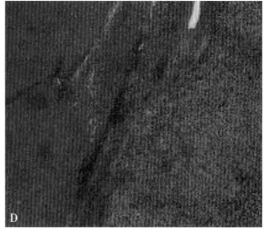

A.横断位动脉期 CT 图像;B.横断位门静脉期 CT 图像;C.冠状位门静脉期 CT 图像;D.病理图像

图 6-2 细梁型小肝癌 CT 及病理表现

诊断思路

49 岁男性,体检发现肝占位半月余,查体未见明显异常。实验室检查甲胎蛋白显著升高。CT动脉期显示肝右叶近膈顶可见一个类圆形病灶,直径<3 cm,动脉期病灶相对于周围正常肝实质显著强化,静脉期强化程度与周围正常肝实质相当,未见典型"快进快出"的肝癌强化特征,但是结合患者显著升高的甲胎蛋白,拟诊断为小肝癌。经手术病理证实为肝细胞癌,Ⅱ级,细梁型。

病例 3 女,65 岁,主诉:右中腹胀半月余。查体:肝肋缘下可触及。实验室检查:甲胎蛋白20.98 ng/mL(↑)。横断位 CT 平扫图像示肝右叶一巨大软组织团块影,截面大小约为 147 mm×105 mm,密度不均,边界较清(图 6-3A);横断位动脉期 CT 图像示病灶呈明显不均匀强化,病灶周围假包膜显示清晰,另肝左叶可见一低密度影,边缘轻度强化(图 6-3B);横断位门静脉期 CT 图像示病灶强化程度减低,周围假包膜进一步强化,肝左叶可见轻度强化影及囊性未强化影(图 6-3C 箭头所示);冠状位动脉期 CT 图像示病灶呈明显不均匀强化(图 6-3D);冠状位门静脉期 CT 图像示病灶及假包膜显示清晰(图 6-3E)。超声图像示肝内可及不均质回声包块,边界尚清,形态不规则,内回声不均匀(图 6-3F)。

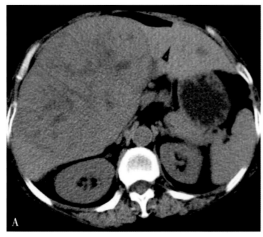
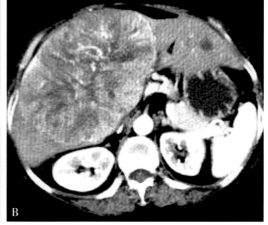

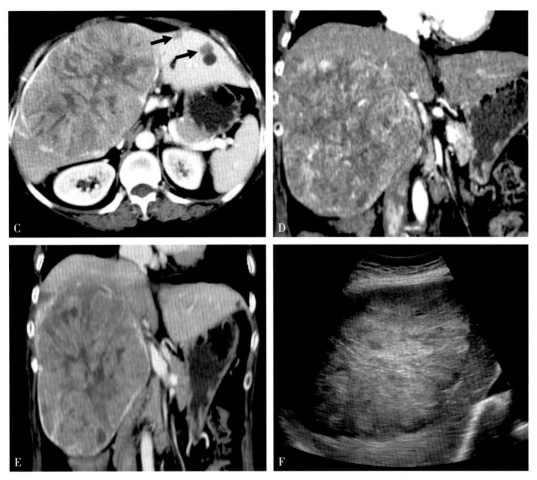

A. 横断位 CT 平扫图像；B. 横断位动脉期 CT 图像；C. 横断位门静脉期 CT 图像；D. 冠状位动脉期 CT 图像；E. 冠状位门静脉期 CT 图像；F. 超声图像

图 6-3　巨块型肝癌伴假包膜 CT 及超声表现

诊断思路

65 岁女性，右中腹胀半月余，肝体积增大，甲胎蛋白数值升高。肝右叶 CT 平扫可见一巨大肿块影，动脉期肿块呈现显著不均匀强化，边界清晰，可见假包膜形成；静脉期肿块强化程度减低，呈现"快进快出"的强化特征，考虑该肿块为巨块型肝癌；另肝左叶可见小病灶呈现轻度强化，考虑为肝内转移。超声图像显示肝肿块内回声不均匀。结合实验室检查及影像学表现诊断为肝右叶巨块型肝癌并肝内转移。

病例 4　男，40 岁，乙肝病史 12 年，主诉：发现肝占位 3 d。查体：肝肋缘下可触及。实验室检查：甲胎蛋白 50.66 ng/mL（↑）。横断位 CT 平扫图像示肝体积增大，边缘呈波浪状改变，肝内密度多发不均匀减低，脾大（图 6-4A）；横断位动脉期 CT 图像示肝内可见多发结节样强化，部分呈融合（图 6-4B）；横断位门静脉期 CT 图像示病灶强化程度减低（图 6-4C）；横断位延迟期 CT 图像示病灶强化程度持续减低（图 6-4D）；冠状位门静脉期 CT 图像示肝内多发病灶弥漫分布于肝右叶，强化程度减低（图 6-4E）；矢状位门静脉期 CT 图像示病灶显示欠清晰，强化不均匀（图 6-4F）。

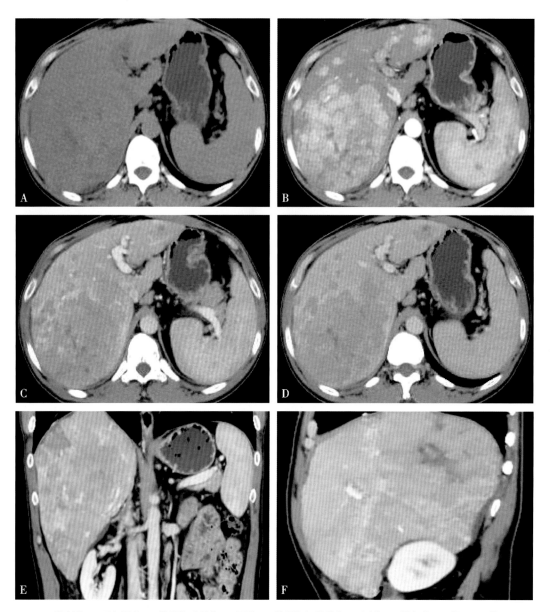

A. 横断位 CT 平扫图像；B. 横断位动脉期 CT 图像；C. 横断位门静脉期 CT 图像；D. 横断位延迟期 CT 图像；E. 冠状位门静脉期 CT 图像；F. 矢状位门静脉期 CT 图像

图 6-4　多发结节型肝癌 CT 表现

诊断思路 ▮▮▮

　　40 岁男性，以"发现肝占位 3 d"为主诉入院，查体显示肝体积增大。CT 平扫显示肝、脾体积增大，肝内密度呈现弥漫不均匀减低，动脉期肝内可见多发分布显著强化病灶，静脉期病灶相对于周围肝实质呈现相对低密度影，延迟期呈现持续性低密度影，总体变化呈现"快进快出"的强化特点。结合患者的高甲胎蛋白特征，诊断为多发结节型肝癌。

　　病例 5　男，56 岁，主诉：上腹部间断性疼痛 20 余天。查体无异常。实验室检查：甲胎蛋白

23 579 ng/mL(↑)，糖类抗原19-9 46.7 U/mL(↑)，肿瘤异常糖链糖蛋白(TAP)162.783 U/mL(↑)。
横断位 CT 平扫图像示肝左叶边界不清低密度影(图6-5A)；横断位动脉期 CT 图像示病灶呈轻中度
不均匀强化，截面大小约77 mm×50 mm(图6-5B)；横断位门静脉期 CT 图像示病灶强化程度减低
(图6-5C)；冠状位动脉期 CT 图像示病灶呈轻中度不均匀强化(图6-5D)；冠状位、矢状位门静脉期
CT 图像示病灶强化程度减低(图6-5E、F)。横断位 MRI T_1WI 图像示肝左叶团块状稍长 T_1 信号
(图6-5G)；横断位 MRI T_2WI 图像示肝左叶可见团块状稍长 T_2 信号(图6-5H)；横断位 DWI 图像
示病灶弥散受限呈高信号(图6-5I)。病理图像示肝细胞癌，Ⅲ级，细梁型(图6-5J)。

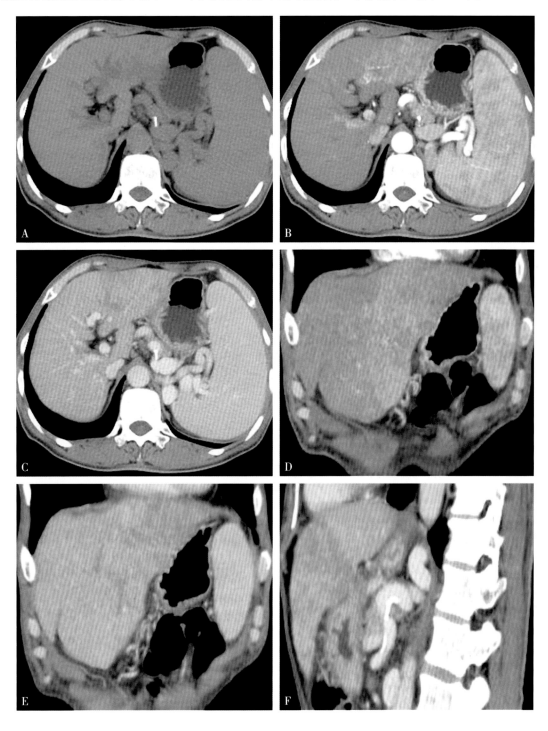

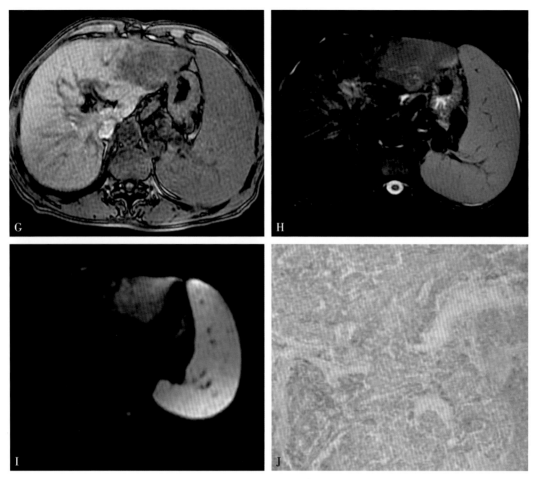

A. 横断位 CT 平扫图像；B. 横断位动脉期 CT 图像；C. 横断位门静脉期 CT 图像；D. 冠状位动脉期 CT 图像；E. 冠状位门静脉期 CT 图像；F. 矢状位门静脉期 CT 图像；G. 横断位 MRI T_1WI 图像；H. 横断位 MRI T_2WI 图像；I. 横断位 DWI 图像；J. 病理图像

图 6-5　肝细胞癌 CT、MRI 及病理表现

诊断思路

56 岁男性，上腹部间断性疼痛 20 余天，查体未见异常。实验室检查发现甲胎蛋白、糖类抗原 19-9、肿瘤异常糖链糖蛋白（TAP）升高。多期增强 CT 扫描显示肝左叶肿块呈现"快进快出"的典型强化特点。MRI 检查显示肝肿块呈现长 T_1、稍长 T_2 信号特点，DWI 高 b 值可见弥散受限高信号。综上拟诊断为肝癌。经病理学证实为肝细胞癌。

病例 6　男，52 岁，主诉：腹痛、腹胀伴食欲缺乏 5 d。查体：右上腹部压痛及叩击痛。实验室检查：甲胎蛋白 897.88 ng/mL（↑），糖类抗原 125 169.27 U/mL（↑），细胞角蛋白 19 片段 4.87 ng/mL（↑），肿瘤异常糖链糖蛋白（TAP）168.050 U/mL（↑）。横断位动脉期 CT 图像示肝叶比例失调，肝裂增宽，表面不光整，肝右叶见多发明显不均匀强化低密度影，边界欠清，门静脉可见部分显影，门静脉右支走行区可见多发异常显影的血管（图 6-6A）；横断位门静脉期 CT 图像示肝右叶病灶强化程度减低，门静脉主干可见片状低密度充盈缺损影（图 6-6B）。DSA 图像示巨大肝右动脉-门静脉瘘显影（图 6-6C、D）。

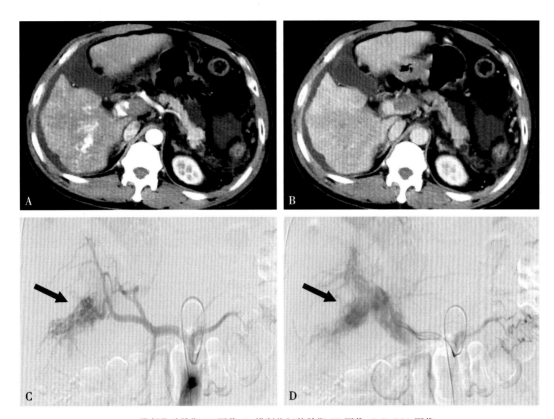

A. 横断位动脉期 CT 图像；B. 横断位门静脉期 CT 图像；C、D. DSA 图像

图 6-6　巨块浸润性肝癌合并门静脉-肝动脉瘘、门静脉癌栓 CT、DSA 表现

诊断思路

　　52 岁男性，以"腹痛、腹胀伴食欲缺乏 5 d"为主诉入院，查体右腹部压痛及叩击痛。实验室检查甲胎蛋白、糖类抗原 125、细胞角蛋白 19 片段、肿瘤异常糖链糖蛋白（TAP）均升高。CT 图像显示肝叶比例失调，肝裂增宽，表面不光整，增强扫描动脉期可见门静脉右支显影，表明门静脉-肝动脉之间瘘形成；肝右叶病灶动脉期强化不显著且不均匀，门静脉期该病灶相对于周围肝实质呈现相对低密度，强化特点呈"快进快出"，结合实验室肿瘤学标志物的升高，诊断为肝细胞肝癌；门静脉期显示门静脉主干及分支内可见低密度充盈缺损影，表明血管内栓子为癌栓。DSA 可见巨大肝右动脉-门静脉瘘显影。结合病史及多项检查结果，诊断为肝硬化肝癌合并门静脉-肝动脉瘘形成，门静脉主干及右支癌栓形成。

　　病例 7　男，58 岁，既往乙型肝炎病史 14 年余，主诉：体检发现肝占位 1 d。实验室检查：甲胎蛋白 34.2 ng/mL（↑），癌胚抗原 6.77 ng/mL（↑），糖类抗原 19-9 55.5 U/mL（↑）。横断位 CT 平扫图像示肝右叶 S6 段内可见团块状低密度影（图 6-7A）；横断位动脉期 CT 图像示病灶呈轻中度强化（图 6-7B）；横断位、冠状位门静脉期 CT 图像示强化程度稍减低（图 6-7C、D）。DSA 图像可见肝右叶动脉远端分支增多、紊乱，呈"抱团样"，实质期可见肿瘤染色明显（图 6-7E）。病理图像示肝细胞癌，中分化（图 6-7F）。

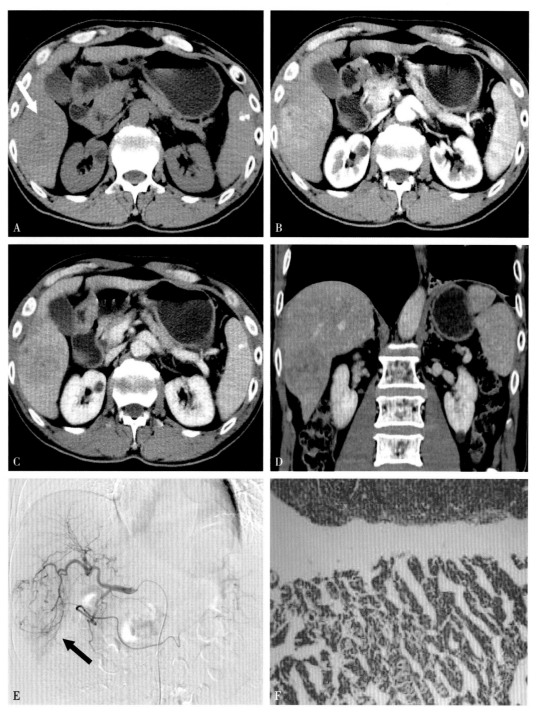

A.横断位 CT 平扫图像；B.横断位动脉期 CT 图像；C.横断位门静脉期 CT 图像；D.冠状位门静脉期 CT 图像；
E.DSA 图像；F.病理图像

图 6-7　原发性肝癌 CT、DSA 及病理表现

诊断思路

　　58 岁男性，既往有长达 14 年的乙型肝炎病史，实验室检查甲胎蛋白、癌胚抗原、糖类抗原 19-9 均升高。CT 检查显示肝右叶可见一边界欠清晰肿块影，呈现"快进快出"的强化特点，结合实验室检查考虑为肝癌。经介入科 DSA 检查进一步证实肝肿块内肝动脉血管迂曲紊乱,表明肿块由肝动脉供血,进一步证实此肿块为肝癌。经病理学检查此肿块为中分化肝细胞癌。

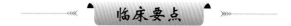

临床要点

肝细胞癌,占原发性肝癌的 75% ~85%,好发于 30~60 岁男性,与乙型肝炎、丙型肝炎及肝硬化密切相关。临床症状多出现在中晚期,表现为消瘦、乏力、肝区疼痛、腹部包块、黄疸等。60% ~90% 肝细胞癌患者肿瘤标志物甲胎蛋白(alpha-fetoprotein,AFP)增高。原发性肝癌主要由肝动脉供血,大多血供丰富,一般呈膨胀性生长,周围可形成假包膜。易侵犯周围血管而引起血管内癌栓或肝内外血行转移;侵犯胆道引起阻塞性黄疸;还可发生淋巴转移及远处转移。病理学分类:①巨块型,直径≥5 cm,最多见;②结节型,每个癌结节直径<5 cm;③弥漫型,弥漫小结节分布全肝。其中,直径≤3 cm 的单发结节,或 2 个结节直径之和≤3 cm 的肝细胞癌为小肝癌。

【影像学表现】

1.X 线造影表现　肝动脉造影可表现为:①肝内血管受压拉直、移位,或被肿瘤包绕;②肿瘤内显示异常肿瘤血管;③肿瘤供血的肝动脉扩张;④肿瘤染色,勾画出肿瘤的大小;⑤动静脉瘘;⑥"肿瘤湖征";⑦门静脉癌栓。

2.CT 表现　肝癌 CT 表现分型与病理分型一致。巨块型和结节型 CT 平扫表现为单发或多发圆形、类圆形或不规则形肿块,呈膨胀性生长,边缘有假包膜者则肿块边缘清楚;弥漫型结节分布广泛,境界不清。CT 平扫肿块多数为低密度影,动脉期多呈现明显的斑片状、结节状早期强化特征;门静脉期肿瘤强化程度迅速下降;平衡期肿瘤强化程度继续下降而呈相对低密度。全部 CT 增强过程表现为"快进快出"现象。肿瘤的假包膜一般呈延迟强化表现。

3.超声表现　肝癌可合并出血、坏死、脂肪变性及铁质沉积,因此瘤内回声高低不一。超声造影主要表现为"快进快出"模式。彩色多普勒显示瘤内血管表现为树干状、彩点状或彩色镶嵌的"簇状"斑块,癌结节周围的血流可表现为整圈状或弧形围绕。

4.MRI 表现　表现与 CT 相似。中晚期肝细胞癌在 T_1WI 上表现稍低或等信号,肿瘤出血或脂肪变性表现为高信号,坏死囊变则出现低信号灶。T_2WI 上肿瘤呈稍高信号,T_2WI 脂肪抑制序列肿块表现为更为清楚的稍高信号。DWI 肿瘤弥散受限呈高信号。肿瘤的假包膜,在 T_1WI 上表现为环绕肿瘤周围、厚 0.5~3.0 mm 的低信号环。

【鉴别诊断】

1.肝血管瘤　好发于女性,CT 平扫肿块边界较清晰,多期 CT 增强扫描表现为"早出晚归"的强化特征。T_1WI 肿瘤表现类圆形的均匀低信号,T_2WI 表现为边缘锐利的高信号灶,可见"灯泡征"。

2.肝转移瘤　CT 平扫常为肝实质内多发、大小不等、圆形或类圆形的低密度影,增强扫描多呈现环形强化的"牛眼征",结合原发肿瘤病史有助于鉴别。

3.肝腺瘤　多见于年轻女性,部分有明确的口服避孕药病史,多数患者无症状,少数有腹部肿块和轻微腹痛。CT 平扫多表现为边界清楚的低密度肿块,动脉期多呈现显著均匀强化,门静脉期呈等密度或略高密度,部分肿瘤周围出现脂肪变性,表现为无强化的低密度环。

4.肝脏局灶性结节增生 一般无临床症状,肿物较大可出现腹部包块。CT平扫表现为等或稍低密度肿块,增强扫描动脉期明显强化,门静脉期及平衡期强化程度逐渐下降。中央的星状瘢痕组织,即瘤巢,动脉期不强化,但随着增强时间的延长,瘤巢的低密度区逐渐强化而呈等或高密度,为hFNH的特征表现。

第二节 周围型胆管细胞癌

病例1 女,57岁,主诉:腹痛1 d。查体未见明显异常。实验室检查:非小细胞肺癌抗原21-1 8.35 ng/mL(↑)。横断位CT平扫图像示肝左内叶不规则低密度病灶,稍牵拉肝包膜(图6-8A);横断位动脉期CT图像示病灶边缘轻度强化(图6-8B);横断位门静脉期CT图像示随时间进展病变中心呈不规则状强化,病变密度明显低于肝实质密度(图6-8C);横断位延迟期CT图像示肿瘤中心区密度高于肝实质密度,病变边缘可见无强化区及锥形强化区边缘(图6-8D);PET-CT图像示肝左、右叶交界处团片状放射性核素分布浓聚(图6-8E、F)。超声图像示肝右前叶内实性稍低回声肿块,形态欠规则,内回声不均匀,CDFI内可见点状血流信号(图6-8G)。病理图像提示腺癌,中-低分化,结合免疫组化符合胆管细胞癌(图6-8H)。

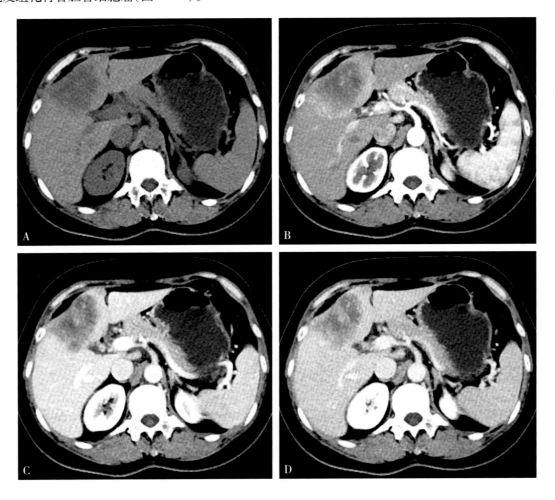

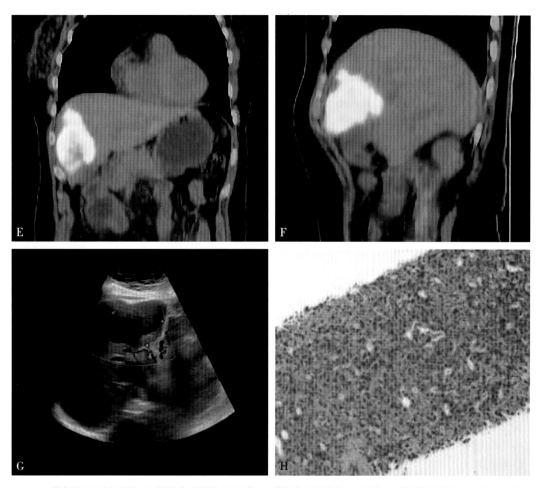

A.横断位 CT 平扫图像;B.横断位动脉期 CT 图像;C.横断位门静脉期 CT 图像;D.横断位延迟期 CT 图像;E.冠状位 PET-CT 图像;F.矢状位 PET-CT 图像;G.超声图像;H.病理图像

图 6-8 周围型胆管细胞癌 CT、PET-CT、超声及病理表现

诊断思路

57 岁女性,以"腹痛 1 d"为主诉入院,查体及实验室检查无特异性。CT 动脉期显示肿瘤边缘轻度环状强化,且病灶中心出现不同程度强化,门静脉期中心区不规则增强,延迟期呈现病灶渐进性、向心性强化特点。超声显示肿块形态不规则且内部强化不均。PET-CT 图像显示肿块内放射性核素呈高浓聚状态。综上考虑诊断为肿块型肝内胆管细胞癌,经病理证实为胆管细胞癌。

病例 2 男,66 岁,主诉:右侧腹部疼痛 2 d。查体:右侧中上腹压痛,全身皮肤黄染,巩膜黄染。实验室检查:癌胚抗原 60.46 ng/mL(↑)。横断位 CT 平扫图像示肝左叶体积不规则缩小,左内叶见团片状不均匀低密度影,肝左叶胆管内见高密度结石影,周围肝内胆管扩张(图 6-9A);横断位动脉期 CT 图像示病灶呈轻度强化(图 6-9B);横断位门静脉期 CT 图像示病灶持续性强化,强化程度与周围正常肝实质相当(图 6-9C);冠状位门静脉期 CT 图像可以清楚地显示病灶(图 6-9D)。横断位 MRI T_1WI 图像示肝左叶可见团片状稍长 T_1 信号(图 6-9E);横断位 MRI T_2WI 图像示病灶呈稍长 T_2 信号,病灶内可见扩张的肝内胆管影呈长 T_2 信号(图 6-9F);横断位 DWI 图像示病灶弥散受限呈高信号（图6-9G）。病理图像提示肝内外胆管腺癌，中-低分化，局灶为黏液腺癌（图6-9H）。

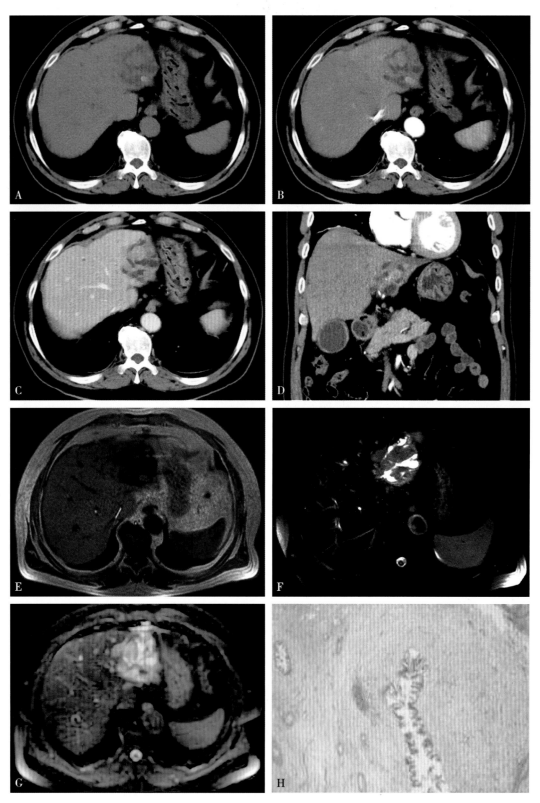

A. 横断位 CT 平扫图像；B. 横断位动脉期 CT 图像；C. 横断位门静脉期 CT 图像；D. 冠状位门静脉期 CT 图像；

E. 横断位 MRI T_1WI 图像；F. 横断位 MRI T_2WI 图像；G. 横断位 DWI 图像；H. 病理图像

图6-9　周围型胆管细胞癌 CT、MRI 及病理表现（病例2）

诊断思路

66岁男性,以"右侧腹部疼痛2 d"为主诉入院,查体右侧中上腹压痛,全身皮肤黄染,巩膜黄染。实验室检查癌胚抗原升高。CT扫描显示肝左叶萎缩,肝左内叶不规则肿块呈轻度持续性强化,肿块周边肝内胆管轻度扩张,表明肿块受侵犯。MRI显示肿块呈现稍长T_1、稍长T_2信号,DWI高b值呈扩散受限高信号,肿块内可见扩张胆管信号影。综上考虑诊断为肝内胆管癌并肝内胆管扩张。经病理证实为胆管细胞癌。

病例3　女,54岁,主诉:发现肝占位9 d。查体:腹部压痛。实验室检查:癌胚抗原512 ng/mL(↑),糖类抗原125 20 476 U/mL(↑),糖类抗原19-9 4 922 U/mL(↑)。横断位CT平扫图像示肝实质内多发片状低密度影,边界不清,密度不均(图6-10A);横断位动脉期CT图像示病灶边缘轻度强化(图6-10B);横断位门静脉期CT图像示病灶强化程度较前稍增高(图6-10C);冠状位门静脉期CT图像可以清楚地显示病灶呈不均匀轻度强化(图6-10D)。横断位MRI T_1WI图像示肝实质内可见多发长T_1信号(图6-10E);横断位MRI T_2WI图像示病灶呈长T_2信号(图6-10F);横断位DWI图像示病灶弥散受限呈高信号(图6-10G)。病理图像提示腺癌,考虑为胆管细胞癌(图6-10H)。

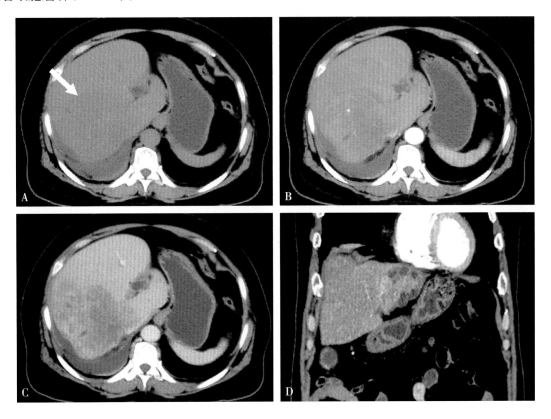

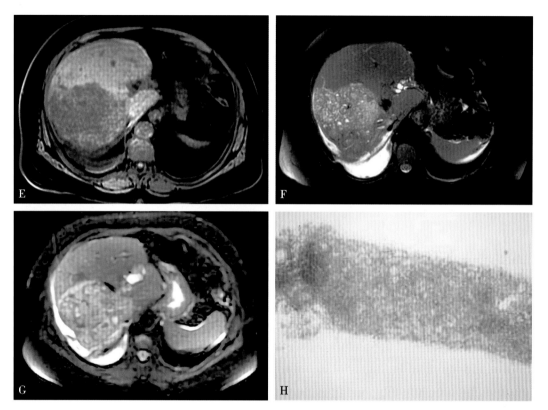

A.横断位 CT 平扫图像；B.横断位动脉期 CT 图像；C.横断位门静脉期 CT 图像；D.冠状位门静脉期 CT 图像；
E.横断位 MRI T₁WI 图像；F.横断位 MRI T₂WI 图像；G.横断位 DWI 图像；H.病理图像

图6-10　周围型胆管细胞癌 CT、MRI 及病理表现（病例3）

诊断思路

54 岁女性，查体腹部压痛，实验室检查癌胚抗原、糖类抗原125、糖类抗原19-9 升高。多期增强 CT 扫描显示肝右叶肿块边界清晰，动脉期强化特征不显著，门静脉期呈轻度持续性不均匀强化，病灶中心出现不同程度条状、片状强化。MRI 检查为 DWI 明显弥散受限呈高信号。综合考虑诊断为肿块型胆管细胞癌，经病理证实为周围型胆管细胞癌。

◄◄ 临床要点 ►►

周围型胆管细胞癌是指起源于肝内小胆管或末梢胆管上皮的恶性肿瘤，占肝内原发恶性肿瘤第二位，多数为导管腺癌。肿瘤按照生长方式分为肿块型（外生型）、胆管壁浸润型（浸润狭窄型）和腔内生长型（息肉型）。临床症状复杂多样，常表现为上腹痛及腹部包块，胆管阻塞时可出现黄疸。实验室检查常有 CEA 及糖类抗原19-9 升高。

【影像学表现】

1.X 线造影表现　肝动脉造影显示肝肿瘤血管和肿瘤染色不明显，部分肿瘤侵犯周围肝内动脉血管可引起血管边缘不规则,甚至血管狭窄或阻塞。

2.CT 表现　影像学表现与生长方式相关。肿块型(外生型)胆管癌主要表现为肝内类圆形或不规则形的软组织肿块,周围可伴有或无肝内胆管扩张,动态增强扫描呈肿块边缘早期强化,中央区呈延迟性强化;胆管壁浸润型(浸润狭窄型)以胆管壁增厚及远端肝内胆管扩张为其明显表现;腔内生长型(息肉型)以胆管扩张及扩张胆管腔内肿块为主要特征,强化不显著时需要和胆管内结石鉴别。局部肝叶萎缩和门静脉分支闭塞也是常见的征象。

3.MRI 表现　胆管癌在平扫的 T_1WI 上表现稍低或等信号,T_2WI 上呈稍高信号。增强后强化特征与 CT 类似,肿块型早期强化不明显或边缘强化,延迟后逐渐强化;胆管壁浸润型远端胆管呈"软藤状"进行性扩张;腔内生长型黏液性腺癌因含有大量的黏蛋白成分,MRI 上呈长 T_1、长 T_2信号。

【鉴别诊断】

1.肝细胞癌　大部分患者存在肝硬化、肝炎等病史;CT 平扫肿块形态多数欠规则,病灶呈膨胀性生长,内部密度不均匀,可见坏死、出血及囊变。CT 增强扫描表现为"快进快出"。

2.转移瘤　患者存在原发肿瘤病史,肿瘤常多发,增强扫描多表现为环形强化的"牛眼征"。

3.肝血管瘤　肿瘤边界清晰,增强扫描动脉期病灶强化显著,周边为结节样强化,门静脉期呈向心性强化,延迟期呈等密度填充。

4.肝脓肿　患者可伴随白细胞增加、发热等感染表现,增强扫描病灶呈环形强化,以双环为主,中间为脓腔,有时可见液平面,脓肿壁周围为水肿带。

第三节　混合型肝癌

病例　男,58 岁,乙型肝炎病史 20 余年。主诉:间歇性上腹部胀痛 10 d。查体:右上腹轻压痛。实验室检查:甲胎蛋白 524.9 ng/mL(↑)。横断位 CT 平扫图像示肝右叶团块状稍低密度影,边界欠清(图 6-11A);横断位动脉期 CT 图像示病灶边缘少许强化(图 6-11B);横断位门静脉期 CT 图像示病灶强化程度、范围较前增大(图 6-11C);冠状位、矢状位门静脉期 CT 图像可以清楚地显示病灶(图 6-11D、E)。病理图像示符合混合性肝细胞-胆管细胞癌(图 6-11F)。

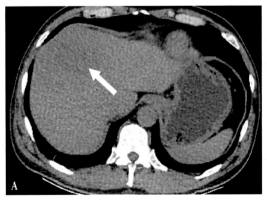
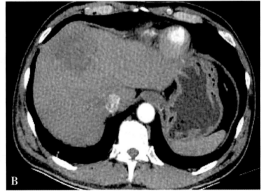

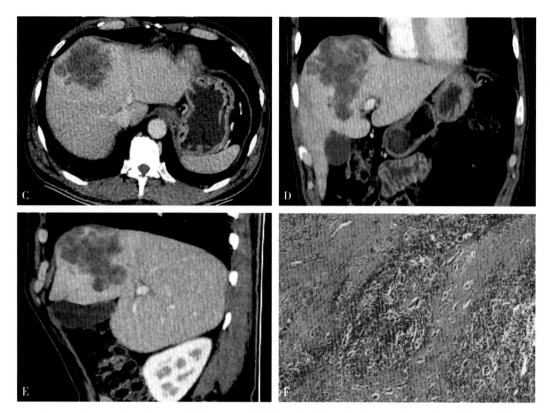

A. 横断位 CT 平扫图像;B. 横断位动脉期 CT 图像;C. 横断位门静脉期 CT 图像;D. 冠状位门静脉期 CT 图像;

E. 矢状位门静脉期 CT 图像;F. 病理图像

图 6-11　混合型肝癌 CT 及病理表现

诊断思路

58 岁男性,以"间歇性上腹部胀痛 10 d"为主诉入院,查体右上腹轻压痛。CT 检查肝右叶见团块状稍低密度影,边界欠清,增强可见轻度渐进性强化。结合病理,诊断为混合型肝癌。

临床要点

肝单个肿瘤内部同时存在肝细胞癌和胆管细胞癌两种组织细胞成分,称为混合型肝癌。男性多见。早期无明显症状及体征,晚期可出现肝区及右侧腰背部疼痛、消瘦及消化道症状等。肿瘤巨大时可引起肝细胞破坏及邻近肝组织萎缩,出现肝功能不全表现,如腹水、出血倾向等。巨大瘤体亦可出现压迫症状。

【影像学表现】

1. X 线造影表现　血管造影常表现为少血管的肿块。

2. CT 表现　CT 平扫多表现为低密度病灶,单发、圆形或类圆形、边界不清、边缘不规整。增强扫描典型病例常同时具有肝细胞癌和肝内胆管细胞癌影像学表现,即其中一部分区域表现为动脉早期强化明显,静脉期强化减退,即"快进快出"特点;另一部分表现为动脉期边缘环形强化,延迟期进行性及向心性强化的特点。

3. 超声表现　多为单发、不均匀、边界不清的低回声肿块,也可多发,有时可见子灶形成。肿物内如伴有点状高回声,后方伴有声影提示有钙化,肿瘤内部出血及坏死液化时表现为肿块内部液性暗区。

4. MRI 表现　平扫信号可均匀或不均匀,T_1WI 呈低信号,T_2WI 呈中等或稍高信号,弥散加权成像呈高信号。扩张的胆管呈分支状的长 T_1、长 T_2 信号,有时可见胆管内癌栓形成的充盈缺损。

【鉴别诊断】

1. 肝细胞癌　大部分患者都存在肝硬化、肝炎等病史;CT 平扫肿块形态多数欠规则,病灶呈膨胀性生长,内部密度不均匀,可见坏死、出血及囊变,边缘有假包膜者,边界清。CT 增强扫描表现为"快进快出"。

2. 周围型胆管细胞癌　平扫表现为肝内边缘不清的类圆形低密度肿块,肿块内或肿块周围可见不规则的胆管扩张。肿瘤可牵拉肝包膜形成凹陷,瘤内偶可见钙化灶。CT 增强扫描动脉期表现为肿瘤边缘轻度薄环状强化,随时间的延长多数肿瘤强化程度逐渐增加、范围增大,延迟期可达到较明显强化,但肿瘤边界仍不清楚。局部肝叶萎缩和门静脉分支闭塞也是常见的征象。

参考文献

[1] SUNG H, FERLAY J, SIEGEL R L, et al. Global Cancer Statistics 2020:GLOBOCAN estimates of incidence and mortality worldwide for 36 cancers in 185 countries[J]. CA Cancer J Clin,2021,71 (3):209-249.

[2] 叶颖剑,刘波,陈伟,等.血清 AFP 阴性的肝细胞癌患者预后及分期系统分析[J].临床肝胆病杂志,2019,35(3):535-541.

[3] 刘丹,杨松青,张钧.原发性肝癌超声造影诊断价值探讨[J].中华肿瘤防治杂志,2014,21(9):698-700.

[4] 李丹,赵衡,周宏,等.酒精相关性肝细胞癌的临床特点和 CT、MRI 影像表现[J].中南医学科学杂志,2015,43(6):632-636.

[5] 彭昌勇,李俊峰,刘一江,等.周围型肝内胆管细胞癌的 CT 诊断及鉴别诊断[J].中国中西医结合影像学杂志,2017,15(1):81-83.

第七章　肝血管系统疾病

第一节　肝动脉系统疾病

　　病例　男,56 岁,主诉:皮肤、巩膜黄染,伴乏力、食欲缺乏 15 d。查体:皮肤、巩膜黄染。实验室检查:HBsAg(+)。横断位 CT 平扫图像示肝门区类圆形软组织结节影,边界清,密度尚均匀(图 7-1A 红色箭头所示);横断位动脉期 CT 图像示肝门区类圆形结节呈明显强化,强化程度与主动脉近似,病灶内缘见月牙形低密度影(图 7-1B 黄色箭头所示);横断位门静脉期 CT 图像示肝门区类圆形病灶强化程度减低,边缘环状低密度影未见强化(图 7-1C);动脉期 CT VR 图像示肝固有动脉起始处一类圆形结节,与肝固有动脉相通(图 7-1D)。DSA 图像示肝固有动脉起始处一类圆形团块,内可见对比剂填充(图 7-1E、F)。

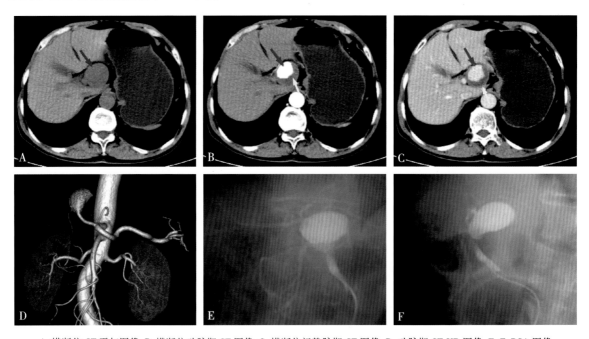

A. 横断位 CT 平扫图像;B. 横断位动脉期 CT 图像;C. 横断位门静脉期 CT 图像;D. 动脉期 CT VR 图像;E、F. DSA 图像

图 7-1　肝动脉瘤 CT、DSA 表现

诊断思路

　　56 岁男性,以"皮肤、巩膜黄染,伴乏力、食欲缺乏 15 d"为主诉入院,体检发现肝门区占位。横

断位 CTA 图像显示肝门区一类圆形软组织结节影,边界较清,增强后动脉期病灶明显强化,与邻近动脉血管关系密切,病灶强化程度及趋势与腹主动脉近似,病灶边缘可见环状低密度充盈缺损;薄层 CTA 横断位图像可准确显示该强化结节起源于肝固有动脉近段,VR 后处理图像可直观显示该动脉瘤的位置,依据以上横断位原始图像及重建图像可诊断为肝动脉瘤并附壁血栓形成。

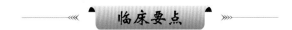
临床要点

肝动脉瘤一般呈圆形或类圆形,可单发或多发,常继发于动脉粥样硬化、创伤、感染、结节性多动脉炎和动脉中膜退行性变等,动脉瘤无破裂出血者多无明显临床症状,部分可表现为上腹部胀痛。约 75% 的肝动脉瘤可向胆道、腹腔或邻近空腔脏器内破溃,死亡率较高。

【影像学表现】

肝动脉瘤在影像学上可表现为类圆形结节,与肝动脉相连,超声可探及典型动脉血流及频谱。增强 CT 动脉期表现为边界清晰、明显强化的结节影,其强化程度与主动脉近似,合并血栓时表现为明显强化的结节内出现不规则的充盈缺损。DSA 是诊断肝动脉瘤的金标准,且可用于动脉瘤栓塞治疗。

【鉴别诊断】

肝动脉瘤需与肝内及肝门处占位性病变、肿大淋巴结相鉴别,动脉瘤破裂时尚需与消化道出血相鉴别。

1. 肝内占位性病变　肝内海绵状血管瘤、FNH、肝腺瘤,肝门区 Castleman 病(卡斯尔曼病)等多呈结节状明显强化,但病灶与肝动脉不相通,且强化程度和趋势与主动脉不相平行。

2. 孤立性肿大淋巴结　增大的淋巴结多呈轻中度强化,程度明显低于动脉瘤,且与主动脉不呈平行关系,多与动脉分支有明显分界。

3. 消化道出血　动脉瘤伴破裂出血时可形成包裹性血肿,病灶多位于血管分支旁,周围可见纤维组织包裹及炎性渗出,常可见对比剂进入病灶内,而消化道出血患者多伴溃疡或肿瘤病史,且多合并肠壁及腹腔积气征象,少见对比剂进入。

第二节　门静脉系统疾病

一、门静脉海绵样变

病例　女,31 岁,主诉:肾移植术后腰痛 3 d。查体无异常。横断位 CTA 动脉期图像示肝门区肝总动脉旁不规则低密度影,邻近动脉受压前移(图 7-2A 黄色箭头所示);横断位门静脉期 CTA 图像示门静脉主干及分支显示不清,门静脉主干管腔内不规则充盈缺损,周围多发迂曲血管影(图 7-2B 红色箭头所示);冠状位 CTA VR 和 MIP 图像可很好显示门静脉周围多发细小迂曲血管(图 7-2C、D)。

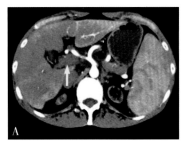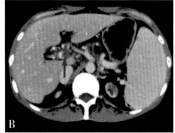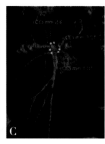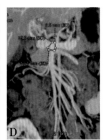

A.横断位动脉期 CTA 图像;B.横断位门静脉期 CTA 图像;C.冠状位 CTA VR 图像;D.冠状位 CTA MIP 图像

图 7-2　门静脉海绵样变性 CT 表现

诊断思路

31 岁女性,亲属活体肾移植术后,给予免疫抑制剂药物抗排斥治疗,近期无明显诱因出现间断性、游走性、渐进性腰痛。肾移植术后患者,服用抗排斥药物治疗,血液高凝状态可增加静脉血栓形成的风险。动脉期 CTA 图像显示肝动脉主干及分支显影良好,肝门区动脉血管周围可见不规则低密度影,较平扫相仿,未见强化;门静脉期 CTA 显示门静脉主干及左、右支正常结构消失,管腔内可见不规则栓子形成,较平扫亦未见强化,同时血管周围可见多发细小迂曲静脉血管影,诊断为门静脉海绵样变。

临床要点

门静脉海绵样变(cavernous transformation of portal vein)是因门静脉血栓、癌栓或其他原因导致门静脉主干和/或分支完全或部分闭塞,其周围形成大量门-门侧支循环血管,以及管腔阻塞后再通,病变区门静脉正常结构消失,代之以海绵状、蜂窝状的血管结构,常合并门静脉高压。门静脉海绵样变性也可向肝内延伸并累及肝内分支,但主干形态正常。

【影像学表现】

1.CT 表现　增强 CT 可显示肝门部特征性表现。①正常门静脉血管结构消失或中断,代之以与门静脉主干并行,迂曲、扩张呈蛇形的静脉血管网;②肝实质动脉期不均匀强化,周边可见弥散的斑片样异常强化区,这是因门静脉海绵样变时,中央区较周边区血供丰富,周边区的动脉血流代偿性增加;③继发改变,如脾增大、腹水、侧支血管形成等肝外型门静脉高压表现。

2.超声表现　病变区门静脉正常结构消失,代之以网格状回声和杂乱的向肝血流,动脉血流丰富,而肝内门静脉血流减少。同时肝实质回声增粗、增强,表现为弥漫性肝损伤声像图。

【鉴别诊断】

门静脉海绵样变需要与肝门区肿瘤性病变、肿大淋巴结和血管畸形等相鉴别。

1.肝门区肿瘤性病变　多伴有病灶不均匀强化,血管因受侵出现管壁僵硬、截断等征象,邻近胆管受压,以上肝内外胆管扩张,但周围少见迂曲小血管,且门静脉结构多能显示。

2.肝门处肿大淋巴结　多为类圆形结节,部分可融合呈团块状,增强呈轻中度强化,邻近血管受压但仍可见管腔结构。

3.动-静脉畸形　可见肝门区异常杂乱血管团,动脉或引流静脉常增粗,但管腔结构可显示,且少见栓子形成,DSA血管造影可明确诊断。

二、门静脉血栓

病例　男,68岁,主诉:间断腹泻6年余,呕血伴发热1 d。查体:右上腹压痛。实验室检查:乙型肝炎表面抗原阳性(+),乙型肝炎核心抗体阳性(+),白细胞计数$12×10^9$/L(↑)。横断位动脉期CT图像示肝右前叶一类圆形囊性灶,呈环状强化(图7-3A黄色箭头所示);横断位门静脉期CT图像示肝右前叶病灶囊壁呈中度强化(图7-3B黄色箭头所示),囊内未见强化,门静脉主干内见低密度充盈缺损(图7-3B红色箭头所示);冠状位门静脉期CT图像示门静脉内长条状低密度充盈缺损,肝右叶囊性病变壁厚不均,强化明显(图7-3C)。

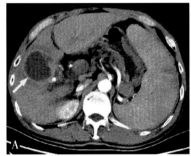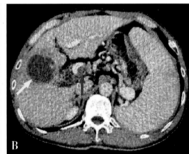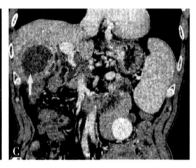

A.横断位动脉期CT图像;B.横断位门静脉期CT图像;C.冠状位门静脉期CT图像

图7-3　门静脉血栓CT表现

诊断思路

68岁男性,乙肝肝硬化患者,近期出现消化道出血伴发热。增强CT显示肝叶比例失调、肝门和肝裂增宽、肝表面不光整的肝硬化改变;肝右叶见一囊性病灶,呈环状强化,内壁尚光整,考虑为肝脓肿。此外,可见脾增大、门静脉增粗伴食管-胃底静脉曲张等门静脉高压改变;门静脉期门静脉主干内可见条状低密度充盈缺损影,较平扫未见强化,且门静脉血管外壁尚光整,管腔未见膨大及变形征象,考虑为门静脉血栓。诊断为乙肝肝硬化、脾大、门静脉高压伴门静脉血栓形成、肝右叶脓肿。

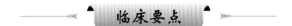
临床要点

门静脉血栓最常见病因是肝硬化,还包括感染性疾病(如败血症、胆管炎、胰腺炎)、肿瘤、血液高凝状态、骨髓异常增殖和手术等。同时,肠系膜上静脉、脾静脉血栓也可延续到门静脉。

【影像学表现】

1. CT 表现　较大的门静脉血栓,CT平扫多表现为门静脉、肠系膜上静脉或脾静脉管腔扩张,局灶性密度减低;慢性静脉血栓可出现条形钙化。增强表现为管腔内部分或完全充盈缺损,血管壁边缘可见强化,可能与滋养血管有关。门静脉血栓间接征象是门静脉海绵状变性,门体侧支血管形成及肝动脉-门静脉分流。门静脉血栓肝实质强化方式:①动脉期,肝实质一过性不均匀强化,这是因某一肝段门静脉灌注量降低而动脉血供增加所致;②门静脉期,强化减低,这是因门静脉主干或分支栓子形成,相应血管供应段肝实质门静脉血流量降低造成的。

2. 超声表现　彩色多普勒是最有效的检查方法,表现为门静脉管腔内血流中断、充盈缺损以及侧支血管形成,此表现有助于鉴别微小血栓及癌栓。

3. MRI 表现　正常的血管流空信号消失,代之以血管腔内软组织信号影,且强化不明显。

【鉴别诊断】

1. 假血栓征　CT增强动脉晚期图像上,门静脉主干管腔内有时可出现假血栓征,主要因强化的脾静脉血液与未强化的肠系膜上静脉血液反流并混合后,形成条形的低密度影,类似充盈缺损,此时要结合门静脉期图像,假血栓征门静脉期门静脉管腔强化均匀一致,而真性血栓在门静脉期管腔内充盈缺损更为明显。

2. 门静脉癌栓　癌栓常造成门静脉管腔膨大、变形,而血栓形成的门静脉常保持正常管径;同时癌栓有丰富的动脉供血,在动脉期呈条纹样强化,血栓则表现为无强化或轻度强化。此外,癌栓常伴有肝内或消化道原发恶性肿瘤征象。

三、门静脉积气

病例　女,86岁,主诉:非体外循环冠脉旁路移植(OPCAB)术后血压下降、腹胀、腹痛4 h。查体:腹部压痛。实验室检查:血气分析结果提示患者代谢性酸中毒伴代偿性呼吸性碱中毒。横断位CT平扫图像示肝外缘多发条状气体密度影(图7-4A 红色箭头所示),门静脉主干走行区管腔内积气(图7-4B 黄色箭头所示),小肠肠管扩张、积液、积气,伴气-液平面,小肠壁散在积气(图7-4C 绿色箭头所示),肠系膜少量积气(图7-4C 白色箭头所示);横断位动脉期CT图像示条状积气周围肝实质强化不明显(图7-4D～F);横断位门静脉期CT图像示条状积气影周围肝实质强化程度降低,近端与门静脉分支相连续,门静脉主干及肠系膜上静脉未见显影,门静脉主干内积气,小肠壁多发积气,肠系膜散在积气(图7-4G～I)。

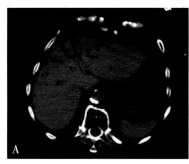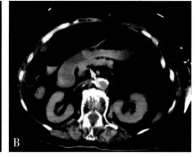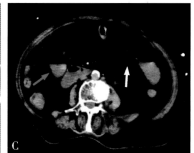

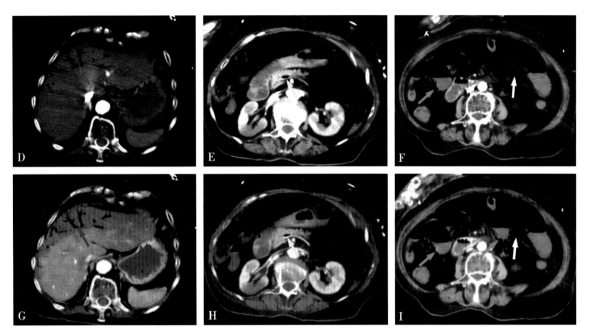

A～C.横断位 CT 平扫图像；D～F.横断位动脉期 CT 图像；G～I.横断位门静脉期 CT 图像

图 7-4　门静脉积气 CT 表现

诊断思路

86 岁女性，OPCAB 术后血压下降，查血气有代谢性酸中毒伴代偿性呼吸性碱中毒。患者腹胀、腹痛明显，拒绝按压，有急腹症表现。CT 平扫显示肝外缘条状低密度影，增强未见强化，且与门静脉远端分支相连而非与肝内胆管相通；同时可见肠系膜内及肠系膜上静脉多发积气，腹腔内肠管扩张，部分肠壁积气。综上，考虑部分肠管缺血性坏死后产气杆菌感染，气体自肠壁进入肠系膜血管后逐渐进入门静脉主干及分支，因气体较轻，患者仰卧位时多积于肝外周门静脉分支远端，最终诊断为门静脉积气。

临床要点

门静脉积气常见病因有坏死性胰腺炎、腹腔脓肿、肠梗阻、胃溃疡或胃癌穿孔、憩室炎、炎性肠病、腹部创伤、误服产气物、使用灌肠剂后、结肠镜后、胃造口术后留置引流管及肝移植术后等，另有 5%～15% 患者病因不明。

【影像学表现】

1.X 线造影表现　腹平片表现为肝周边条形透亮影。仰卧位可检测出右上腹少量积气，但对肠系膜血管内积气不敏感。

2.CT 表现　门静脉积气表现为沿门静脉血管管腔走行区分支状气体密度影，可达肝周边包膜下，增强无强化。气体易聚集于门静脉左支内。

【鉴别诊断】

1. 胆道积气 胆道积气在肝内多以肝门部为中心呈中央性分布,距离肝包膜2cm以上,增强扫描能清晰显示积气在胆管内而非门静脉分支,有利于同门静脉积气相鉴别。

2. 气腹 肠系膜静脉分支积气应与气腹鉴别,气腹很少呈线形、分支状改变,且很少见于小肠肠系膜边缘。

第三节 肝内血管分流

一、门体静脉分流

病例 女,48岁,主诉:肝硬化伴食管-胃底静脉曲张破裂出血半年余。查体无异常。实验室检查:白细胞计数$2.20×10^9/L$(↓),红细胞计数$3.57×10^{12}/L$(↓),血红蛋白72.0 g/L(↓),血小板计数$92×10^9/L$(↓)。横断位CTA门静脉期MIP图像示门静脉左右支增粗,门静脉右后支(图7-5A～D红色箭头所示)与肝右静脉(图7-5A～D黄色箭头所示)之前可见一交通支血管显影;冠状位门静脉期CTA MIP和VR图像,可清晰、直观显示门静脉右后支与肝右静脉间的异常血管影(图7-5E、F)。

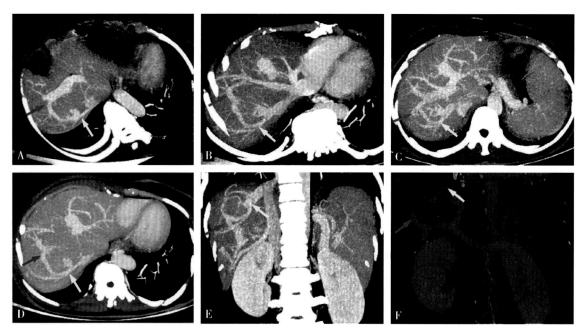

A～D. 横断位门静脉期CTA MIP图像;E. 冠状位门静脉期CTA MIP图像;F. 冠状位门静脉期CTA VR图像

图7-5 门静脉-肝静脉分流CT表现

诊断思路

48岁女性,慢性肝炎失代偿期肝硬化患者,门静脉高压、食管-胃底静脉曲张出血。CTA显示肝体积增大,肝实质内未见异常占位性病变,脾增大,门静脉主干及分支增粗,局部呈瘤样改变;门静脉右后支与肝右静脉间可见一支直径约 5 mm 异常血管与两者相交通,该血管强化程度和趋势与门静脉主干及分支类似。最终诊断为门静脉-肝静脉分流。

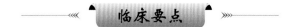

临床要点

肝内门体静脉分流(intrahepatic portosystemic venous shunt,IPSVS)是一种罕见的血管畸形,病因不明,可继发于肝硬化、门静脉高压或外伤。门静脉与肝静脉之间直接交通少见,而门静脉右支和下腔静脉相交通常见,且多见于门静脉高压患者。患者可无临床症状,部分可伴肝功能异常或代谢紊乱,可诱发肝性脑病。

Pask 等将位于肝门静脉与肝静脉、肝周静脉之间,直径>1 mm 的异常通道定义为 IPSVS,并将其分为 4 种类型。

Ⅰ型:门静脉右支与下腔静脉通过一条粗大血管相连。

Ⅱ型:一个肝段内,门静脉与肝静脉外周支通过一条末梢血管相连。

Ⅲ型:门静脉与肝静脉外周支通过血管瘤相交通。

Ⅳ型:门静脉和肝静脉间多个交通支分布于两个肝叶中。

【影像学表现】

1.CT 表现　大多数病例诊断需要依赖 CT 常规增强或 CTA 检查,门静脉期肝静脉表现不对称性早期强化,门静脉分支与肝静脉之间存在异常交通支。

2.超声表现　彩色多普勒超声对诊断肝内门体分流价值较大,可进一步识别肝内门静脉分流的存在、分型和血流方向,此外还可显示由连续的门静脉样血流信号到动脉瘤处的湍流信号,最终到肝静脉的双相波信号。

【鉴别诊断】

IPSVS 需与肝内血管畸形相鉴别。

1.单纯动脉或静脉畸形　畸形血管多为单纯动脉或静脉分支,呈不规则增粗、扩张,走行异常,其与相应血管主干相连续,且强化程度与之近似。

2.动-静脉畸形　供血动脉明显增粗,引流静脉迂曲、增粗,供血动脉和引流静脉之间尚可见多发迂曲血管团,而门静脉-肝静脉分流无畸形血管团。

3.动-静脉瘘　多因先天血管畸形或炎症、肿瘤等引起,动脉期静脉提前显影,而两者之间无交通支,且常伴邻近肝实质异常强化。

二、肝动脉-门静脉分流

病例　男,65 岁,主诉:出现梗阻性黄疸 1 个月。查体:全身皮肤及巩膜黄染。实验室检查:癌胚抗原及甲胎蛋白升高。横断位 CT 平扫图像示肝体积缩小,肝叶比例失调,肝表面不光整,肝门、肝裂增宽;肝右叶见类圆形低密度影,边界欠清;脾增大,腹水(图 7-6A ~ C);横断位动脉期 CT 图像示肝右叶病灶呈轻中度不均匀强化,门静脉左支(图7-6D 绿色箭头所示)提前均匀显影,显影程度与主动脉近似,门静脉右支(图7-6E 红色箭头所示)部分显影,管腔内见不规则充盈缺损,肠系膜上静脉(图7-6F 黄色箭头所示)未见显影(图7-6D~F);横断位门静脉期 CT 图像示肝右叶病灶强化程度减低,门静脉主干及分支增粗,门静脉右支内充盈缺损显示更加清晰,肠系膜上静脉显影良好(图7-6G~I,图7-6I 黄色箭头所示为肠系膜上静脉)。

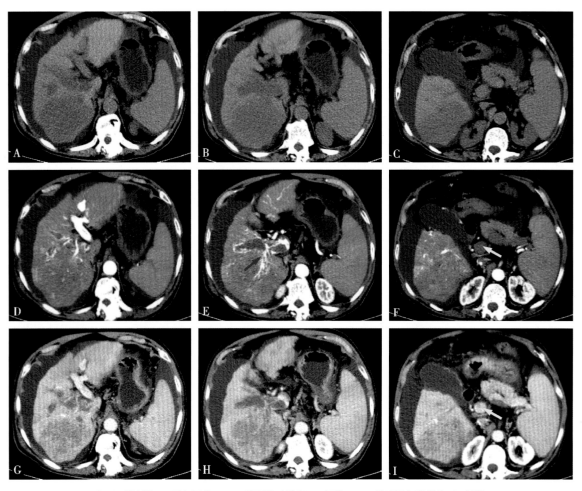

A~C.横断位 CT 平扫图像;D~F.横断位动脉期 CT 图像;G~I.横断位门静脉期 CT 图像

图7-6　肝动脉-门静脉分流 CT 图像

诊断思路

65 岁男性,乙肝肝硬化患者,肿瘤标记物癌胚抗原及甲胎蛋白明显升高。增强 CT 显示肝呈肝硬化改变,脾大、腹水;肝右叶较大稍低密度肿块影,病灶血供较丰富,增强扫描后动脉期呈不均匀强化;门静脉分支增粗,左支提前显影,显影程度与同层面腹主动脉近似,右支部分显影,内可见充盈缺损且呈不均匀强化,此时肠系膜上静脉尚未显影,可推理门静脉部分分支血流是来源于邻近动脉分支通过异常通路而来;门静脉期肝右叶病灶强化程度下降,门静脉右支内充盈缺损显影清晰。综上,肝右叶病灶呈"快进快出"征象,肝呈肝硬化改变,加上脾大、门静脉高压、腹水等继发征象,最终诊断为肝细胞癌伴肝动脉-门静脉分流、门静脉右支癌栓形成。

临床要点

肝动脉-门静脉分流(arterio-portal shunt,APS)是指肝动脉与门静脉系统之间相交通,可为器质性交通或功能性分流,肝动脉血通过门静脉再分配,病因上分为先天性(Osler-Weber-Rendu病等)和获得性(创伤、医源性、肝硬化、肝癌等)。

【影像学表现】

1. CT表现　任何原因所致的APS在多期增强CT上常有以下几种表现。①肝内周边区门静脉分支先于主干强化。②动脉期一过性肝实质异常强化(transient hepatic attenuation difference, THAD):表现为动脉期肝实质内楔形的一过性强化,其内可见小的门静脉分支,强化程度较主干显著。大的APS包括功能性分流和器质性分流。

(1)功能性APS:各种原因导致门静脉血运减少,相应区域动脉供血代偿增加,表现为动脉期肝实质区域性灌注增强,但门静脉分支不提前显影。常见于晚期肝硬化的患者,表现为动脉期肝周边的小三角形或楔形强化,有时可见轻微扩张的肝动脉分支。而平扫、门静脉期或延迟期多呈等密度或等信号,而小肝癌平扫及各期增强图像有特别的强化方式,这点可用于功能性APS和小肝癌的鉴别。此外,急性期脓肿也可引起相似的改变,表现为动脉期病变肝段的一过性强化,而门静脉期或延迟期消失。

(2)器质性APS:动脉血直接进入门静脉,动脉期肝实质灌注增强,其内可见门静脉分支提前显影。较少见,其中先天性动静脉畸形约占10%,大多数为医源性(手术、穿刺)、外伤、肿瘤所致,肝动脉与门静脉间存在异常通路,分流量大,偶尔可引起门静脉高压和心力衰竭。CT扫描表现为病变区门静脉分支在动脉期明显强化,伴有所属肝实质的早期异常强化,门静脉内的CT值衰减与主动脉平行;门静脉在早期强化的同时,脾静脉和肠系膜静脉不强化。肝小血管瘤(2 cm以下)、小肝癌、转移瘤等,可引起血窦水平的APS,表现为动脉期肿瘤实质强化及周边肝实质一过性强化,其尖端为瘤体。偶见非瘤性APS在动脉期上表现为结节样、外形不规则的非均匀强化区,此时与小肝癌鉴别困难,需要结合其他相关检查。

2. 超声表现　表现为动脉期相应区域门静脉血流的波动性流动。

3. MRI表现　增强扫描与CT表现相似,多在动脉期表现为肝内楔形一过性强化,平扫及其他时相呈等信号,其中T_2、门静脉期和延迟期均呈等信号,是鉴别APS和小肝癌的重要依据。

【鉴别诊断】

需要与肝内血管畸形和假性门静脉血栓相鉴别。

1. 肝内动-静脉畸形　通常可见增粗的供血动脉、迂曲扩张的引流静脉和两者之间相沟通的异常血管团,强化程度和趋势与肝动脉、门静脉相平行,CTA可清晰显示异常血管结构,而邻近肝实质可出现一过性异常强化,但无明显占位效应,DSA可明确诊断。

2. 假性门静脉血栓　多在门静脉早期出现,因门静脉期扫描时相过早,门静脉内因部分对比剂随着血液回流而提前不均匀显影,但此时肠系膜上静脉也同时显影,门静脉晚期门静脉主干及分支显影均匀,此征象可用来与APS相鉴别。

第四节 肝静脉-下腔静脉疾病

一、布-加综合征

病例1 男,53岁,主诉:腹胀5 d。查体:肝体积增大。实验室检查:总胆红素升高,直接胆红素升高。横断位及冠状位门静脉期CTA MIP图像示肝左、肝中静脉通过侧支汇入肝右静脉,并见左侧膈下静脉-心包静脉侧支循环开放(图7-7A、B);冠状位门静脉期CTA图像示下腔静脉膜性梗阻,并可见副肝静脉显影(图7-7C);冠状位门静脉期CTA MIP图像示门静脉主干及其分支管腔通畅(图7-7D)。

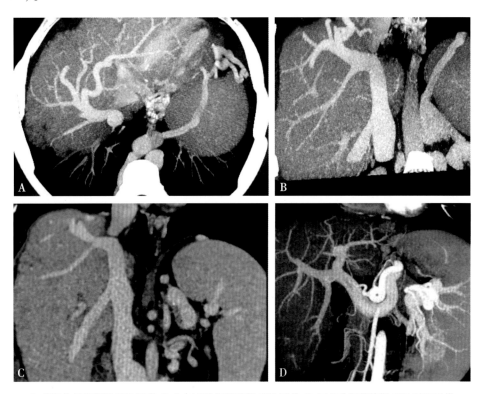

A.横断位门静脉期CTA图像;B、C.冠状位门静脉期CTA图像;D.冠状位门静脉期CTA MIP图像

图7-7 布-加综合征(混合型)CTA表现

诊断思路

53男性,5 d前无明显诱因出现腹胀,伴有上腹部疼痛。CTA显示肝体积增大,形态饱满,肝缘呈波浪状改变,肝实质密度不均,增强呈不均匀"花斑样"强化;食管、胃底、脾门区及肠系膜区见多发迂曲扩张静脉;下腔静脉肝段膜性狭窄,肝左、中静脉近下腔静脉处膜性狭窄,肝左、中静脉远端与肝右静脉间可见交通支、副肝静脉显影,最终诊断为布-加综合征(混合型)伴门静脉高压侧支血管开放。

病例2　男,52岁,主诉:发现肝硬化4年余。查体无异常。肝纤维化无创诊断示硬度值25.1 kPa,脂肪检测 CAP 130 dB/m;血凝六项示凝血酶原时间20.30 s(↑),国际化标准比值1.82(↑),活化部分凝血活酶时间41.00 s(↑)。横断位延迟期 CTA 图像显示肝体积缩小,比例失调,肝表面结节状改变;肝左、右静脉近心处狭窄,肝中静脉未见显影(图7-8A);冠状位延迟期 CTA 图像显示肝右静脉近心端狭窄(图7-8B);横断位 VR 图像显示肝左静脉及肝右静脉之间交通支形成(图7-8C)。DSA 图像示肝左及肝右静脉显影,肝中静脉未见明确显示,下腔静脉通畅(图7-8D)。

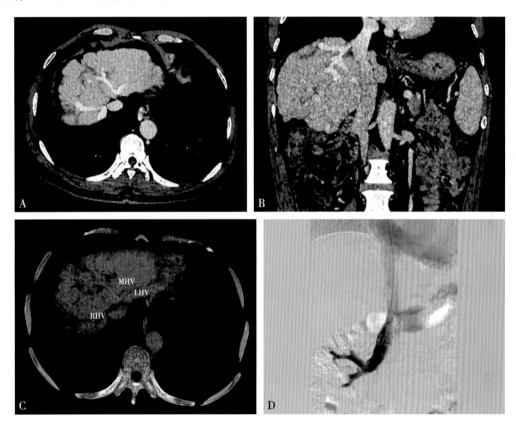

A.横断位延迟期 CTA 图像;B.冠状位延迟期 CTA 图像;C.横断位 CTA VR 图像;D.DSA 图像

图7-8　布-加综合征(肝静脉型)CTA 及 DSA 表现

诊断思路

52岁男性,发现肝硬化4年余,实验室检查支持肝硬化表现。CTA 示肝体积缩小,比例失调,肝表面结节状改变等肝硬化征象;肝实质强化不均,内见裂隙状强化减低影,局部呈花斑状改变;延迟期肝左及肝右静脉显影,近下腔静脉处膜性狭窄,肝左及肝右静脉间可见异常交通支显示,肝中静脉未见显影,而下腔静脉管腔通畅,未见明显变窄或栓子形成。DSA 示肝左及肝右静脉近下腔静脉处狭窄,下腔静脉管腔通常。诊断为布-加综合征(肝静脉型)。

病例3　男,31岁,主诉:间断腹痛、腹胀2年余,加重1 d。查体:腹部压痛。实验室检查无明显异常。横断位延迟期 CTA 图像示下腔静脉肝段纤细(图7-9A 红色箭头所示),管腔尚通常,下腔静脉肝下段正常结构消失,周围见多发迂曲静脉血管影(图7-9B 黄色箭头所示);肝中及肝右静脉显影良好(图 7-9A、B);冠状位和矢状位延迟期 CTA 图像可清晰显示下腔静脉肝段处呈线状改变,肝下段主干形态失常,周围多发迂曲血管影(图 7-9C、D)。DSA 图像可清晰显示下腔静脉肝段处纤细,肝下段周围多发迂曲扩张血管影,而肝静脉显影良好,管腔通畅(图 7-9E、F)。

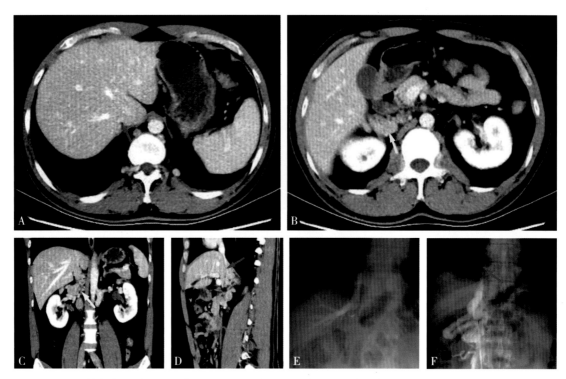

A、B. 横断位延迟期 CTA 图像;C. 冠状位延迟期 CTA 图像;D. 矢状位延迟期 CTA 图像;E、F. DSA 图像

图 7-9　布-加综合征(下腔静脉膜型)CTA 及 DSA 表现

诊断思路

31 岁男性,间断腹痛、腹胀 2 年余,肝功能正常,腹部可触及压痛。CTA 示肝形态、大小、密度及强化未见明显异常;延迟期肝左、中、右静脉显影良好,而下腔静脉肝段处狭窄,下腔静脉肝段以下至右肾门层面主干正常结构消失,周围见多发迂曲、扩张静脉血管影。DSA 示肝段下腔静脉纤细,肝段以下至右肾门层面可见粗细不均的静脉血管影,而三支肝静脉通畅。最终诊断为布-加综合征(下腔静脉膜型)。

临床要点

布-加综合征(即巴德-基亚里综合征,Budd-Chiari syndrome,BCS),是指肝静脉和/或肝段下腔静脉阻塞和/或狭窄所引起肝静脉和/或下腔静脉血流受阻,进而继发门静脉高压和下肢静脉淤血等一系列临床综合征。

临床表现:①门静脉高压,肝脾大;②下腔静脉高压,下肢水肿、静脉曲张、色素沉着、慢性溃疡,侧胸腹壁和腰部上行性浅静脉曲张;③伴随症状,如性功能减退,女性月经紊乱、不孕,男性阳瘘、会阴部或精索静脉曲张等。有门静脉高压表现并伴有胸腹壁特别是腰背部及双下肢静脉曲张者应高度怀疑本病。

临床分型为以下4种类型。

Ⅰ型：下腔静脉膜型（不全性、完全性膜性阻塞）。

Ⅱ型：下腔静脉节段型（不全性、完全性节段性阻塞）。

Ⅲ型：肝静脉型（膜性、节段性）。

Ⅳ型：混合型，即下腔静脉合并肝静脉型。

【影像学表现】

1. CT 表现　可用来鉴别肝静脉、下腔静脉回流受阻为先天性或继发于肿瘤、血栓或其他因素，尚可发现腹水、侧支循环等征象，但不易显示下腔静脉隔膜，对肝内侧支血管的显示不如超声和 MRI。

BCS 主要表现为：肝脾大，尾状叶增大是特征之一；不均匀脂肪变性，肝的外周部分密度偏低，尾状叶及左内叶中央部分密度相对较高；腹水、侧支循环开放。

增强扫描：①动脉期尾状叶及左内叶中央区迅速强化，以肝段下腔静脉为中心呈扇形分布，边缘模糊；门静脉期表现相反，外周部分延迟强化，上述区域迅速廓清。此因尾状叶及部分左内叶（S4 段）静脉血直接回流入下腔静脉，肝静脉回流受阻时上述区域受累较轻，肝实质血流代偿性增多。②肝实质呈斑片状强化，也称"马赛克"样强化，区域性或广泛性密度不均是其特征之一。③肝静脉不强化，肝静脉与下腔静脉间的连续性中断，血栓形成时显示腔内充盈缺损。肝尾状叶增大可致肝段下腔静脉呈裂隙状，其下方下腔静脉扩张呈圆形。若肝内侧支循环建立时可显示扩张的副肝静脉或侧支循环静脉，呈"蛛网状"。④肝外侧支静脉扩张，如奇静脉、半奇静脉和腰升静脉等迂曲增粗。

2. 超声表现　常作为 BCS 的首选检查方法，但对下腔静脉膜型病变显示不清，对完全性和不全性膜性阻塞亦不能完全鉴别，须结合其他检查方法。

3. MRI 表现

（1）肝脾大：区域性的脂肪变性表现为肝实质信号不均，尾状叶少受累或受累较轻。

（2）肝静脉、下腔静脉形态异常：①肝静脉狭窄或闭塞，肝静脉与下腔静脉不连接，肝段下腔静脉明显狭窄或阻塞；②下腔静脉隔膜和狭窄，狭窄段以下下腔静脉扩张，血流速度减慢，甚至形成湍流，信号不均；③肝静脉和下腔静脉血栓形成，呈软组织信号；④肝内侧支血管形成，呈"逗点"状或"蜘蛛网"状，走行紊乱。

（3）腹水。

（4）肝、椎旁间隙、腹壁静脉扩张：表现为迂曲、扩张的血管流空信号，奇静脉、腰升静脉扩张。

4. DSA 血管造影表现　是诊断 BCS 的金标准，根据下腔静脉和肝静脉造影能确定阻塞的部位、形态、范围、类型、侧支循环和血栓形成等情况。

（1）直接征象：有以下几种表现。

1）下腔静脉膜性阻塞：呈天幕状，阻塞部位在 T_9 椎体平面以上，长度多在 3 mm 以内。不全性膜性阻塞呈圆顶状,其中央或侧上方有一小孔相通,对比剂呈喷射状进入右心房。完全性膜性阻塞呈圆顶状,肝静脉扩张,阻塞端以下下腔静脉明显扩张,对比剂向下走行。

2)下腔静脉节段性狭窄或阻塞:阻塞部位在 T_9 椎体平面以下,呈圆锥形或不规则形,长度在 4 mm 以上。不全性阻塞呈节段性狭窄,完全性阻塞两端呈圆顶状,近心端下腔静脉扩张不明显,侧支循环丰富,对比剂经侧支循环回流。

3)肝静脉膜性和节段性阻塞:肝左静脉最易受累,肝中静脉次之,肝右静脉较少。对比剂在肝静脉内滞留,肝静脉扩张,对比剂呈喷射状进入下腔静脉。

(2)间接征象:下腔静脉阻塞可见右肝静脉扩张、显影。其侧支血管腰静脉、肾静脉、腰升静脉、脊柱旁静脉、肋间静脉、奇静脉和半奇静脉明显增粗,走行迂曲。

肝静脉阻塞时对比剂经扩张的副肝静脉进入下腔静脉,或经肝内网状静脉侧支循环进入第三肝门部的肝短、肝背静脉再进入下腔静脉,部分对比剂经心包膈静脉回流。

血栓形成:肝静脉、下腔静脉管腔内出现充盈缺损。

【鉴别诊断】

需要与门静脉高压相关疾病如肝硬化、血吸虫病、门静脉阻塞、右心衰竭、下腔静脉癌栓或血栓等疾病相鉴别。

1.肝硬化　肝炎、酒精、药物等原因所致肝硬化,除肝形态学改变、门静脉高压相关并发症等,肝静脉及下腔静脉通常无异常。

2.右心衰竭　患者因右心功能不全导致下腔静脉回流障碍,肝因淤血而体积增大,强化不均,但患者肝静脉及下腔静脉均无异常。

3.下腔静脉癌栓　患者多伴有其他恶性肿瘤病史,下腔静脉狭窄或阻塞段内可见不规则充盈缺损,增强有不同程度强化。

4.下腔静脉血栓　患者多因下肢静脉血栓回流造成,常伴下肢静脉曲张,而肝静脉及肝实质表现多正常。

二、下腔静脉原发肿瘤

病例　男,76 岁,主诉:双下肢进行性水肿 1 月余。查体:双下肢水肿、疼痛。实验室检查:癌胚抗原升高。MRI 检查横断位 T_1WI 平扫图像示右肾门层面下腔静脉管腔扩张,内可见不均匀低信号(图 7-10A);横断位 T_2WI 压脂图像示下腔静脉内病灶呈稍高信号,周围可见更高信号影(图 7-10B);横断位 DWI 图像示下腔静脉病灶内弥散受限(图 7-10C);横断位动脉期图像示下腔静脉内病灶呈不均匀轻中度强化(图 7-10D);横断位门静脉期图像示病灶内部分组织呈延迟强化(图 7-10E)。

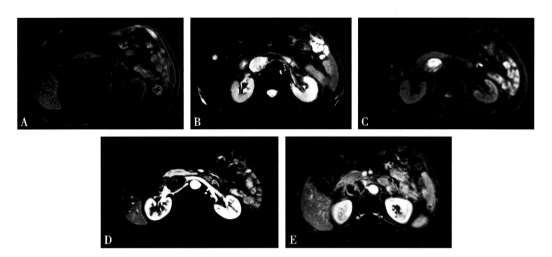

A.横断位 T_1WI 平扫图像；B.横断位 T_2WI 压脂图像；C.横断位 DWI 图像；D.横断位动脉期图像；E.横断位门静脉期图像

图7-10　下腔静脉平滑肌肉瘤 MRI 表现

诊断思路

76岁男性，双下肢进行性水肿1月余。MRI平扫示病灶位于右肾门层面下腔静脉内不均匀长 T_1、稍长 T_2 信号影，边界不清，弥散受限，下腔静脉管腔局限性扩张，病灶沿腔内纵向生长，部分层面可见病灶跨越管壁向外侵犯，与邻近十二指肠及胰腺分界欠清，增强扫描后病灶呈轻中度不均匀延迟强化，依据病灶生成方式和影像特征考虑来源于下腔静脉的恶性病变。诊断为来源于下腔静脉的平滑肌肉瘤。结合术后病理及免疫组化诊断为下腔静脉平滑肌肉瘤（leiomyosarcoma of the IVC）。

临床要点

血管平滑肌肉瘤是一种罕见的恶性肿瘤，起源于血管中层的平滑肌组织，相对常见于下腔静脉，好发于60岁左右的老年女性，男女比例约1：4。其临床表现取决于肿瘤发生的部位，以及有无合并血栓形成。下腔静脉可分成三个部分：肾静脉以下、肾静脉至肝静脉、肝静脉至右心房，其中肾静脉至肝静脉段为平滑肌肉瘤的好发部位，肿瘤可向腔外或腔内生长，血行转移至肝、肺和脑。

【影像学表现】

1.CT表现　增强扫描可清晰显示肿瘤位于下腔静脉内，合并出血坏死时密度不均。肿瘤多为乏血供，边缘可见强化，可侵犯管壁向腔外生长，此时与腹膜后其他肿瘤难以鉴别。

2.超声表现　通常表现为下腔静脉内分叶状肿块，以低回声为主，偶尔可见高回声"晕环"，内可见血流信号。

3.MRI表现　对平滑肌肉瘤与血管壁及周围的关系显示更为清晰，T_1WI 一般呈稍低信号，T_2WI 轻微高信号或等信号，呈轻中度不均匀强化。

【鉴别诊断】

腔内型需与下腔静脉血栓或癌栓鉴别,而腔外型需与腹膜后肿瘤侵及下腔静脉相鉴别。

1. 下腔静脉血栓或癌栓　血栓多无强化,且管腔无明显扩张;癌栓常伴血管管腔扩张,增强呈不均匀强化,且多伴有相关其他部分恶性肿瘤征象。

2. 腹膜后肿瘤侵及下腔静脉　腹膜后组织或肾上腺来源恶性肿瘤可侵及下腔静脉,但常引起下腔静脉管腔受压变窄或移位,且很少伴有管腔扩张或沿静脉走行方向生长;而肿瘤较大包绕整个下腔静脉时,术前难以与下腔静脉肉瘤相鉴别。

参考文献

[1] BAYONA MOLANO M D P, KRAUTHAMER A, BARRERA J C, et al. Congenital intrahepatic portosystemic venous shunt embolization: a two-case experience[J]. Clin Case Rep, 2020, 8(4): 761-766.

[2] KASHGARI A, AL OTIBI M. Congenital intrahepatic portosystemic venous shunt[J]. Int J Pediatr Adolesc Med, 2020, 7(1): 56-57.

[3] 李培杰, 苏蕾, 郭和合, 等. 宽体能谱CT结合高浓度碘对比剂对布-加综合征的诊断价值[J]. 中华放射学杂志, 2020, 54(5): 408-412.

[4] 吴磊, 张雪, 陈启鸿, 等. 磁共振成像与数字减影造影诊断布-加综合征下腔静脉病变的比较[J]. 中华肝胆外科杂志, 2017, 23(6) 361-364.

[5] COILLY A, POTIER P, BROUÉ P, et al. Budd-Chiari syndrome[J]. Clin Res Hepatol Gastroenterol, 2020, 44(4): 420-425.

[6] ILIESCU L, TOMA L, MERCAN-STANCIU A, et al. Budd-Chiari syndrome-various etiologies and imagistic findings. A pictorial review[J]. Med Ultrason, 2019, 21(3): 344-348.

[7] WANG M X, MENIAS C O, ELSHERIF S B, et al. Current update on IVC leiomyosarcoma[J]. Abdom Radiol (NY), 2021, 46(11): 5284-5296.

[8] PUERTA A, VILAR J A, NÚÑEZ J, et al. Leiomyosarcoma of the inferior vena cava[J]. Cir Esp (Engl Ed), 2020, 98(4): 243-245.

第八章　肝外伤

病例1　女,8岁,主诉:乘坐电动车时与机动车相撞1 d。查体:右侧季肋部压痛。实验室检查无明显异常。横断位CT平扫图像示肝尾叶裂隙状稍低密度影,边缘模糊(图8-1A);横断位动脉期CT图像示肝尾叶条状稍低密度影,边界不清,占位效应不明显(图8-1B);横断位门静脉期CT图像示肝尾叶条状低密度影未见强化,与邻近肝实质分界尚清,双侧胸腔可见少量积液(图8-1C)。

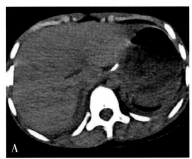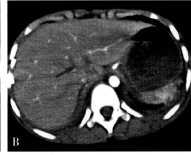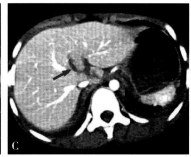

A.横断位CT平扫图像;B.横断位动脉期CT图像;C.横断位门静脉期CT图像

图8-1　肝外伤CT表现(病例1)

诊断思路

8岁女孩,有明确的外伤病史,查体季肋部压痛。CT显示肝尾叶包膜下条状低密度影,边界不清,占位效应不明显,病变大小约0.8 mm×2.2 cm,增强未见强化。结合病史诊断为肝挫裂伤,Ⅰ级。

病例2　男,48岁,主诉:外伤后全身多处疼痛、肿胀、出血14 d,发热3 d。体格检查:全身多处擦伤、肿胀,局部伴出血,右上腹部按压痛。实验室检查:白细胞计数17.6×10⁹/L,红细胞计数3.6×10¹²/L,血红蛋白114 g/L。横断位CT平扫图像示肝左、右叶交界处不规则片状低密度影,内见团块状稍高密度,病灶边界不清,占位效应不明显(图8-2A);横断位动脉期和门静脉期CT图像示病灶未见确切强化,门静脉右支显影,管腔通畅(图8-2B、C)。

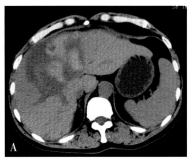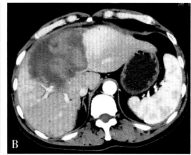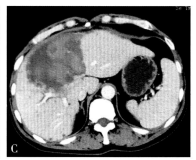

A.横断位 CT 平扫图像；B.横断位动脉期 CT 图像；C.横断位门静脉期 CT 图像

图 8-2 肝外伤 CT 表现（病例 2）

诊断思路

48 岁男性，有明确的外伤病史，查体全身多处皮肤擦伤渗血，腹部有压痛。实验室检查白细胞升高，红细胞及血红蛋白减低。CT 平扫显示肝左、右叶交界处大片状混杂密度影，边界不清，范围 9.8~11.2 cm，占位效应不明显，增强病灶未见强化，邻近门静脉及肝动脉血管显影良好。结合病史诊断为肝挫裂伤，Ⅲ级。

病例 3　男，4 岁，主诉：电动车车把撞伤右上腹部 3 d，黑便半天。查体：右上腹部压痛明显。实验室检查：红细胞计数 3.2×10^{12}/L，血红蛋白 101 g/L。横断位 CT 平扫图像示肝右后叶实质内楔形低密度影，内见条片状稍高密度影，边缘光整，占位效应不明显（图 8-3A）；横断位动脉期 CT 图像示肝右后叶不规则低密度影未见强化，邻近肝动脉显影良好（图 8-3B）；横断位和冠状位门静脉期 CT 图像示肝右后叶病灶仍未见强化，病灶内门静脉分支显影良好（图 8-3C、D）。

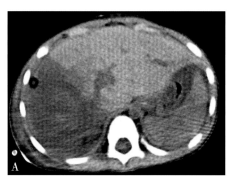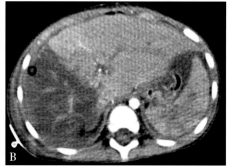

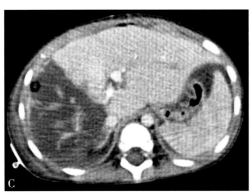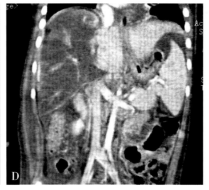

A.横断位 CT 平扫图像;B.横断位动脉期 CT 图像;C.横断位门静脉期 CT 图像;D.冠状位门静脉期 CT 图像

图 8-3　肝外伤 CT 表现(病例 3)

诊断思路

4 岁男孩,有明确的右上腹撞击伤病史,且伴右上腹部压痛,红细胞和血红蛋白降低。CT 平扫显示肝右后叶上、下段楔形混杂密度影,边界尚清,占位效应不明显;增强扫描病灶未见强化,病灶周围邻近肝动脉显影良好,病灶内门静脉分支显影良好,未见受压或扩张。结合病史诊断为肝挫裂伤,Ⅳ级。

临床要点

肝是人体最大的实质脏器,虽有肋骨和脊柱保护,但肝实质脆弱,结构复杂,血运丰富,活动受限,易受暴力作用而损伤,发生率仅次于脾损伤。上腹部闭合性和开放性的外伤常为直接原因,闭合性外伤多为钝性暴力如拳击、严重挤压等,开放性损伤多为锐性暴力如刀伤、枪伤等。常见的病理损伤为包膜下血肿和实质内血肿、肝实质撕裂伤、血管损伤、合并感染及肝坏死等。临床上表现为右上腹或全腹疼痛。

根据美国创伤外科协会(American Association for the Surgery of Trauma,AAST)器官伤分类委员会肝外伤分级标准修订版,对肝破裂伤程度分为 5 级(表 8-1)。

表 8-1　肝破裂伤分级

级别	表现
Ⅰ级	血肿位于被膜下,<10% 肝表面积,被膜撕裂、肝实质撕裂深度<1 cm
Ⅱ级	血肿位于被膜下,10% ~50% 肝表面积,实质血肿直径<10 cm。裂伤:肝实质撕裂伤深度 1 ~3 cm,长度<10 cm
Ⅲ级	血肿位于被膜下,>50% 肝表面积或仍在继续扩大;被膜下或实质内血肿破裂,实质内血肿>10 cm 或仍在继续扩大。裂伤:裂伤深度>3 cm

续表 8-1

级别	表现
IV 级	裂伤:实质破损累及 25% ～75% 的肝叶或在单一肝叶内有 1～3 个肝段受累
V 级	裂伤:实质破裂超过 75% 肝叶或在单一肝叶内超过 3 个肝段受累。血管:近肝静脉损伤,即肝后下腔静脉、肝静脉主支受损

注:Ⅲ级以上分级每增加一个额外损伤,其损伤程度增加 1 级

【影像学表现】

1.X 线造影表现 肝三角消失,肝下缘模糊不清;结肠肝曲受压向下方移位;腹腔内有液体积存或游离气腹;有时可见右下胸部肋骨骨折、胸腔积液、气胸或皮下气肿等。

2.CT 表现 CT 是判断肝损伤范围及程度最精确的检查方法,尤其是增强 CT 检查,可作为指导治疗的依据。具体表现如下。

(1)肝包膜下血肿:好发于肝右叶前外侧缘,呈新月形或双凸形,平扫呈等密度或低密度,边缘清楚,邻近肝组织受压变形,增强扫描血肿壁可见强化,血肿不强化。急性血肿时,CT 值可略高,血肿密度随时间推移逐渐降低,在 6～8 周内吸收。

(2)肝实质内血肿:病灶多呈圆形或椭圆形,边缘不清,急性期为高密度,血肿密度随时间推移而逐渐降低,最终成低密度的包裹性积液,范围可缩小或轻度增大,增强扫描不强化。

(3)肝挫裂伤:表现为肝内呈分支状或窄带状的低密度影,边缘模糊,增强扫描不强化。急性撕裂伤边缘多呈锐利的锯齿状,随时间推移边缘逐渐模糊。肝撕裂伤可与血管或胆管相通,导致其他部位损伤。

(4)肝血管损伤:增强扫描可见肝损伤区域静脉连续性中断,相应的肝引流区无强化;亦可见沿肝内门静脉及分支走行的轨状或环状低密度影。大血管断裂会引起肝门周围组织血供锐减,增强扫描表现为楔形强化减低区,尖端指向肝门,底部位于肝周边,多时相增强扫描可有助于诊断假性动脉瘤形成。

(5)其他:合并胆囊损伤时可表现为胆囊变形、肿胀、向中线移位,压迫十二指肠,或囊壁不规则增厚甚至撕裂,腔内出血、黏膜撕脱、胆囊窝积液等;合并腹膜炎者较少见,表现为腹腔内渐进性增多的游离积液、腹膜增厚,可有强化。

3.超声表现 超声可有效显示肝损伤如血肿、肝裂伤等,但无法准确判断肝损伤的程度,可能会造成漏诊。包膜下血肿通常表现为包膜下梭形或新月形影,随时间变化其内回声也发生改变。急性期通常表现为无回声液体影,2 h 后其内回声增强,随时间变化并再次减低,4～5 d 内血肿演变成低回声伴后方回声增强,1～4 周内血肿内可出现分隔。肝裂伤的声像图也会随时间而改变,早期可表现为稍高回声,逐渐演变成低回声甚至囊性结构,其他合并症如膈肌断裂表现为回声中断。

4.MRI 表现 MRI 检查在急性肝损伤中应用价值有限,一般作为治疗过程中复查对比时参考,或用于孕妇及幼儿患者,以避免 CT 的辐射损伤。包膜下血肿表现为肝包膜下边界清晰、新月形或双凸形的异常信号。肝撕裂伤在 MRI 上表现为肝内不规则形或星芒状的裂隙,可延伸到肝的周边区域。肝内血肿表现为肝内圆形、卵圆形或不规则形病灶,增强扫描无强化或仅轻微的边缘强

化,病灶可与门静脉分支相通。

肝包膜下或肝内血肿的信号随着外伤的时间不同而改变。外伤所致的肝内出血早期,血肿在
T_1上呈低信号,T_2呈高信号。随后几天内,细胞内去氧血红蛋白和正铁血红蛋白形成,在T_2上血肿
的信号逐渐降低。随后,正铁血红蛋白发生再分布,从溶解的红细胞内释放出来,进入细胞外间
隙,T_1上血肿的信号明显升高,T_2信号轻度升高。这种信号的改变始于血肿的周边,随时间逐渐向中
心进展。几周后,巨噬细胞吞噬血红蛋白代谢产物,以铁蛋白和含铁血黄素的形式存在,T_2周边信号
降低,T_1也可见较轻的信号改变。因此在T_1和T_2上均可见到典型的双环信号,内部为明亮的高信
号,外周为低信号。

【鉴别诊断】

1. 不均匀性脂肪肝　局部呈片状低密度影,单纯CT平扫图像与肝外伤有时难以鉴别,但脂肪
肝患者多无明显症状,结合患者病史及增强扫描可进一步明确诊断。

2. 肝内占位性病变伴出血　富血供的肝内占位性病变在经受外力或自发的情况下也可出
血,CT平扫时病灶多表现为圆形或类圆形混杂密度影,边界清或不清,但病灶较大时多有不同程度
的占位效应,即病灶对邻近肝实质、肝血管或胆管推压改变;CT增强扫描肝内占位性病变多伴有不
同程度强化,而肝挫裂伤无明显强化,有助于两者鉴别。

参考文献

[1] DURON V, STYLIANOS S. Strategies in liver trauma[J]. Semin Pediatr Surg, 2020, 29(4):150949.

[2] KOZAR R A, CRANDALL M, SHANMUGANATHAN K, et al. Organ injury scaling 2018 update: spleen, liver, and kidney[J]. J Trauma Acute Care Surg, 2018, 85(6):1119-1122.

[3] KIM S J, AHN S J, CHOI S J, et al. Optimal CT protocol for the diagnosis of active bleeding in abdominal trauma patients[J]. Am J Emerg Med, 2019, 37(7):1331-1335.

[4] GONG J, MEI D, YANG M, et al. Emergency CT of blunt abdominal trauma: experience from a large urban hospital in Southern China[J]. Quant Imaging Med Surg, 2017, 7(4):461-468.

[5] PILLAI A S, KUMAR G, PILLAI A K. Hepatic trauma interventions[J]. Semin Intervent Radiol, 2021, 38(1):96-104.

[6] GÄBLE A, MÜCK F, MÜHLMANN M, et al. Acute abdominal trauma[J]. Radiologe, 2019, 59(2): 139-145.

第九章 胆系良性病变

第一节 胆囊结石

病例1 女,31岁,主诉:右上腹部间断疼痛伴呕吐、腹泻1年余,加重1个月。横断位CT平扫图像示胆囊内类圆形高密度影(图9-1A);横断位动脉期、门静脉期CT图像增强未见强化(图9-1B、C)。超声图像可见强回声影伴后方声影(图9-1D)。

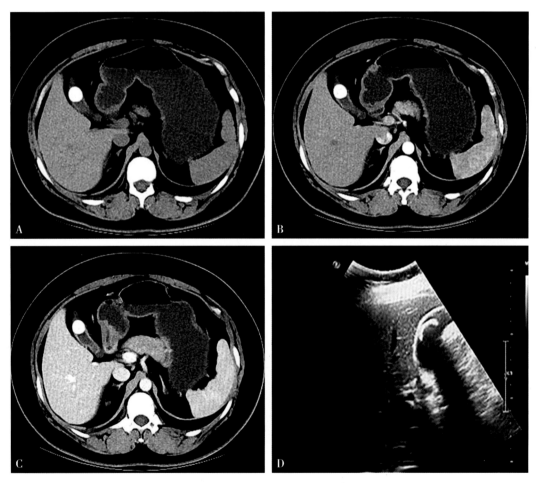

A.横断位CT平扫图像;B.横断位动脉期CT图像;C.横断位门静脉期CT图像;D.超声图像

图9-1 胆囊结石CT及超声表现

诊断思路

31 岁女性,以"右上腹部间断疼痛伴呕吐腹泻 1 年余,加重 1 个月"为主诉入院。患者 1 年前无明显诱因出现右上腹疼痛,伴腹胀、呕吐、腹泻,夜间疼痛加剧,不可耐受,自诉屈膝卧位后疼痛稍缓解。CT 检查表现为胆囊不大,壁不厚,腔内可见类圆形高密度影。结合患者的临床表现及典型影像特征,拟诊断为胆囊结石,经术后病理确诊为胆囊结石。

病例 2　男,66 岁,主诉:右上腹部不适 5 月余。横断位 CT 平扫图像示胆囊内泥沙样高密度影(图 9-2A);横断位动脉期及门静脉期 CT 图像示胆囊内泥沙样高密度影,增强无强化(图 9-2B、C)。

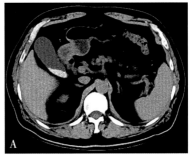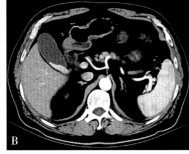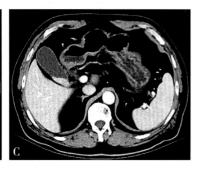

A.横断位 CT 平扫图像;B.横断位动脉期 CT 图像;C.横断位门静脉期 CT 图像

图 9-2　胆囊泥沙样结石 CT 表现

诊断思路

66 岁男性,无明显诱因出现右上腹部不适 5 月余,CT 平扫见胆囊内泥沙样高密度影,增强无强化。结合患者的临床表现及典型影像特征,拟诊断为胆囊泥沙样结石,经术后病理确诊为胆囊泥沙样结石。

病例 3　女,65 岁,主诉:上腹部隐痛不适 3 月余。横断位 CT 平扫图像示胆囊内稍低密度影,边界清晰(图 9-3A 箭头所示);增强 CT 未见强化,胆囊壁增厚、毛糙(图 9-3B ~ D)。

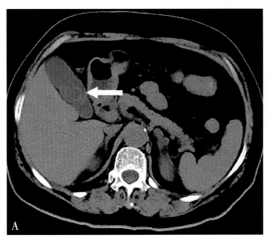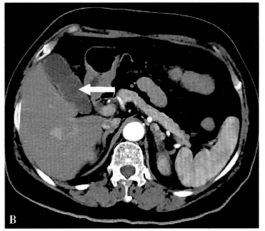

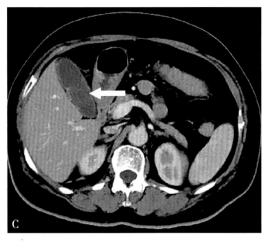
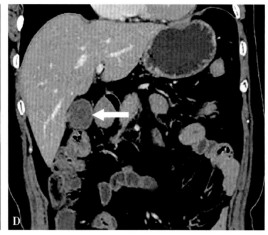

A.横断位 CT 平扫图像;B.横断位动脉期 CT 图像;C.横断位门静脉期 CT 图像;D.冠状位门静脉期 CT 图像

图 9-3 胆囊阴性结石 CT 表现

诊断思路

65 岁女性,以"上腹部隐痛不适 3 月余"为主诉入院。患者 3 个月前无明显诱因出现上腹部隐痛不适,伴腹胀。CT 检查表现为胆囊内类圆形稍低密度影,增强未见强化,胆囊壁增厚、毛糙。结合患者的临床表现及典型影像特征,拟诊断为胆囊阴性结石、胆囊炎,经术后病理确诊为胆囊结石、胆囊炎。

临床要点

胆囊结石(cholecystolithiasis)以中年女性多见,发病率大约是男性的 2 倍,按化学成分分为3 类:①胆固醇性结石,其胆固醇含量高,可达 80% 以上;②胆色素性结石,其胆固醇含量低,一般低于 25%;③混合性结石。三类结石中以胆固醇性结石最为常见。结石的形成有许多影响因素,如胆汁的成分变化、胆囊收缩、胆汁的排泄、胆汁内黏蛋白的含量及胆囊黏膜表面毛糙与否等。胆色素性结石大都是胆红素钙结石,在正常胆汁中,约 96% 的胆红素为结合型胆红素,当胆囊感染时,胆汁中的脱落上皮、炎症细胞及其残屑、细菌及寄生虫(残体和虫卵)等可以构成胆红素钙结石的核心。这类结石与感染关系密切,往往在短期内形成,故结构相对较疏松。

胆囊结石的临床表现与结石的大小、数量、位置及有无合并感染密切相关,可无症状或仅有上腹不适等胃肠道症状,有时胆囊结石虽大或完全充满胆囊,症状也可不典型,当结石嵌顿于 Hartman(哈特曼)袋时,可出现典型的胆绞痛症状,表现为进食油脂食物诱发史,右上腹阵发性剧烈绞痛,向右肩部放射,少数位于剑突下及右下胸部,恶心但呕吐较少,病情发展至化脓性胆囊炎可有发热或其他菌血症表现。

【影像学表现】

1. X 线表现　X 线平片可发现胆囊阳性结石,表现为右上腹大小不等、边界清楚的高密度影,结石形状多变,以圆形、卵圆形为多见,多发胆囊结石可聚集成堆形似石榴籽。

2. CT 表现　因结石的成分不同,在 CT 上可表现为 5 种不同的类型:①均匀高密度结石;②均匀

略高密度结石;③等密度结石;④环状结石(中间密度低,周围呈环状钙化样高密度)或不规则结石;
⑤低密度结石,其 CT 值低于胆汁。结石中胆固醇越多,其密度越低,胆红素钙越多,则密度越高,对
于等密度或较小的结石,CT 往往会漏诊。等密度结石需与胆囊占位性病变相鉴别,结石则可随体位
改变而变化,后者位置固定,增强后可见不同程度强化。

3. 超声表现　超声为检查胆囊结石的首选。典型胆囊结石在超声图像中表现为胆囊壁粗糙且
毛糙度较高,胆囊腔内部形态较为稳定,且可见较大强回声团具有极为清晰的边界,而患者在检查
过程中,如果适当移动体位可见强回声团与后方回声影随之发生变化。

充满型胆囊结石患者的超声图像可见明显的胆囊壁增厚,但大多数患者均无胆囊内液性透声
腔,而患者的胆囊后半部分包括后壁无法完全显示,具有较为清晰的结石壁声影三合征。

胆囊颈结石超声图像基本可见,胆汁衬托能够明显见到横切面上结石嵌顿于胆囊颈,当在检查过
程中无法看到结石具体位置伴有胆囊肿大现象,应将患者的体位改变为左前倾,有助于结石暴露。

泥沙样胆结石主要因结石大小不同,会出现不同的胆囊结石特征。颗粒较大且沉积较厚现象
中可见沉积状强回声带,并且可见明显声影具有一定的移动性。而如果颗粒较小,可见患者的胆囊
后壁不光滑,具有高度的毛躁感,其后壁回声较前壁和侧壁更强,随体位改变其回声可见细小发丝
状强回声。

4. MRI 表现　胆囊结石的 MRI 特征表现为胆囊内圆形、椭圆形小石子或聚集成堆的石榴籽状
结构,T_1WI、T_2WI 常呈低信号,边缘清楚。T_2WI 及 MRCP 图像上,在周围高信号胆汁衬托下,充盈
缺损的结石往往能得到清晰的显示。而胆囊泥沙样结石则主要靠 T_2WI 显示,MRCP 显示不理想。

【鉴别诊断】

胆囊结石表现不典型时应与胆囊息肉、腺瘤、腺肌病甚至胆囊癌鉴别,结石的特点为一般边界
清晰,结石位置可随体位变换而改变,增强无强化。而胆囊隆起性病变均有不同程度强化。

第二节　胆囊炎

病例 1　女,37 岁,主诉:间断右上腹痛 20 d,发现胆囊结石 3 d。患者 20 d 前无明显诱因出现
右上腹部持续性疼痛,疼痛剧烈,伴恶心、呕吐,呕吐物为胃内容物,于当地医院彩超检查发现胆囊
结石并胆囊炎。横断位 CT 平扫图像示胆囊壁增厚、毛糙(图 9-4A);横断位动脉期及门静脉期 CT
图像示胆囊壁“分层样”强化(图 9-4B、C)。

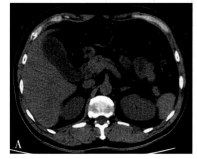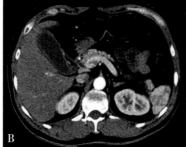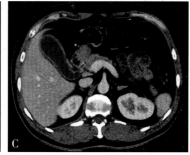

A. 横断位 CT 平扫图像;B. 横断位动脉期 CT 图像;C. 横断位门静脉期 CT 图像

图 9-4　急性胆囊炎 CT 表现

诊断思路

37 岁女性，以"间断右上腹痛 20 d，发现胆囊结石 3 d"为主诉入院。CT 检查显示胆囊增大，胆囊壁水肿、毛糙，呈"分层样"强化。结合患者的临床表现及典型影像特征，诊断为急性胆囊炎，经术后病理确诊为急性胆囊炎。

病例 2　女，30 岁，主诉：发现胆囊结石 3 年余，反复右上腹疼痛不适 11 个月。患者 3 年前体检发现胆囊结石，无腹痛、腹胀等不适症状，未予重视治疗。11 个月前患者出现右上腹疼痛发作，放射至后背，程度剧烈，难以忍受，至他院就诊，给予消炎、保肝等对症支持治疗后症状缓解，无发热、畏寒。5 d 前患者超声示胆囊体积小且壁厚、毛糙，内可见强回声团。横断位动脉期、门静脉期 CT 及冠状位 CT 平扫图像示胆囊体积缩小，壁稍增厚，囊颈部及胆囊底可见结节状致密影（图 9-5A ~ C）。术后病理图像示慢性胆囊炎伴胆囊结石形成（图 9-5D）。

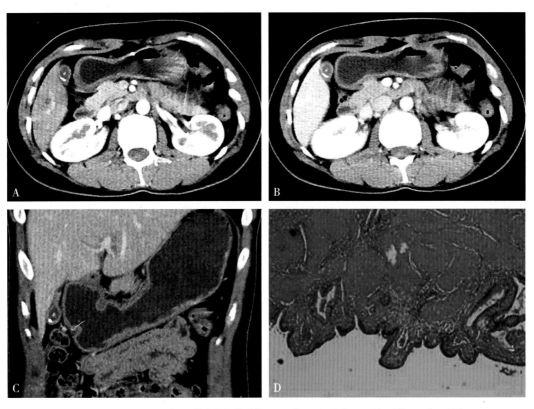

A. 横断位动脉期 CT 图像；B. 横断位门静脉期 CT 图像；C. 冠状位 CT 平扫图像；D. 病理图像

图 9-5　慢性胆囊炎 CT 及病理表现

诊断思路

30 岁女性，以"发现胆囊结石 3 年余，反复右上腹疼痛不适 11 个月"为主诉入院。CT 显示胆囊体积缩小，壁增厚，增强呈均匀强化，腔内可见结节状致密影。结合患者的临床表现及典型影像特征，诊断为慢性胆囊炎伴结石，经术后病理证实为慢性胆囊炎伴结石形成。

临床要点

（一）急性胆囊炎

急性胆囊炎（acute cholecystitis）是胆囊结石最常见的急性并发症。80%～90%是由胆囊结石引起胆囊管梗阻而继发的胆囊急性炎症，称结石性胆囊炎。临床上急性结石性胆囊炎以女性多见。常见原因为结石嵌顿于胆囊颈或堵塞胆囊管，结石直接损伤黏膜，胆汁排出受阻，进一步浓缩，进而损伤黏膜，引起胆囊壁水肿甚至坏死。急性非结石性胆囊炎常由感染所致，致病菌以大肠埃希菌等革兰氏阴性杆菌为主，常合并厌氧菌感染，多见于老年男性，常发生于严重创伤、手术、休克、糖尿病患者。临床表现以右上腹疼痛为主，早期为持续性胀痛，稍后表现为阵发性绞痛，炎症波及浆膜层及壁腹膜时，可伴有腹膜炎表现，如右上腹压痛、反跳痛、肌紧张、持续性剧痛，深呼吸时疼痛加剧，可放射到右肩部，伴恶心、呕吐，严重者可有发热、畏寒、墨菲（Murphy）征阳性，部分病例可出现黄疸。

【影像学表现】

1.CT表现　急性胆囊炎的诊断主要依靠临床及超声检查确诊，CT可作为一种辅助性的检查手段。①胆囊扩大，其横径可达5 cm以上，常见但不具有特异性。②胆囊壁增厚、毛糙，是诊断胆囊炎的重要依据，通常表现为弥漫性、向心性增厚，增强扫描强化明显，且持续时间较长，偶可呈结节状增厚，难与胆囊癌鉴别。③胆囊周围低密度水肿带。其他表现有胆囊内结石、积气、出血、穿孔及合并肝内脓肿等。

2.超声表现　超声是诊断急性胆囊炎快速简便的非创伤检查手段，根据声像学检查可表现为如下特征：①超声探头按压胆囊区，墨菲征阳性，触痛明显；②胆囊的长径和宽径可正常或稍大，由于张力增高常呈椭圆形；③胆囊壁弥漫性中度肥厚，厚度大于3 mm，胆囊体积增大，轮廓不清，内缘模糊，外缘清晰，形态欠规则，正常层次结构消失，有时呈双环状；④胆囊内容物透声降低，回声不均匀，囊壁周围条索状高回声增多，可出现絮状散在的回声光电。

3.MRI表现　T_2WI常表现为胆囊壁增厚、胆囊增大和信号强度增高、胆囊窝积液及周围肝组织水肿。胆囊壁厚度常大于3 mm，但常因胆汁淤积、胆囊内压力增加而并不显著。T_1WI胆囊壁及胆囊腔常表现为显著低信号，但胆汁可因浓缩在T_1WI表现为信号增高，甚至分层现象。

【鉴别诊断】

1.低蛋白血症所致的胆囊改变　常有肝炎、肝硬化及反复的腹水，胆囊壁厚度均匀，往往合并胆囊窝积液，无急性胆囊炎症状及体征。

2.慢性胆囊炎急性发作　胆囊可肿大，形态常不规则，壁厚较均匀，增强后不均匀强化，大部分囊壁强化程度较急性胆囊炎低。

（二）慢性胆囊炎

慢性胆囊炎（chronic cholecystitis）是胆囊持续、反复发作的炎性过程。多由反复发作的急性胆囊炎发展而来,90%患者伴有胆囊结石。病理特点为黏膜下或浆膜下纤维组织增生伴单核细胞浸润,随着炎症进展,胆囊与周围组织粘连,胆囊萎缩并失去功能。多数慢性胆囊炎患者无明显症状,无症状者约占所有患者的70%。较为常见的症状是反复发作的右上腹不适或右上腹痛,其发作常与油腻饮食、高蛋白饮食有关。少数患者可能会发生胆绞痛,系由结石嵌顿于胆囊颈部或胆囊管诱发胆囊、胆道平滑肌及奥迪(Oddi)括约肌痉挛收缩而引起的绞痛,表现为右上腹或上腹部持续疼痛伴阵发性加剧,可向右肩背部放射。当出现慢性胆囊炎急性发作时,表现为急性胆囊炎相应的症状和体征。

【影像学表现】

1.CT表现　CT诊断慢性胆囊炎的价值有限,常表现为胆囊壁增厚、胆囊内结石影,但胆囊壁厚度个体差异较大,充盈与排空时相差也很大,若充盈良好,壁厚大于3 mm有一定意义,但一般不能作为诊断标准,若无结石,仅发现胆囊壁增厚不能做出明确诊断。胆囊壁钙化是慢性胆囊炎的典型CT表现,但较少见。胆囊体积多缩小,表示胆囊壁纤维化,少数可增大,表示胆囊积液,但均无特征性。

2.超声表现　慢性胆囊炎依据炎症程度不同超声表现亦不同,轻度炎症时胆囊形状、大小及囊腔内表现无明显异常,仅表现为胆囊壁稍增厚,炎症较重时可有胆囊体积增大,壁增厚、欠光滑,囊腔内可出现中等或较弱的沉积性回声团,呈团状或乳头状,随体位移动形态改变。

3.MRI表现　胆囊体积缩小,呈收缩状,胆囊壁多呈弥漫性不规则增厚,厚度不超过4 mm,可部分或全部钙化,增强胆囊壁轻度均匀强化,延迟扫描强化更显著,胆囊内壁光整,外壁不规则,甚至与周围组织紧密粘连。邻近肝实质常无异常强化。

【鉴别诊断】

需与后壁的胆囊癌鉴别。胆囊癌壁增厚显著且不规则,囊壁厚度常超过5 mm。囊壁僵硬,胆囊可变形。增强后强化开始早且有延迟强化。慢性胆囊炎不论胆囊壁呈均匀或不均匀增厚,内壁多较光滑,增强后囊壁通常为均匀缓慢强化,延迟强化更明显。

第三节　胆管结石

病例1　男,64岁,主诉:无诱因上腹部疼痛1个月,加重15 d。CT图像示肝右叶胆管内多发结节状高密度影,肝右叶胆管轻度扩张(图9-6)。

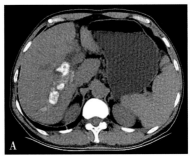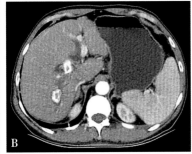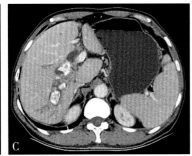

A. 横断位 CT 平扫图像;B. 横断位动脉期 CT 图像;C. 横断位门静脉期 CT 图像

图 9-6 肝内胆管结石 CT 表现

诊断思路

64 岁男性,以"无诱因上腹部疼痛 1 个月,加重 15 d"为主诉入院。全身皮肤及黏膜轻度黄染。CT 检查表现为肝右叶胆管管腔内多发结节状高密度影,结石以远肝内胆管轻度扩张。结合患者的临床表现及典型影像特征,诊断为肝内胆管结石。

病例 2 女,57 岁,主诉:无明显诱因右上腹疼痛 1 月余。横断位 CT 平扫及动脉期、门静脉期 CT 图像示肝左叶胆管内多发高密度影,肝左叶胆管扩张(图 9-7A ~ C);冠状位门静脉期 CT 图像示胆总管内多发高密度影伴肝内外胆管扩张,胆囊增大(图 9-7D、E)。肝内胆管结石超声声像图,胆管内可见强回声影伴后方声影(图 9-7F)。

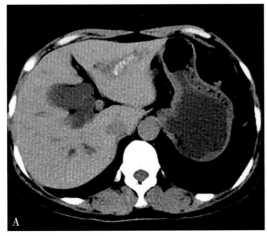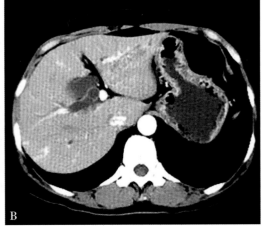

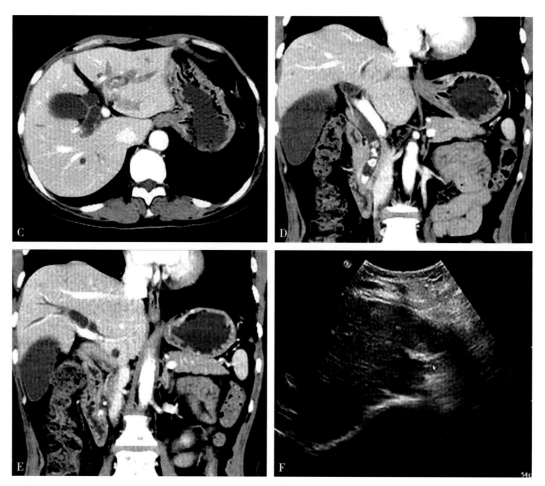

A. 横断位 CT 平扫图像;B. 横断位动脉期 CT 图像;C. 横断位门静脉期 CT 图像;D、E. 冠状位门静脉期 CT 图像;
F. 超声图像

图 9-7　肝内外胆管结石 CT 及超声表现

诊断思路

57 岁女性,以"无明显诱因出现右上腹疼痛 1 月余"为主诉入院。行彩超示:肝左叶多发高回声;胆总管增宽;胆囊体积稍大;胆囊内高回声。CT 检查表现为胆总管下段、肝总管及左侧肝内胆管多发点状、结节状致密影,伴胆总管、肝总管及左右肝内胆管扩张。结合患者的临床表现及典型影像特征,诊断为胆囊结石及胆管结石。

病例 3　女,41 岁,主诉:进食油腻食物腹痛 2 d。横断位 CT 平扫、动脉期及门静脉期 CT 图像示肝内胆管扩张,内可见多发高密度影(图 9-8A ~ C);冠状位 CT 平扫及门静脉期 CT 图像示肝外胆管扩张伴高密度影(图 9-8D、E)。"T"形管胆道造影图像示胆总管下段充盈缺损、肝内外胆管管腔扩张(图 9-8F)。

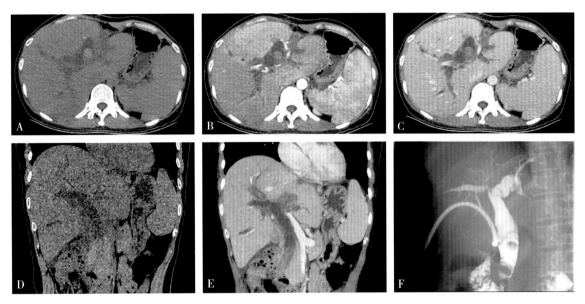

A.横断位 CT 平扫图像;B.横断位动脉期 CT 图像;C.横断位门静脉期 CT 图像;D.冠状位 CT 平扫图像;E.冠状位门静脉期 CT 图像;F."T"形管胆道造影图像

图 9-8 肝内外胆管结石 CT 及胆道造影表现

诊断思路

41 岁女性,以"进食油腻食物腹痛 2 d"为主诉入院,症状逐渐加重,与体位无关,至当地医院行 B 超检查提示肝内胆管结石。CT 检查表现为肝内可见点状高密度影,肝内外胆管扩张,内见多发结节状高密度影。"T"形管胆道造影显示胆总管下段多发充盈缺损影,胆总管及肝内胆管扩张。结合患者的临床表现及典型影像特征,诊断为肝内外胆管结石。

病例 4 女,57 岁,主诉:腹部间断性疼痛 3 d。实验室检查:中性粒细胞百分比 82.2%(↑),淋巴细胞百分比 9.3%(↓),中性粒细胞绝对值 6.33×10^9/L(↑),淋巴细胞绝对值 0.72×10^9/L(↓)。CT 平扫图像显示胆总管末端小结节状致密影(图 9-9A、B)。MRI T_2WI 图像、MRCP 图像显示胆总管腔内多发充盈缺损影(图 9-9C、D)。

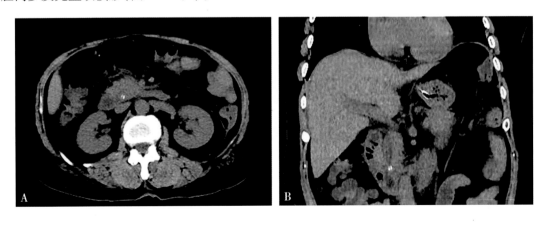

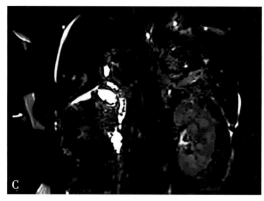
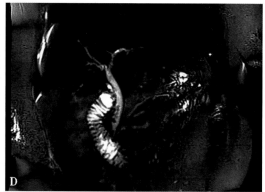

A. 横断位 CT 平扫图像；B. 冠状位 CT 平扫图像；C. MRI T$_2$WI 图像；D. MRCP 图像

图 9-9 胆总管结石 CT、MRI 及 MRCP 表现

诊断思路

57 岁女性，以"腹部间断性疼痛 3 d"为主诉入院。患者于 3 d 前无明显诱因下出现腹部疼痛，伴恶心、呕吐，呕吐物为胃内容物，无发热。实验室检查示中性粒细胞百分比升高。CT 检查示胆囊缺如，胆总管下段多发点状致密影，肝外胆管轻度扩张；MRI 及 MRCP 示胆总管多发充盈缺损。结合患者的临床表现及典型影像特征，诊断为肝外胆管结石。

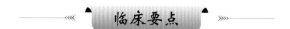

临床要点

（一）肝内胆管结石

肝内胆管结石（intrahepatic biliary duct stone）是在左、右肝管汇合部以上的分支胆管存在的结石类型。肝内胆管结石可以是单独存在的状态，也可以与肝外胆管结石并存，常见类型为胆红素结石，常合并肝外胆结石，引起胆管堵塞，导致局部胆管狭窄。肝内胆管结石的临床表现与结石位置、数量、胆管梗阻程度及有无合并急性炎症有密切关系。患者可无症状，或仅有右上腹疼痛、间歇性寒战、发热，急性发作时，可有上腹痛、发热寒战及黄疸，即沙尔科（Charcot）三联征，病情危重者出现五联征（三联征加休克及精神症状）。疼痛放射部位多在右肩胛下区，结石广泛者可引起胆汁性肝硬化。

【影像学表现】

1. X 线造影表现　表现为柱状、不规则状充盈缺损，也可为圆形或卵圆形，受累胆管扩张，远端可有或无狭窄。

2. CT 表现　表现为扩张的胆管内有等、高密度结石影，以高密度结石多见，且多见于 1～3 级肝内胆管，有时可见胆管壁增厚，增强后有强化，呈区域型或弥漫型分布，可见相应的肝叶或全肝纤维化及萎缩。

3. 超声表现　肝内胆管结石患者的发病大多数位于肝的左叶且多发结石患者数量较多,患者的结石影像表现大多为强回声与高回声等,且可见明显的"双线征",合并近端胆管扩张。

4. MRI 表现　T_1WI 及 T_2WI 上在扩张的胆管内见极低信号的结石影,显示不如 CT。近来 MRCP 的应用使肝内胆管结石的显示率有所提高,表现为扩张胆管内极低信号影,胆汁为高信号,相应的胆管狭窄也可较清楚地显示。

(二)肝外胆管结石

肝外胆管结石(extrahepatic biliary stone)是胆石症的一种类型,是指发生在肝外胆管中的结石。肝外胆管结石是较为常见的胆道系统疾病,本病占胆石症的 20% 左右,其发病与患者的饮食习惯、炎症或寄生虫感染等有关。本病多发于青壮年及老年人,典型的临床表现为剧烈上腹痛、发热、黄疸,因患者结石数目、大小及阻塞程度的不同,其临床表现也会各异。当肝外胆管结石致胆道发生梗阻或嵌顿时,患者可出现黄疸;合并感染时,可导致患者发生急性梗阻化脓性胆管炎甚至发生感染性休克而死亡。

【影像学表现】

1. X 线造影表现　可见肝内胆管扩张,80% 以上的病例可见胆总管扩张,内径很少超过 2 cm,结石呈柱状、圆形或卵圆形、多角形充盈缺损,因插管及注射对比剂压力较高,一般看不到结石嵌顿。胆总管下段往往可见狭窄,多呈对称性,边缘光滑。

2. CT 表现　大多数病例可见胆总管扩张,内有不同密度的结石影,结石可嵌顿于胆总管,当与胆管壁不完全接触时,可形成高密度、软组织密度"靶征"及"新月征"。结石也可呈环形、沙砾样、条带状,CT 难以显示与胆汁等密度或稍低密度的胆固醇结石,有时可见胆管壁增厚,增强后有强化。

3. 超声表现　在扩张的胆总管远端可见一个或多个的强回声团,且后伴有声影;形状多呈椭圆形;可见扩张的肝外胆管,伴或不伴肝内胆管扩张;当患者合并感染时,可见回声进一步增强,在扩张的胆管内可见光点出现。

4. MRI 表现　常规扫描可见胆总管扩张,所有结石均为极低信号或无信号影,显示效果欠佳。

【鉴别诊断】

肝内钙化灶:肝内胆管结石周围伴有门静脉及肝静脉,且走向与分支一致,而肝内钙化灶位于肝实质,强光声团与血管走向无关。两种疾病肝胆管扩张程度不同,其中肝内胆管结石患者结石梗阻近端肝胆管具有一定程度的扩张,而肝内钙化灶患者多数不伴有肝胆管扩张。两种疾病受累部位不同,肝内胆管结石多为左叶受累,表现为肝左叶萎缩,而肝内钙化灶多数无周围受累情况。

第四节　胆管炎

病例 1　男,47 岁,主诉:腹胀 4 个月,间断发热 1 个月。血常规:白细胞计数 11.81×10^9/L,中性粒细胞百分比 84.6%。横断位 CT 平扫图像示胆总管管壁均匀增厚(图 9-10A);横断位动脉期、门静脉期 CT 图像示增厚的胆总管壁明显均匀强化(图9-10B、C);冠状位门静脉期 CT 图像示胆总管轻度扩张(图9-10D)。

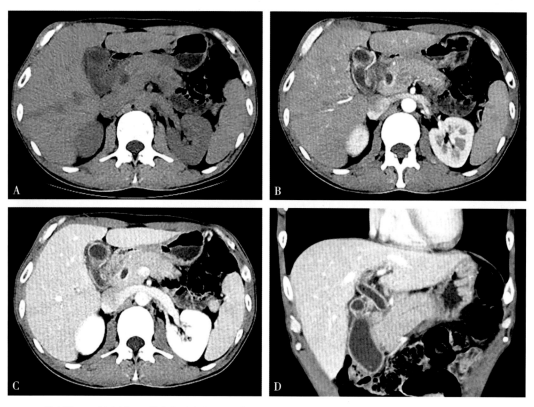

A. 横断位 CT 平扫图像;B. 横断位动脉期 CT 图像;C. 横断位门静脉期 CT 图像;D. 冠状位门静脉期 CT 图像

图9-10 原发性胆汁性胆管炎 CT 表现

诊断思路

47 岁男性,以"腹胀 4 个月,间断发热 1 个月"为主诉入院。患者 4 个月前无明显诱因出现腹胀,伴腹痛、反酸、烧心;1 个月前无明显诱因出现间断性发热,体温最高 39.3 ℃,伴寒战、咽干、流涕。实验室检查示白细胞计数、中性粒细胞百分比升高。CT 检查表现为胆总管壁弥漫性均匀增厚,增强强化明显,胆总管轻度扩张。结合患者的临床表现及典型影像特征,诊断为原发性胆汁性胆管炎。

病例2 男,74 岁,主诉:间断性上腹痛 2 月余,加重 8 d。血常规:中性粒细胞百分比 82.8%。横断位、冠状位 CT 平扫图像示胆总管内多发高密度影,胆管壁均匀稍增厚,胆总管稍扩张(图9-11A、B);横断位、冠状位门静脉期 CT 图像示胆总管弥漫性稍增厚,呈明显强化(图9-11C、D)。

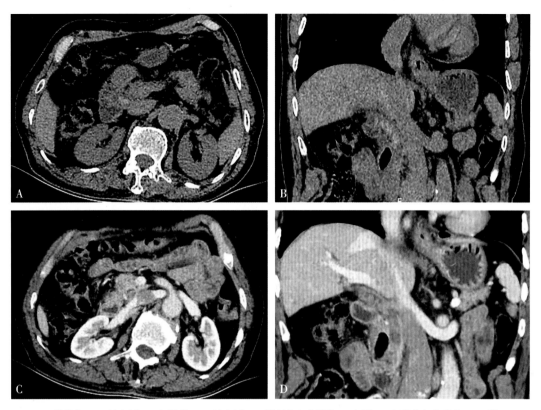

A. 横断位 CT 平扫图像；B. 冠状位 CT 平扫图像；C. 横断位门静脉期 CT 图像；D. 冠状位门静脉期 CT 图像

图 9-11 胆总管多发结石并胆管炎 CT 表现

〖诊断思路〗

74 岁男性，以"间断性上腹痛 2 月余，加重 8 d"为主诉入院。患者 2 个月前无明显诱因出现上腹痛，8 d 前腹痛加重。实验室检查示中性粒细胞百分比升高。CT 检查示胆总管内多发结石，胆总管壁均匀弥漫性稍增厚，增强呈明显强化，胆总管稍扩张。结合患者的临床表现及典型影像特征，诊断为胆总管多发结石并胆管炎。

◆ 临床要点 ◆

胆管炎（cholangitis）分为急性梗阻性化脓性胆管炎和慢性胆管炎，前者其主要病因为胆管梗阻及急性细菌性感染，梗阻主要由胆结石引起，其次为胆道蛔虫，肿瘤胰腺疾病引起者相对较少，致病菌以大肠埃希菌最多见，约占 50%，其主要病理改变为肝实质及肝内胆管的胆汁淤积和化脓性改变。胆管可有局限性狭窄，以左右肝管汇合处为著，若结石嵌顿于胆总管下段，则胆总管壁可出现类似改变，可以有胆管穿孔，形成胆汁性腹膜炎及胆肠瘘，炎症迁延、反复发作可引起胆总管壁增生变厚，胆管狭窄及狭窄近段扩张，肝内纤维化及肝因瘢痕收缩致表面不平等慢性炎症改变。胆囊可因反复出现的感染而呈慢性炎性改变。慢性胆管炎可以是急性胆管炎反复发作的结果，也可为一开始即呈慢性过程，如长期机械及化学刺激、十二指肠乳头及周围解剖异常导致胆汁排泄不畅。胆管的外径很少变化,肝内外胆管、胆囊均可受累,也可仅局限于肝外胆管,胆管黏膜萎缩或斑块状坏死,胆管周围纤维组织增生,最终可引起胆汁性肝硬化。急性梗阻性化脓性胆管炎是胆道感染的最严重的阶段,起病急骤,以沙尔科(Charcot)三联征或雷诺五联征为特征,慢性胆管炎表现不典型。

【影像学表现】

1. X 线造影表现　可表现为胆管充盈缺损,胆管局限性狭窄及狭窄后扩张,胆管壁僵硬,胆管树呈枯树枝状或残根状,有时可见胆囊内结石。

2. CT 表现　由于急性梗阻性化脓性胆管炎诊断主要依靠临床表现及实验室检查,CT 应用相对较少,可显示胆管内结石、胆管壁水肿增厚,也可发现肝内并发的脓肿。CT 可清楚显示产气菌感染引起的胆管内积气,胆管内的脓性分泌物 CT 值可高于胆汁。慢性胆管炎的 CT 无特征性,表现如同肝内外胆管结石;慢性硬化性胆管炎局限于肝外胆管者,表现为低位胆管梗阻,受累胆管壁增厚,近段胆管扩张;病变广泛者,肝内胆管呈跳跃式扩张,扩张胆管之间为狭窄胆管,管壁明显增厚,增强后强化明显。

3. 超声表现　超声可作为胆管炎初步筛查的常规手段,可显示肝内散在片状强回声及胆总管管壁增厚、胆管局部不规则狭窄等变化,并可显示胆囊壁增厚程度、胆汁淤积及胆管扩张情况。

4. MRI 表现　MRI 在急性梗阻性化脓性胆管炎中应用相对较少,且 MRI 信号无特征性。

【鉴别诊断】

肝外胆管癌:慢性长期胆系炎症患者是胆管癌的高发人群。胆管炎的急性发作,也可由胆管癌引起,两者的相互交织,要求在影像诊断时需特别注意甄别。胆管癌多表现为胆总管局限性增厚、边缘不规则,管腔呈偏心性或向心性狭窄或充盈缺损。CT 结合薄层三维重建可有助于鉴别胆管炎和肝外胆管癌。

第五节　胆囊息肉

病例 1　男,62 岁,主诉:体检发现胆囊息肉 4 年。横断位 CT 平扫图像示囊壁多发结节状增厚(图 9-12A);横断位动脉期及门静脉期 CT 图像示胆囊壁多发明显强化结节影,呈窄基底与胆囊壁相连(图 9-12B、C);冠状位门静脉期 CT 图像示胆囊壁多发明显强化结节影(图 9-12D)。病理图像示胆囊息肉(图 9-12E)。

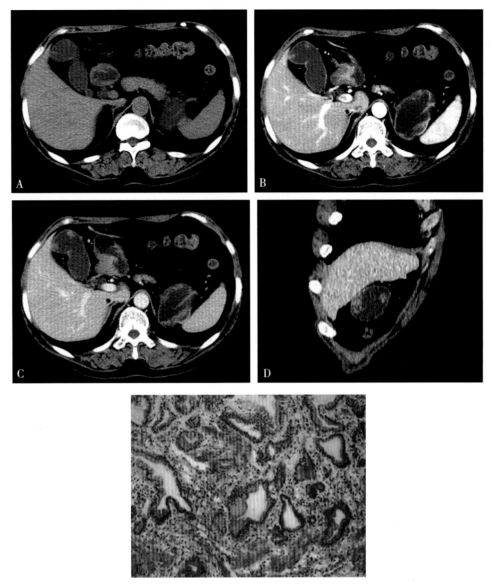

A. 横断位 CT 平扫图像;B. 横断位动脉期 CT 图像;C. 横断位门静脉期 CT 图像;D. 冠状位门静脉期 CT 图像;E. 病理图像

图 9-12　胆囊息肉 CT 及病理表现

诊断思路

　　62 岁男性,4 年前体检发现胆囊息肉,无恶心、呕吐等不适。CT 检查表现为胆囊部局部结节状增厚,病变呈窄基底与胆囊壁相连,增强囊壁小结节呈明显强化。拟诊断为胆囊多发息肉,经术后病理确诊为胆囊息肉。

　　病例 2　女,42 岁,主诉:间断腹部不适 1 年余。肿瘤标志物无明显异常。横断位 CT 平扫图像示胆囊内小片状等密度影(图 9-13A);横断位动脉期、门静脉期 CT,冠状位门静脉期 CT 图像示胆囊内片状小结节影明显强化(图 9-13B ~ D)。超声图像示胆囊内一稍高回声团附着于囊壁上,不随体位改变移动（图9-13E）。术后病理图像示胆固醇息肉（图9-13F）。

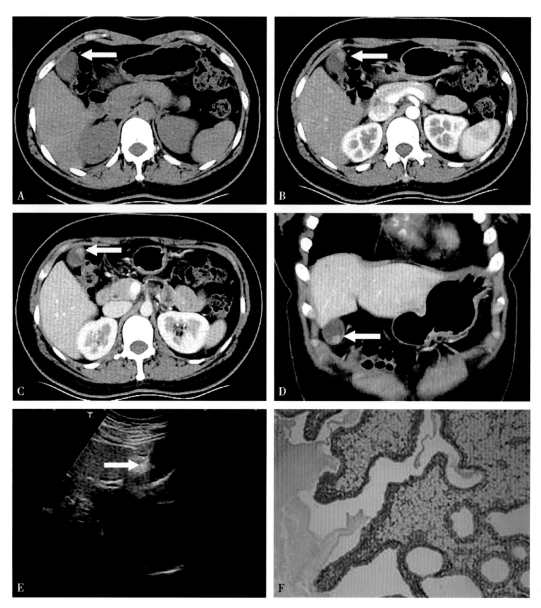

A. 横断位CT平扫图像；B. 横断位动脉期CT图像；C. 横断位门静脉期CT图像；D. 冠状位门静脉期CT图像；

E. 超声图像；F. 病理图像

图9-13　胆囊息肉CT、超声及病理表现

诊断思路

42岁女性，以"间断腹部不适1年余"为主诉入院。1年多前无明显诱因出现腹部不适，伴反酸、打嗝，无烧心、厌油腻，喜按压，后上述症状间断出现，生气及劳累后易诱发，伴活动后腰背部不适。CT显示胆囊内可见小片状等密度影，贴囊壁生长，邻近胆囊壁未见明显增厚，增强后病灶呈明显强化。结合患者的临床表现、典型影像特征及术后病理结果诊断为胆囊息肉。

　　胆囊息肉(polypoid lesions of the gallbladder,PLG)目前在临床上较为高发,主要指的是向胆囊腔内突出或隆起的胆囊壁内病变。胆囊息肉主要可以分为非肿瘤性和肿瘤性两大类别。前者主要包括胆固醇息肉、炎性息肉、腺肌瘤、黏膜增生等,后者主要包括非乳头状腺瘤、乳头状腺瘤、腺瘤恶变、腺癌等。胆囊息肉样病变中以胆固醇息肉较为多见,占 PLG 一半以上。PLG 一般无明显症状,可表现为右上腹隐痛、不适感、胀气等症状。

【影像学表现】

　　1.CT 表现　　CT 平扫胆囊息肉样病变常表现为胆囊腔内的乳头状、结节状或团块状的略高密度或高密度突起,部分病变因与胆汁密度接近而显示不清,有些小病灶也可因部分容积效应而易被忽视。CT 平扫显示病变边界清楚、体积较小、单发或多发。CT 增强扫描呈明显强化,表现为突向胆囊腔的异常强化密度影,贴囊壁或通过蒂与囊壁相连。

　　2.超声表现　　良性 PLG 长径多小于 15 mm,形态上以结节状或乳头状为主,表现为胆囊腔内中等强度回声或高回声病变,位置较固定,应用彩色多普勒血流显像,胆固醇性息肉少见血流频谱,少数炎性息肉和腺瘤可见点状、条状血流频谱。恶性 PLG 长径多在 15 mm 以上,形态上以菜花状或团块状为主,表现为突入腔内的高回声病变,少数可呈低回声,大的病灶回声可不均质,以宽基底与邻近增厚的胆囊壁相连,局部囊壁可不完整。

　　3.MRI 表现　　①胆固醇息肉常表现为胆囊内与囊壁相连的多发点状、小结节状及息肉状异常信号,增强后有强化。②腺瘤性息肉呈单发结节状、绒毛状或桑葚状,有蒂或呈广基底与胆囊壁相连,T_1WI 为低信号,T_2WI 为等信号或高信号,增强后强化明显。③炎性息肉为单发或多发的窄基底结节,T_1WI 为低信号,T_2WI 为高信号,增强较均匀明显强化。

【鉴别诊断】

　　1.胆囊癌　　腔内型胆囊癌易与息肉混淆,胆囊癌无蒂,广基底与胆囊壁相连,其基底部胆囊壁常见破坏。极早期胆囊癌与息肉鉴别困难。

　　2.胆囊附壁小结石　　无蒂,T_1WI 为低信号或高信号,T_2WI 为低信号,增强后无强化为主要鉴别点。

第六节　胆囊腺肌瘤

　　病例 1　　男,64 岁,主诉:右上腹部疼痛 3 周。患者肿瘤标志物无明显异常。CT 图像示胆囊壁明显增厚、毛糙,增强扫描呈延迟强化,其内可见小囊状低密度无强化灶(图 9-14A~D)。术后病理图像示慢性胆囊炎伴腺肌症(图 9-14E、F)。

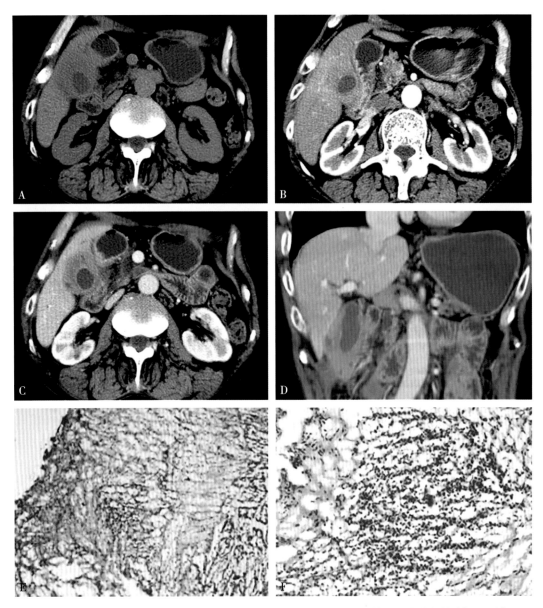

A.横断位 CT 平扫图像;B.横断位动脉期 CT 图像;C.横断位门静脉期 CT 图像;D.冠状位门静脉期 CT 图像;
E、F.病理图像

图 9-14 胆囊腺肌瘤 CT 及病理表现(病例 1)

诊断思路

64 岁男性,3 周前无明显诱因出现右上腹部疼痛,为阵发性,伴食欲缺乏、乏力,查腹部 B 超提示胆囊炎可能。CT 检查显示胆囊壁弥漫性增厚、毛糙,内见多发囊状小憩室形成,胆囊壁黏膜完整、呈线样明显强化,黏膜下囊壁呈轻度强化。患者肿瘤标志物无明显异常。结合患者的临床表现及典型影像特征拟诊为胆囊腺肌瘤,术后病理确诊为胆囊腺肌瘤。

病例 2 女,24 岁,主诉:右上腹疼痛 2 月余。患者肿瘤标志物无明显异常。横断位 CT 平扫图像示胆囊底局限性增厚(图9-15A);横断位动脉期、门静脉期CT及冠状位门静脉期CT图像示呈轻度强化(图9-15B~D)。病理图像示胆囊腺肌瘤(图9-15E)。

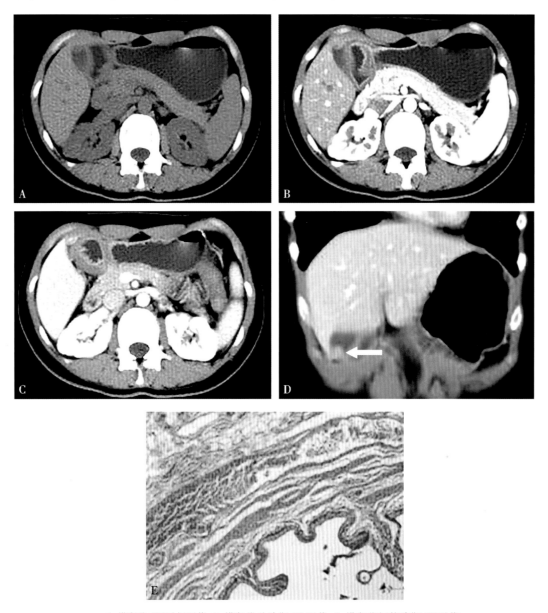

A. 横断位CT平扫图像;B.横断位动脉期CT图像;C.横断位门静脉期CT图像;

D.冠状位门静脉期CT图像;E.病理图像

图9-15　胆囊腺肌瘤CT及病理表现(病例2)

诊断思路

24岁女性,以"右上腹疼痛2月余"为主诉入院。超声示胆囊壁局限性增厚。CT显示胆囊不大,胆囊底帽状增厚,增强呈轻度强化,胆囊黏膜线完整。结合患者的临床表现、典型影像特征拟诊为胆囊腺肌瘤,经术后病理确诊为胆囊腺肌瘤。

临床要点

胆囊腺肌瘤(gallbladder adenomyoma,GA)又称为胆囊腺肌症,是一种以腺体和肌层增生为主的增生性非炎性胆囊病变。根据胆囊壁增厚方式可将胆囊腺肌瘤分为弥漫型、节段型和局限型,其中局限型患者胆囊壁局部发生明显增厚,且多位于胆囊底部,易被误诊为肿瘤。在组织病理学上表现为胆囊黏膜萎缩、肌层增生,黏膜上皮陷入或穿过增厚的肌层形成胆囊壁内憩室罗－阿窦(Rokitansky-Aschoff sinus,RAS)。该病好发于 50～60 岁人群,女性多见,缺乏特异性临床表现。早期症状通常无特异性,患者仅表现为右上腹部疼痛,并通常伴有胆囊炎、胆囊结石。

【影像学表现】

1.CT 表现　GA 的 CT 影像表现为动脉期病变区域的胆囊壁黏膜不规则增厚强化和壁内钙化。CT 平扫时假阴性率较高,使用 CT 增强扫描时,罗－阿窦表现为在增厚的胆囊壁内单发或多发的小圆形低密度影,呈圆形、囊状、串珠状等,增强的胆囊黏膜线完整。局限型可见胆囊底部帽状增厚,其内见小囊腔,部分与胆囊腔相通,内面较光滑。节段型胆囊壁节段增厚,胆囊可缩窄变形,呈葫芦状,病变发生在胆囊颈部时,则胆囊呈葫芦状或哑铃状,远端胆囊腔密度可增加,有时伴小结石。弥漫型胆囊壁厚度不均匀,其内多发小憩室,胆囊壁不光整。

2.超声表现　超声是目前诊断 GA 的常用影像学检查方法。GA 在超声上表现如下:①胆囊壁小囊性腔被称作 RAS;②存在多个微囊性空间或回声灶;③"彗尾"或彩色超声"扭曲"的伪像;④胆囊壁增厚。

3.MRI 表现　与超声、CT 相比,MRI 具有更高的组织密度分辨率、多参数多方位成像等优势。在 T_2WI 序列中,RAS 的典型表现为增厚的胆囊壁及壁内点状或小囊状高信号。但当 RAS 直径< 3 mm 时难以观察到。对于 GA 最适合的影像学检查是 MRCP,可确定 GA 位置。MRCP 与 MRI 相比,能识别较小的 RAS,表现为"珍珠项链征"。

【鉴别诊断】

1.胆囊癌　胆囊壁局限性增厚,胆囊腔内软组织肿块形成,增强图像上肿瘤呈明显强化,可见周围肝实质受累,常伴肝门部、十二指肠周围淋巴结肿大,而 GA 则表现为黏膜完整且明显强化。

2.胆囊息肉/腺瘤　需与局限型 GA 鉴别,但无论局部病变如何相似,临近的胆囊壁正常时均不考虑 GA。

参考文献

[1]中华消化杂志编辑委员会,中华医学会消化病学分会肝胆疾病协作组.中国慢性胆囊炎、胆囊结石内科诊疗共识意见(2018 年)[J].中华消化杂志,2019,39(2):73-79.

[2]周宁新.急性胆囊炎的类型与合理治疗[J].中国实用外科杂志,2003,23(6):322-323.

[3]孔静,吴硕东.肝内外胆管结石的综合诊断与治疗[J].临床肝胆病杂志,2013,29(3):163-165.

[4]中华医学会肝病学分会.原发性硬化性胆管炎诊断及治疗指南(2021)[J].临床肝胆病杂志,
2022,38(1):50-61.

[5]石景森.胆囊息肉样病变和胆囊良性肿瘤的分类[J].中华肝胆外科杂志,2001,7(5):320.

[6]陈涛,王坚.胆囊息肉影像学诊断新进展[J].中华肝胆外科杂志,2019,25(5):394-397.

[7]殷雷,邱法波,吴昌亮,等.中国近30年胆囊腺肌增生症流行病学特征及诊治经验[J].中国现代
医学杂志,2012,22(18):66-70.

第十章　胆系恶性肿瘤与瘤样病变

第一节　胆囊癌

病例 1　男,46 岁,主诉:腹部疼痛 1 周。查体:Murphy 征阳性。实验室检查:癌胚抗原 36 ng/mL(↑),糖类抗原 125 143 U/mL(↑),糖类抗原 19-9 621 U/mL(↑)。横断位 CT 平扫图像示胆囊壁不规则增厚胆囊腔减小并见软组织密度影,邻近肝左叶可见片状低密度影(图 10-1A);横断位动脉期、门静脉期 CT,冠状位门静脉期 CT 图像示病变轻中度不均匀强化,与周围肝组织分界不清侵犯胆囊窝(图 10-1B ~ D)。横断位 MRI T_1WI、T_2WI 图像示胆囊区及相邻肝可见团块状长 T_1 信、长 T_2 信号,与周边肝组织分界不清(图 10-1E、F);横断位 DWI 图像示病灶弥散明显受限(图 10-1G)。病理图像符合腺鳞癌(图 10-1H)。

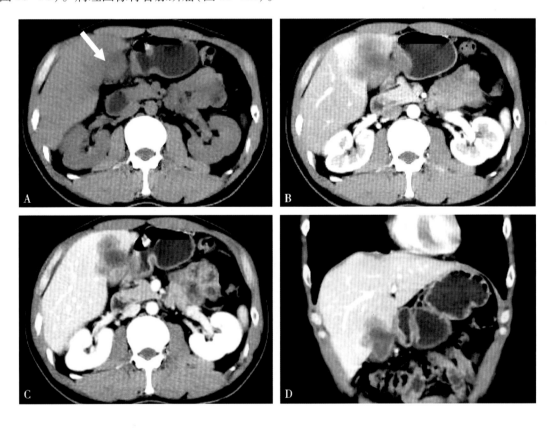

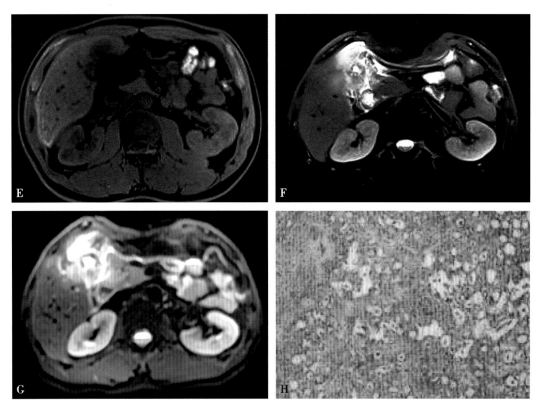

A.横断位 CT 平扫图像;B.横断位动脉期 CT 图像;C.横断位门静脉期 CT 图像;D.冠状位门静脉期 CT 图像;
E.横断位 MRI T_1WI 图像;F.横断位 MRI T_2WI 图像;G.横断位 DWI 图像;H.病理图像

图 10-1　胆囊癌 CT、MRI 及病理表现

诊断思路

46 岁男性,以"腹部疼痛 1 周"为主诉入院,查体 Murphy 征阳性,无明显黄疸。实验室检查癌胚抗原、糖类抗原 125、糖类抗原 19-9 升高。CT:胆囊壁不规则增厚并软组织肿块形成,呈轻中度不均匀强化,邻近肝组织受侵。MRI:胆囊窝区及相邻肝见团块状长 T_1、长 T_2 信号,DWI 呈高信号,增强扫描病变呈轻度持续性强化。结合病理,诊断为胆囊癌。

病例 2　男,65 岁,主诉:间断腹痛 1 月余。实验室检查:神经元特异性烯醇化酶 30.83 ng/mL(↑),糖类抗原 125 173 U/mL(↑)。横断位 CT 平扫图像示胆囊壁不规则局限性增厚并呈软组织影突向胆囊腔内(图 10-2A);横断位动脉期 CT 图像示病灶呈轻度强化(图 10-2B);横断位门静脉期 CT 图像示病灶持续性强化(图 10-2C)。横断位 MRI T_1WI 图像示局部胆囊壁明显增厚呈团块状等 T_1 信号(图 10-2D);横断位 MRI T_2WI 图像示病灶呈稍短 T_2 信号(图 10-2E);横断位 DWI 图像示病灶 DWI 呈高信号(图 10-2F)。超声图像示胆囊壁不规则增厚呈团块状等回声,形状不规则,内回声不均匀,CDFI 可见点状血流信号(图 10-2G)。病理图像示胆囊腺癌,中分化(图 10-2H)。

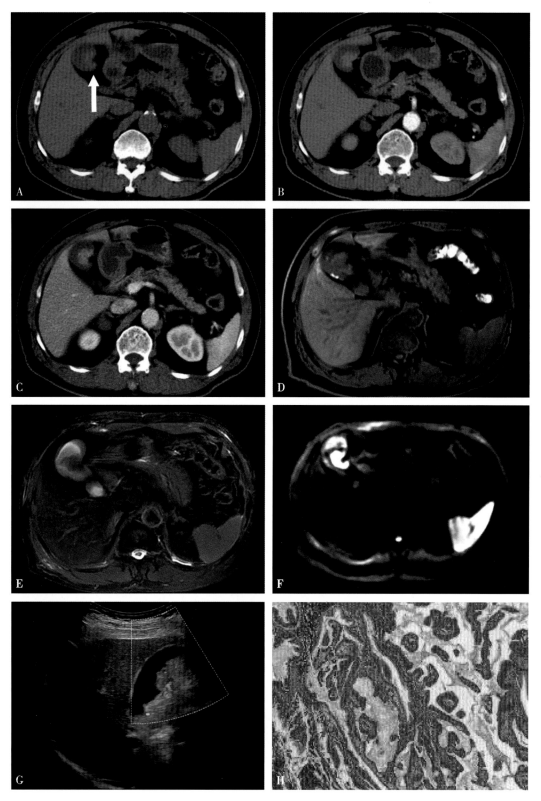

A.横断位 CT 平扫图像；B.横断位动脉期 CT 图像；C.横断位门静脉期 CT 图像；D.横断位 MRI T_1 WI 图像；E.横断位 MRI T_2 WI 图像；F.横断位 DWI 图像；G.超声图像；H.病理图像

图 10-2 胆囊癌 CT、MRI、超声及病理表现

诊断思路

65 岁男性,以"间断腹痛 1 月余"为主诉入院,查体无明显阳性体征。实验室检查神经元特异性烯醇化酶、糖类抗原 125 升高。CT:胆囊壁不规则局限性增厚呈软组织影突向胆囊腔,增强扫描可见渐进性强化。MRI:局部胆囊壁软组织肿块呈等 T_1、稍短 T_2 信号,DWI 弥散明显受限。超声:胆囊壁不规则增厚呈团块状等回声,形状不规则,内回声不均匀,CDFI 可见点状血流信号。术后病理诊断为胆囊癌。

病例 3 女,56 岁,主诉:间断上腹痛 1 年,再发加重 1 d。查体:上腹部压痛,Murphy 征阳性。实验室检查:糖类抗原 19-9 143 U/mL(↑)。横断位 CT 平扫图像示胆囊壁不均匀增厚,局部呈结节状,胆囊窝见积液影(图 10-3A);横断位动脉期 CT 图像示增厚的胆囊壁呈明显强化(图 10-3B);横断位门静脉期 CT 图像示病变进一步强化(图 10-3C);冠状位、矢状位门静脉期 CT 图像示胆囊壁结节状增厚伴强化(图 10-3D、E)。病理图像提示低分化腺癌(图 10-3F)。

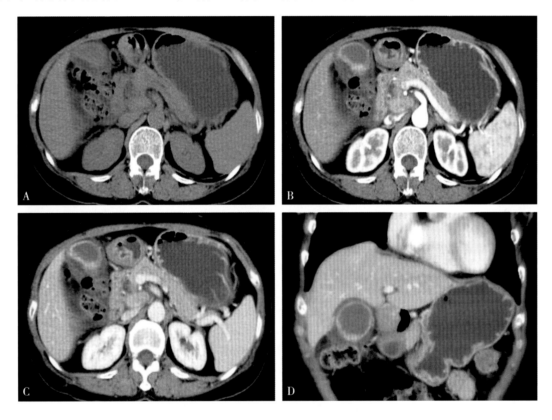

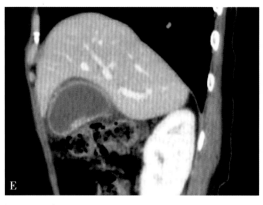
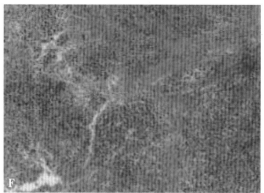

A.横断位 CT 平扫图像;B.横断位动脉期 CT 图像;C.横断位门静脉期 CT 图像;D.冠状位门静脉期 CT 图像;
E.矢状位门静脉期 CT 图像;F.病理图像

图 10-3 胆囊癌 CT 及病理表现

诊断思路

56 岁女性,以"间断上腹痛 1 年,再发加重 1 d"为主诉入院,查体上腹部压痛,Murphy 征阳性,实验室检查糖类抗原 19-9 升高。CT 检查:胆囊壁不均匀增厚,见壁结节形成,增强后呈明显渐进性强化,胆囊窝积液。结合患者临床表现、典型影像学特征、肿瘤标记物升高及病理,诊断为胆囊癌。

病例 4　女,56 岁,主诉:胆囊癌介入治疗 4 月余,皮肤巩膜黄染 1 周。查体未见异常。实验室检查:糖类抗原 19-9 391 U/mL(↑)。横断位 CT 平扫图像示胆囊壁弥漫性不规则增厚,邻近肝内可见小片状低密度影,边界不清(图 10-4A);横断位动脉期 CT 图像示增厚的胆囊壁呈中度强化,邻近肝内病灶呈环形轻度强化(图 10-4B);横断位门静脉期 CT 图像示病灶强化程度进一步增加(图 10-4C);冠状位动脉期 CT 图像示肝内外胆管扩张,胆总管狭窄(图 10-4D)。PTC 示胰管、胆管同时显影,胆总管、主胰管于十二指肠壁外高位汇合,共同通道过长,十二指肠乳头异位于水平段起始部,副胰管显影,副胰管与共同通道桥接,可见胆总管中段狭窄,对比剂呈细线样通过受阻(图 10-4E、F);PTC 可见胆道狭窄段,胆囊内可见充盈缺损影(图 10-4G)。病理图像示腺癌(图 10-4H)。

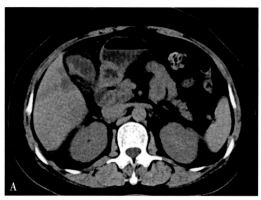
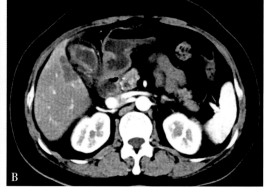

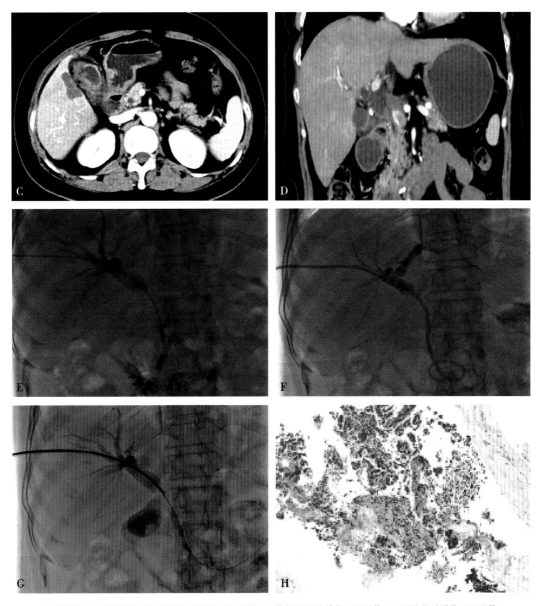

A. 横断位 CT 平扫图像；B. 横断位动脉期 CT 图像；C. 横断位门静脉期 CT 图像；D. 冠状位动脉期 CT 图像；
E～G. PTC 图像；H. 病理图像

图 10-4　胆囊癌伴复杂型胰胆管合流异常及十二指肠乳头异位 CT、PTC 及病理表现

诊断思路

　　56 岁女性，胆囊癌介入治疗 4 月余，皮肤巩膜黄染 1 周，查体未见明显异常。实验室检查糖类抗原 19-9 升高。CT 可见胆囊壁不规则增厚，呈中度强化，邻近肝内可见片状低密度影，边界不清，呈环形强化；PTC 胰管、胆管同时显影，胆总管、主胰管于十二指肠壁外高位汇合，十二指肠乳头异位于水平段起始部，副胰管显影，副胰管与共同通道桥接。结合患者糖类抗原 19-9 升高，病理提示腺癌，拟诊断为胆囊癌伴复杂型胰胆管合流异常及十二指肠乳头异位。

临床要点

胆囊癌为胆系最常见的恶性肿瘤。病因尚不明确,可能与慢性胆囊炎和胆囊结石的长期刺激导致胆囊黏膜增生不良有关。易发生于中老年,以女性为多,男:女为1:3。早期症状不明显,晚期常表现持续性右上腹痛、体重减轻、黄疸、上腹部包块等,合并胆囊炎可有发热、恶心、呕吐等表现,常多见于胆囊底部或颈部。病理主要为腺癌,少数为鳞癌、腺鳞癌。80%肿瘤为浸润性生长,表现为胆囊壁弥漫性或局限性不规则增厚、变硬;20%的肿瘤呈乳头状生长,表现为菜花样肿块突入胆囊腔,肿瘤增大,可占据整个胆囊。晚期肿瘤可侵犯肝、十二指肠、结肠肝曲等周围器官,也可通过肝动脉、门静脉和胆道发生远处转移和/或经淋巴转移到肝门、肠系膜和后腹腔淋巴结。

【影像学表现】

1.X线造影表现　X线平片可显示伴发的阳性结石或胆囊壁钙化。胆囊癌侵犯胆管,PTC可出现胆管不规则狭窄、充盈缺损及梗阻。早期胆囊癌动脉造影可无明显异常;进展期胆囊癌累及胆囊浆膜层,动脉造影可显示胆囊动脉增粗、受压移位,以及血管受侵后的不规则狭窄甚至闭塞。肿瘤内可见肿瘤血管,后期可见肿瘤染色。肿瘤侵犯肝、胃、十二指肠、胰腺等可出现相应部位的血管受侵犯改变。

2.CT表现　分三种类型,即胆囊壁增厚型、腔内型和肿块型。胆囊壁增厚型表现为胆囊壁不规则或结节状增厚;腔内型表现为突向胆囊腔的单发或多发乳头状肿块,肿块基底部胆囊壁增厚;肿块型表现为胆囊腔几近全部被肿瘤所占据,形成软组织肿块。胆囊癌向邻近肝转移,表现为胆囊周围肝组织密度不规则减低,边缘不清楚。CT增强扫描可见肿瘤及其局部胆囊壁明显强化,有时伴有胆囊结石,同时可见胆管受压、不规则狭窄和上部扩张,晚期可见肝门部、十二指肠韧带及胰头部淋巴结肿大。

3.超声表现　常可见胆囊内或边缘的低回声结节,边界毛糙模糊,有时向肝内延伸,CDFI内可见条状血流信号;超声造影还可以动态观察到胆囊癌的强化征象。合并胆囊腔内结石时,可以观察到胆囊腔内呈团状强回声,后方存在声影。

4.MRI表现　与CT表现相似,表现为胆囊壁增厚,胆囊内见T_1WI低信号、T_2WI稍高信号的实质性肿块。T_2WI上肿块周围的肝实质可出现不规则高信号带,提示肿瘤侵犯肝;同时还可显示淋巴结转移和胆管扩张。

【鉴别诊断】

1.胆囊炎　急性胆囊炎CT平扫主要表现为胆囊增大、胆囊壁弥漫性增厚;增强扫描增厚的胆囊壁常呈分层状强化。慢性胆囊炎CT平扫主要表现为胆囊缩小或增大,胆囊壁均匀或不均匀增厚,常合并胆囊结石,胆囊壁钙化,胆囊轮廓清楚;增强扫描增厚的胆囊壁常呈均匀强化。

2.胆囊息肉　常表现为自胆囊壁向腔内突出的软组织密度小结节,邻近胆囊壁无增厚,无胆管扩张。增强扫描可见结节明显强化。

第二节　原发性胆管癌

病例1　男,64岁,主诉:皮肤巩膜黄染2个月。查体:全身皮肤黏膜黄染,右上腹轻压痛。实验室检查:糖类抗原19-9 1 221 U/mL(↑),糖类抗原15-3 28.3 U/mL(↑)。横断位CT平扫图像示肝门部胆管壁增厚,局部呈软组织影,以上肝内胆管可见扩张(图10-5A);横断位动脉期CT图像示病灶呈轻度强化,可见相应胆管变窄,肝内胆管明显扩张(图10-5B);横断位、冠状位门静脉期CT图像示病灶呈明显强化,肝内扩张胆管显示更加清晰(图10-5C、D)。超声图像示肝内、肝外胆管扩张,内透声差,肝门处胆管壁明显增厚,管腔逐渐变细,呈"鼠尾征"(图10-5E)。病理图像提示肝门部胆管腺癌(图10-5F)。

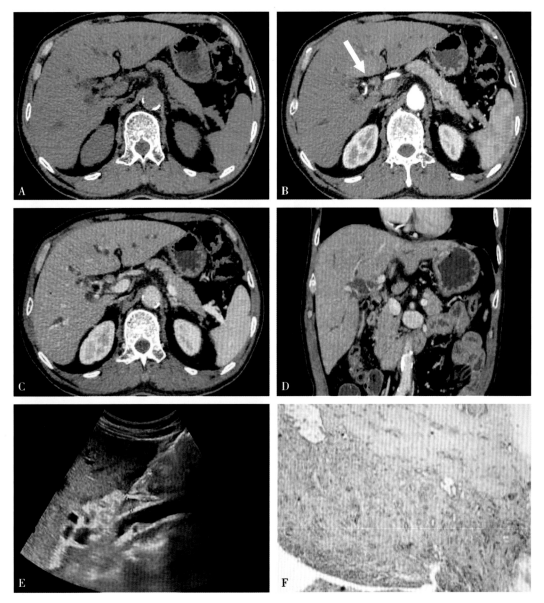

A.横断位CT平扫图像;B.横断位动脉期CT图像;C.横断位门静脉期CT图像;D.冠状位门静脉期CT图像;
E.超声图像;F.病理图像

图10-5　肝门部胆管癌CT、超声及病理表现(病例1)

诊断思路

64 岁男性,以"皮肤巩膜黄染 2 个月"为主诉入院,查体可见全身皮肤黏膜黄染,右上腹轻压痛。实验室检查糖类抗原 19-9、糖类抗原 15-3 升高。CT:肝门部胆管壁增厚,局部呈软组织影,增强检查呈明显渐进性强化,相应胆管管腔狭窄,肝内胆管明显扩张。超声:肝内、肝外胆管扩张,肝门处胆管壁明显增厚,管腔逐渐变细,呈"鼠尾征"。术后病理为肝门部胆管癌。

病例 2　男,68 岁,主诉:全身瘙痒,黏膜黄染 10 d。查体:全身皮肤黏膜黄染,巩膜黄染。实验室检查:乙型肝炎表面抗体阳性(+),乙型肝炎核心抗体阳性(+)。横断位 CT 平扫图像示肝门部胆管壁增厚,肝内胆管明显扩张(图 10-6A 箭头所示);横断位动脉期 CT 图像示病灶呈轻中度强化(图 10-6B 箭头所示);横断位门静脉期 CT 图像示病灶进一步明显强化,肝内扩张胆管显示更加清晰(图 10-6C、D);冠状位、矢状位门静脉期 CT 图像示肝门区胆管壁明显增厚,增强呈明显强化,肝内胆管明显扩张(图 10-6E、F)。超声图像示肝门部胆管壁稍厚、毛糙,肝内胆管增宽(图 10-6G)。病理图像提示肝门部胆管中分化腺癌(图 10-6H)。

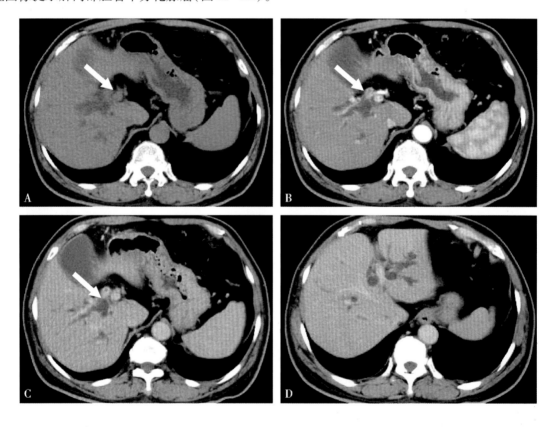

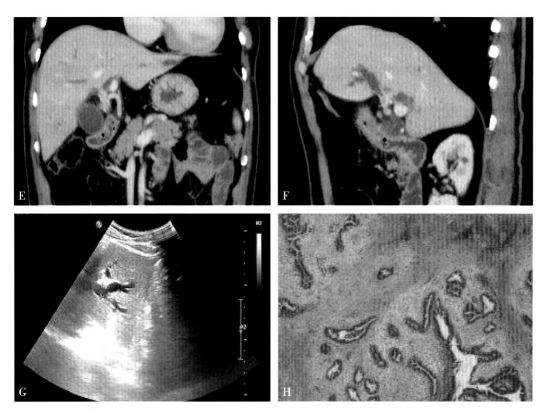

A. 横断位 CT 平扫图像；B. 横断位动脉期 CT 图像；C、D. 横断位门静脉期 CT 图像；E. 冠状位门静脉期 CT 图像；
F. 矢状位门静脉期 CT 图像；G. 超声图像；F. 病理图像

图 10-6　肝门部胆管癌 CT、超声及病理表现（病例 2）

[诊断思路]

　　68 岁男性，以"全身瘙痒，黏膜黄染 10 d"为主诉入院，查体可见全身皮肤黏膜黄染，巩膜黄染。实验室检查：乙型肝炎表面抗体阳性（+），乙型肝炎核心抗体阳性（+）。患者无恶性肿瘤病史。CT：肝门部胆管壁增厚并持续性强化，肝内胆管明显扩张。超声：肝门部胆管壁稍厚、毛糙，肝内胆管增宽。结合患者临床表现、典型影像学特征拟诊断为肝门部胆管癌，经术后病理确诊为原发性胆管癌。

　　病例 3　女，64 岁，主诉：腹痛 10 余天。实验室检查：糖类抗原 19-9 1 212 U/mL（↑）。横断位 CT 平扫图像示胆总管明显扩张，中下段见软组织密度肿块影（图 10-7A 箭头所示）；横断位动脉期 CT 图像示病灶呈轻中度强化（图 10-7B）；横断位门静脉期 CT 图像示病灶进一步强化（图 10-7C）；冠状位、矢状位门静脉期 CT 图像示病灶呈明显强化，以上胆管扩张（图 10-7D、E）。横断位 MRI T_1WI 图像示胆总管中下段管腔内可见团块状等 T_1 信号（图 10-7F）；横断位 MRI T_2WI 图像示病灶呈稍短 T_2 信号（图 10-7G）；横断位 DWI 图像示病灶呈高信号（图 10-7H）；MRCP 图像示胆总管中上段及其以上肝总管、左右肝管明显扩张，胆总管下段狭窄（图 10-7I）。病理图像提示胆总管纤维组织内少许腺体成分，有一定异型性，腺癌不除外（图 10-7J）。

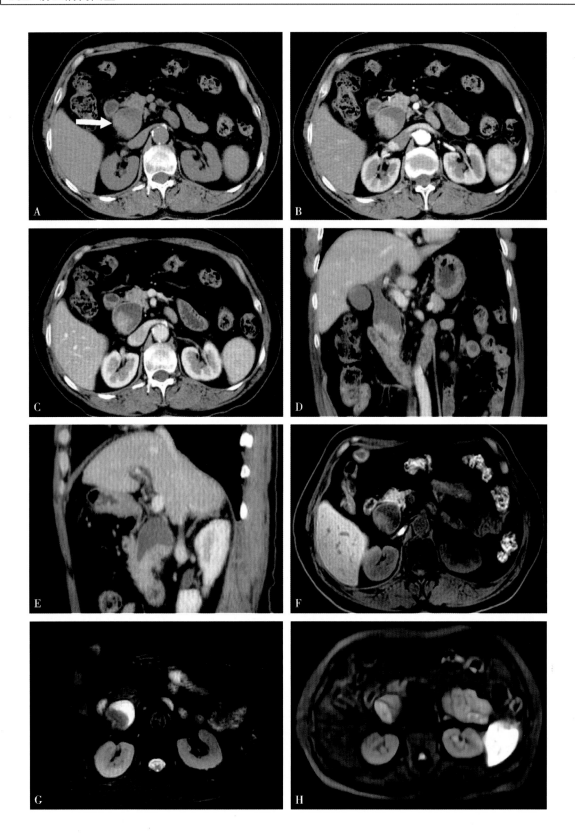

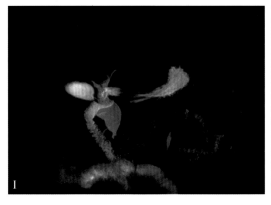
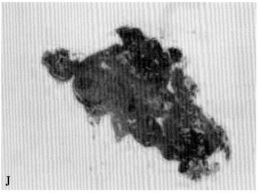

A. 横断位 CT 平扫图像;B. 横断位动脉期 CT 图像;C. 横断位门静脉期 CT 图像;D. 冠状位门静脉期 CT 图像;

E. 矢状位门静脉期 CT 图像;F. 横断位 MRI T_1WI 图像;G. 横断位 MRI T_2WI 图像;H. DWI 图像;I. MRCP 图像;J. 病

理图像

图 10-7 远端胆管癌 CT、MRI 及病理表现

诊断思路

64 岁女性,以"腹痛 10 余天"为主诉入院,查体无明显阳性体征。实验室检查:糖类抗原 19-9 升高,患者无恶性肿瘤病史。CT:胆总管扩张,中下段见软组织影突向管腔,增强扫描明显渐进性强化,胆总管上段、肝总管扩张。MRI:胆总管中下段管腔内可见团片状等 T_1、稍短 T_2 信号,DWI 呈高信号。MRCP:胆总管中上段及以上肝总管、左右胆管明显增宽。结合患者的临床表现及典型影像特征,诊断为远端胆管癌,经术后病理证实为原发性胆管癌。

病例4 男,71 岁,主诉:皮肤黄染 1 月余。查体未见异常。实验室检查:糖类抗原 19-9 152 U/mL(↑)。横断位 CT 平扫及多期增强图像示肝内胆管明显扩张(图 10-8A~C);冠状位门静脉期 CT 图像示肝门部胆管壁明显增厚并强化,管腔变窄,肝内胆管明显扩张(图 10-8D)。PTC 显示肝右胆管明显扩张,肝门部胆管梗阻(图 10-8E);PTC 显示经介入球囊扩张后,导管进入狭窄下段造影可见肝左右胆管与胆总管汇合处闭塞,长度约 2 cm,远端胆管显影正常(图 10-8F);PTC 可见置入胆道支架及粒子链(图 10-8G)。病理图像提示腺癌(图 10-8H)。

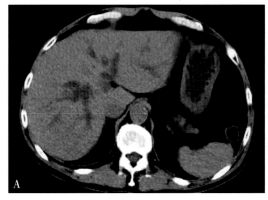
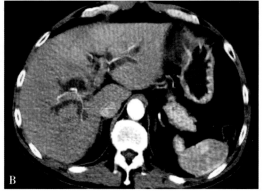

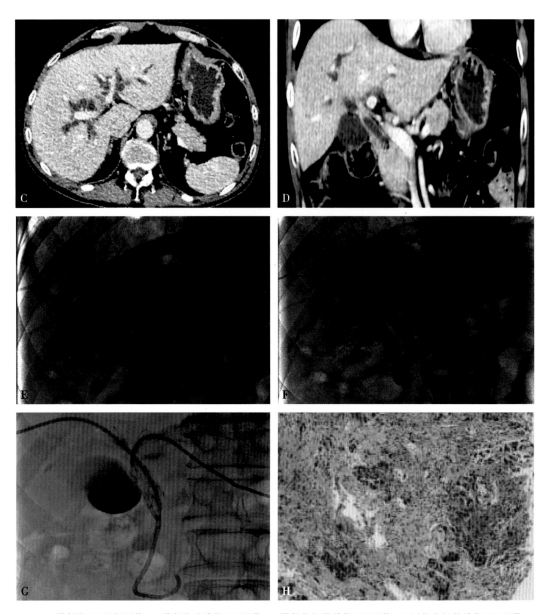

A. 横断位 CT 平扫图像；B. 横断位动脉期 CT 图像；C. 横断位门静脉期 CT 图像；D. 冠状位门静脉期 CT 图像；
E~G. PTC 图像；H. 病理图像

图 10-8　肝门部胆管癌 CT、PTC 及病理表现

诊断思路

　　71 岁男性，皮肤黄染 1 月余，查体未见异常。实验室检查糖类抗原 19-9 升高。CT 显示肝门部胆管及胆总管结合部管壁增厚并强化，肝内胆管明显扩张；PTC 显示肝内胆管扩张，肝门部胆管梗阻，经介入球囊扩张后，导管进入狭窄下段造影示肝左、右胆管与胆总管汇合处闭塞，长度约2 cm，行"胆道支架及粒子链置入术"，术后梗阻症状缓解。胆道穿刺活检病理提示腺癌，诊断为肝门部胆管癌。

《临床要点》

胆管癌指发生左、右肝管及其以下的肝外胆管癌,病因不明,可能与结石的慢性刺激、先天性胆总管囊肿和乳头状瘤等因素有关。多发生在 60 岁以上的男性患者,主要症状是进行性黄疸,可伴有皮肤瘙痒、上腹部胀痛,晚期可出现脂肪泻、陶土样大便等胆道梗阻表现及脾大、腹水等门静脉高压表现。

发生在左、右肝管及其汇合部和肝总管上段 2 cm 内的胆管癌称为肝门部胆管癌,亦称上段胆管癌;而发生在肝外胆管的称为肝外胆管癌。病理上胆管癌多为分化较好的腺癌。胆管癌生长方式为结节型、乳头型和浸润型,以浸润型生长最常见。

【影像学表现】

1.X 线造影表现　PTC 和 ERCP 均可直接显示胆管癌的部位和范围。浸润型可见胆管突然性狭窄,境界清楚,边缘不规整;结节型和乳头型,胆管内可见表面不光整的充盈缺损,病变段还可呈截断现象,断端表现为"鸟嘴状"或不规则的"锯齿状",梗阻上段胆管及肝内胆管扩张时,重度扩张多呈"软藤状",中度扩张多呈柱状。血管造影时,由于胆管癌多为少血供的肿瘤,多不能明确显示肿瘤的新生血管。

2.CT 表现　肝门部胆管癌因其生长方式不同有不同的 CT 表现。浸润性生长的肿瘤一般体积较小,在平扫时,仅表现为肝门部结构不清,明显扩张的肝内胆管或左、右肝管突然中断,增强后扩张的肝内胆管显示更为清楚;如果肿瘤呈结节状突入腔内,则可见扩张的胆管内有结节状软组织影,并可见胆管的中断或变窄,增强后可见结节明显渐进性强化。中下段胆管癌表现为胆管壁增厚和大小不等的软组织块影及其伴发的胆管扩张,增强扫描肿瘤明显强化。CT 还可显示胆管癌侵犯及转移的征象,胆管外的脂肪层消失或界限不清,常提示癌肿向腔外生长突破胆管壁,肝门部等处淋巴结肿大提示淋巴结转移。

3.超声表现　肿瘤常表现为结节或局灶性胆管壁增厚,通常呈略高回声,可见扩张的胆管。

4.MRI 表现　MRCP 优势在于直观显示胆管的扩张,同时可见扩张胆管末端的肿瘤表现为 T_1WI 低信号,T_2WI 不均匀高信号的肿块。

【鉴别诊断】

1.肝门区原发性肝细胞癌　增强扫描呈"快进快出",且肝内胆管无扩张或仅轻度扩张。

2.肝门血管瘤　肿瘤早期边缘部呈结节状强化,延迟期呈高密度完全填充,无肝内胆管扩张及肝叶萎缩。

3.胆管混合性结石　密度不均,CT 增强扫描未见强化,且结石很少造成胆管完全梗阻,常与管壁间有一层低密度胆汁。

第三节　胆管癌栓

病例　男,34 岁,主诉:间断腹痛 3 个月,黄疸 1 周余。实验室检查:甲胎蛋白 1 467 ng/mL(↑)。横断位 CT 平扫图像示肝左叶近肝顶部团块状混杂低密度影,边界欠清(图 10-9A);横断位动脉期 CT 图像示病灶内结节状明显强化,肝左叶肝内胆管稍扩张(图 10-9B);横断位门静脉期 CT 图像示病灶强化减低,呈不均匀强化(图 10-9C)。横断位 MRI T₁WI 图像示肝左叶可见团状长短 T₁ 信号,肝左叶部分胆管及病变远端胆管扩张,部分胆管内可见条片状短 T₁ 信号(图 10-9D);横断位 MRI T₂WI 图像示病灶呈稍长短 T₂ 信号(图 10-9E);横断位 DWI 图像示病灶在 DWI 上呈高信号(图 10-9F);MRCP 图像示肝左叶胆管可见轻度扩张(图 10-9G)。病理图像提示肝细胞癌,胆道栓子可见癌细胞(图 10-9H)。

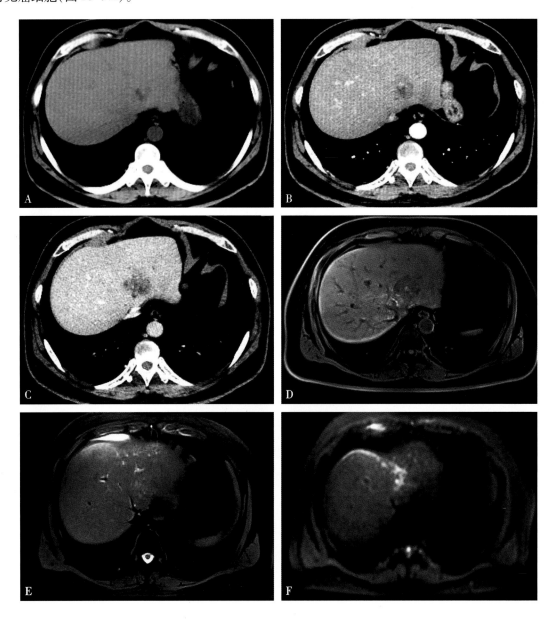

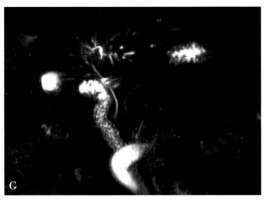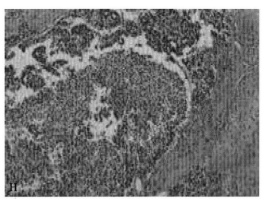

A.横断位 CT 平扫图像;B.横断位动脉期 CT 图像;C.横断位门静脉期 CT 图像;D.横断位 MRI T$_1$WI 图像;E.横断位 MRI T$_2$WI 图像;F.横断位 DWI 图像;G.MRCP 图像;H.病理图像

图 10-9 肝细胞癌伴胆管癌栓 CT、MRI 及病理表现

诊断思路

34 岁男性,以"间断腹痛 3 个月,黄疸 1 周余"为主诉入院,查体全身皮肤及黏膜黄染。实验室检查甲胎蛋白升高。CT:肝左叶近肝顶部见团块状混杂密度影,边界欠清晰,增强扫描呈不均匀强化,肝左叶肝内胆管稍扩张。MRI:肝左叶可见团状长、短 T$_1$,长、短 T$_2$ 混杂信号,DWI 呈高信号。肝左叶部分胆管及病变远端胆管扩张,部分胆管内可见条片状短 T$_1$ 信号。拟诊断为肝细胞癌伴胆道癌栓,术后病理诊断左半肝肝细胞癌伴胆管癌栓。

临床要点

胆管癌栓多来源于肝癌,形成机制尚不明确,可能的途径有:肝癌细胞直接侵入肝内胆管;肝癌细胞侵入静脉及淋巴管后逆行侵犯胆管壁;门静脉癌栓侵犯邻近胆管;肝癌细胞沿神经鞘的间隙侵入胆管壁;肝癌细胞侵犯胆管的营养血管并穿破胆管上皮,进入胆管腔内。肝癌合并胆管癌栓无特异性症状,一般以右上腹不适、腹痛、发热、黄疸等为首要表现,癌栓可坏死脱落使胆管再通而形成波动性黄疸,有时癌栓脱落会以胰腺炎为首要表现。胆管癌栓多发生于胆总管中上段,肉眼下特征为灰白或棕绿色柱状或条索状物质,多数与胆管壁无紧密粘连,质软易碎。根据所在位置可分为肉眼胆管癌栓(癌栓位于第一、第二级分支胆管或肝总管)和镜下胆管癌栓(癌栓位于三级或更远端分支胆管)。

【影像学表现】

1.CT 表现 平扫时肝内病灶和胆管癌栓的表现为软组织密度或低密度影,癌栓梗阻平面以上胆管可见扩张,增强扫描动脉期肝内病灶和胆管癌栓可见强化,门静脉期呈相对低密度影。当胆管癌栓伴有出血、坏死时,其密度常不均匀;当胆管癌栓内坏死成分较多时,增强扫描可出现强化不明显的情况。

2.超声表现　能够发现肝内较大肿物,胆管癌栓表现为管腔内稍低回声或等回声的软组织影,梗阻平面以上胆管扩张,此外,彩色多普勒超声可提示癌栓内血供情况。

3.MRI表现　MRCP上胆管内充盈缺损、胆管显像突然截断,梗阻平面以上胆管扩张等是胆管癌栓的典型表现。

【鉴别诊断】

1.肝癌病灶压迫胆管　肝癌若压迫肝内胆管可致远端胆管扩张,影像检查可见肿瘤紧贴受压胆管。

2.肝门部胆管癌　表现为肝门部胆管壁增厚,胆管肿瘤增强造影表现为渐进性强化。

3.肝内胆管细胞癌　肝内胆管细胞癌可表现为肝占位和远端胆管扩张,病灶在CT或MRI上表现与肝癌特点不同,肿瘤标志物有助于鉴别诊断。

参考文献

[1]胡明泰,郑玉廷,谢峰.胆囊癌病因及分子机制研究进展[J].中华肝外科手术学电子杂志,2021,10(2):224-226.

[2]刘杨,朱斌,何健,等.意外胆囊癌的影像学特征及误漏诊分析[J].中国医药导报,2020,17(1):161-164.

[3]金晶,郑瑞莲,胡文江,等.分析多普勒超声在鉴别诊断胆囊腺瘤、胆囊癌的应用价值[J].影像研究与医学应用,2019,3(8):140-141.

[4]周礼平,陈馨,蒋晓兰.肝门部胆管癌患者的MRI及CT影像表现及诊断价值[J].中国CT和MRI杂志,2017,15(3):78-81.

[5]李兴佳,龚彪,吕婵,等.胆管癌栓脱落致急性胰腺炎ERCP治疗:1例报道并文献复习[J].胃肠病学和肝病学杂志,2020,29(8):957-960.

[6]孙居仙,严茂林.肝细胞癌合并胆管癌栓多学科诊治中国专家共识(2020版)[J].肝癌电子杂志,2021,8(1):16-22.

罕少见病例篇

第十一章 肝感染性疾病

第一节 肝棘球蚴病

病例　男,64岁,主诉:腹胀1年余。查体无异常。实验室检查:白细胞计数升高,单核细胞绝对值升高,嗜酸性粒细胞绝对值下降。横断位CT平扫图像示肝右叶可见较大囊性病灶,囊壁稍增厚,部分病灶内见内外囊分离呈"飘带征"(图11-1A);横断位动脉期、门静脉期CT图像示病变未见明显强化(图11-1B、C)。

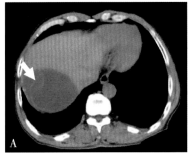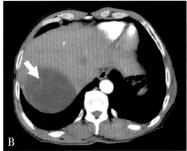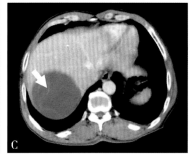

A.横断位CT平扫图像;B.横断位动脉期CT图像;C.横断位门静脉期CT图像

图11-1　肝棘球蚴病CT表现

诊断思路

64岁男性,以"腹胀1年余"为主诉入院,查体无异常。牧区居住史3年。查血常规:白细胞计数升高,单核细胞绝对值升高,嗜酸性粒细胞绝对值减低。CT:肝右叶较大囊性病灶,囊壁稍增厚,部分病灶内见内外囊分离呈"飘带征",增强未见明显强化。结合患者典型影像学表现及牧区居住史诊断为肝棘球蚴病。

临床要点

肝棘球蚴病又称肝包虫病,在我国西北地区,以新疆、青海、宁夏、甘肃、内蒙古和西藏等地多见,尤其是牧区常见的一种人畜共患寄生虫病,一般为误食绦虫卵,幼虫穿过小肠壁经门静脉侵入肝所引起。

组织学上,肝包虫囊肿由外囊和内囊组成,外囊与内囊紧贴,但不相连。内囊的壁又分为内外两层,因此囊壁共有三层结构。①外囊,由囊肿周围的肝组织纤维化构成;②内囊外层,又称角质层,由生发层细胞的分泌物形成的白色粉皮样、有弹性的半透明膜,对生发层起保护、支持等作用;③内囊内层,即生发层,是棘球蚴本体,可形成生发囊、头节和子囊,子囊又可产生孙囊。

多房性棘球蚴绦虫的生活史与细粒棘球蚴绦虫类似,多见于寒带国家或地区,在肝内不形成囊肿,表现为灰白色硬结,逐渐长大向周围浸润,易误诊为肝癌。

【影像学表现】

1. X线表现 腹部平片可见细粒棘球蚴导致的肝影增大,膈顶上移;有时可以显示呈环状或者壳状钙化的包虫囊肿壁,以及病灶内的结节状或不规则的钙化。腹部平片对肝包虫病的诊断比较有限,对没有钙化的病灶很难做出正确诊断。

2. CT表现 细粒棘球蚴为大小不一、单发或多发、圆形或类圆形、呈水样密度的囊性病灶,境界清楚、边缘光滑,囊壁较薄,合并感染时则囊壁明显增厚;母囊内出现子囊是该病的特征性表现,使病灶呈现出轮辐状、蜂窝状等多房状的外观;内外囊剥离表现为"飘带征""水蛇征""双环征",亦具有特征性;囊壁钙化常见,呈弧线状甚至壳状,囊内母囊碎片、头节及子囊钙化常呈条片状,增强扫描后病灶无明显强化。

3. MRI表现 细粒棘球蚴表现为类圆形病灶,在T_1WI为低信号,T_2WI为高信号,囊壁厚度均匀一致,在T_2WI上为低信号;母囊内含子囊时表现为"玫瑰花瓣征",为肝细粒棘球蚴病的特征性表现,在水成像序列上显示更清晰;钙化在T_1WI和T_2WI上均为低信号。

【鉴别诊断】

当肝细粒棘球蚴病出现子囊结构、内外囊剥离征象及钙化等特征性表现时,不难诊断。但单囊性细粒棘球蚴病需与肝单纯性囊肿鉴别,囊壁较厚且有钙化,内外囊剥离等表现多提示为肝细粒棘球蚴病;合并感染时难与肝脓肿鉴别,既往病史往往有助于提供信息。

第二节　肝血吸虫病

病例1 男,82岁,主诉:右上腹隐痛10 d。查体无异常。实验室检查无异常。横断位CT平扫图像示肝比例失调,肝左叶增大,肝右叶边缘可见线条钙化影(图11-2A);横断位、冠状位增强CT图像示肝比例失调,肝裂增宽,肝表面欠光整(图11-2B~D)。

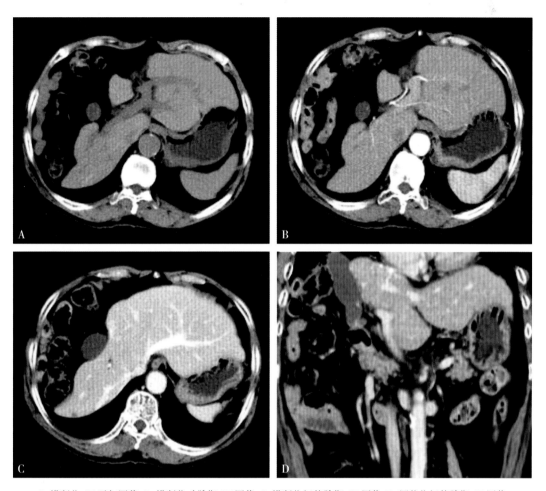

A.横断位 CT 平扫图像；B.横断位动脉期 CT 图像；C.横断位门静脉期 CT 图像；D.冠状位门静脉期 CT 图像

图 11-2　肝血吸虫病 CT 表现(病例 1)

诊断思路▐▊▊

　　82 岁男性,以"右上腹隐痛 10 d"为主诉入院,检验及查体无异常。CT:肝比例失调,肝左叶增大,肝内可见多发线条样高密度影。结合粪便虫卵和尾蚴检出结果可做出诊断。

　　病例2　女,66 岁,主诉:胆囊弥漫浸润型中分化腺癌切除 1 月余。查体无异常。实验室检查:癌胚抗原升高。横断位 CT 平扫、动脉期及门静脉期 CT 图像示肝内多发线条样高密度影(图 11-3A ~ C);横断位 CT 平扫图像示结肠壁钙化(图 11-3D)。

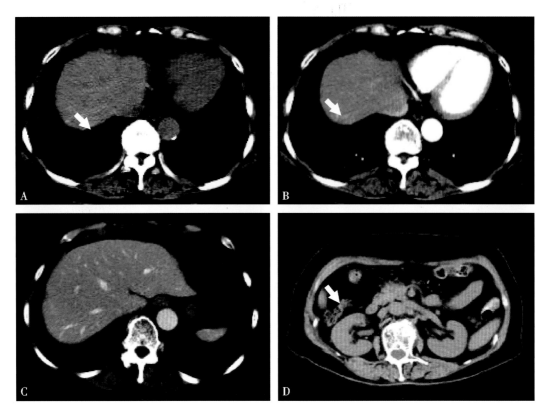

A. 横断位 CT 平扫图像；B. 横断位动脉期 CT 图像；C. 横断位门静脉期 CT 图像；D. 横断位 CT 平扫图像

图 11-3　肝血吸虫病 CT 表现（病例 2）

诊断思路

　　66 岁女性，胆囊泥沙样结石伴胆囊炎行腹腔镜胆囊切除术，术后病理提示胆囊弥漫浸润型中分化腺癌，故进一步治疗入院就诊。再次胆囊癌根治术后病理：肝组织内见腺癌浸润/累及，周围肝组织内部分肝细胞气球样变性伴散在钙化血吸虫虫卵；局灶间质内见组织细胞聚集及炎症细胞浸润。结合影像 CT 显示肝内线状钙化，结肠壁钙化，最终诊断为肝血吸虫病，胆囊癌根治术后。

临床要点

　　肝血吸虫病（hepatic schistosomiasis）又名血吸虫性肝病（schistosomal hepatopathy），是慢性血吸虫病最常见的临床类型。

　　临床症状以发热最多见，部分患者也可有头痛、肝区疼痛、厌食及腹泻等。晚期肝汇管区周围大量纤维组织增生，逐步发展至肝硬化。镜下可见汇管区沉积大量慢性虫卵结节和丰富的纤维组织。门静脉血流逆行，将虫卵带入脾内及肠管，可致脾实质及肠管壁纤维化、钙化。门静脉周围纤维组织增生致肝内门静脉小分支和肝窦阻塞、受压，进而门静脉回流障碍，导致严重的门静脉高压。患者常出现腹水、巨脾及上消化道出血等症状。

【影像学表现】

1.CT 表现　能够确切显示肝血吸虫病所致的肝形态学改变和内部结构特征,包括:①肝硬化和门静脉高压,肝各叶比例失调,严重者伴有腹水。②肝内、外钙化,这是血吸虫性肝硬化的特征性改变。钙化的形态各异,包括肝包膜下团状或线条状钙化;肝实质内、小叶表面伸展的线状钙化;纵横交叉呈网状或地图网状钙化。钙化分布以右叶重于左叶,肝外围重于肝中心带,部分病例可见肠壁钙化。③合并肝占位,血吸虫性肝硬化合并原发性肝癌的比例较高。

2.超声表现　B 型超声检查有特殊的诊断意义。其特征性表现为纤维网状图像,有长方形线性纤维结构。

【鉴别诊断】

1.肝炎后肝硬化　患者多有肝炎病史,表现为肝体积减小,尾叶相对增大,肝边缘呈较均匀的局限性隆起,直径小于 1.0 cm,肝包膜下及肝实质无钙化区。血吸虫性肝硬化,肝左叶增大较常见,肝边缘呈不均匀局限性隆起,甚至出现粗大的隆突结节,此种改变对该病有一定的特异性,结合肝包膜下及肝实质内多形性钙化有助鉴别。

2.肝癌　二者均可表现为结节样低密度灶,肝血吸虫病低密度影多表现为动脉期无供血血管,静脉期为边缘强化,延迟无明显强化,而不似肝癌"快进快出"。结合肝血吸虫病其他表现,如肝内钙化、血吸虫肝硬化及汇管区低密度灶与中心血管影等特点,对鉴别诊断有帮助。因平扫几乎不能鉴别,增强显得尤其重要,结合疫水接触史,病原诊断、免疫学检查或穿刺活检均是必需的手段。

第三节　肝华支睾吸虫病

病例　女,30 岁,主诉:华支睾吸虫及包虫抗体阳性 2 周。查体:肝体积增大。实验室检查:华支睾吸虫及包虫抗体阳性(+)。CT 图像示肝右叶多发囊实性肿块侵犯整个肝右叶,囊内可见混杂密度影,部分呈混杂皂泡样低密度影,囊壁可见点状钙化,增强后呈轻度强化,肝内部分胆管扩张(图 11-4)。

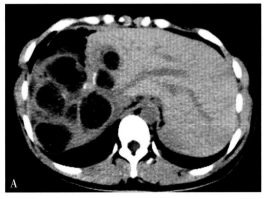
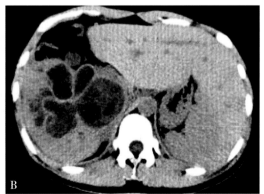

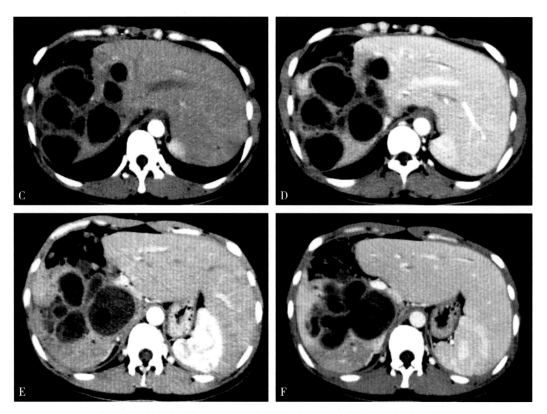

A、B. 横断位 CT 平扫图像；C ~ E. 横断位动脉期 CT 图像；F. 横断位门静脉期 CT 图像

图 11-4　肝华支睾吸虫病 CT 表现

诊断思路

30 岁女性,检查发现华支睾吸虫及包虫抗体阳性 2 周。查寄生虫相关血清抗体,报告示华支睾吸虫及包虫抗体均阳性,存在寄生虫感染可能。自发病以来,患者偶有右腹部阵发性疼痛,偶有腹胀。CT 显示肝内胆管明显扩张,平扫示肝右叶多房囊实性密度影,形态不规则,较大囊性灶内多发子囊形成,囊内密度不均匀,部分囊壁可见钙化,增强扫描实性区域轻度强化,病灶周围肝内胆管扩张。诊断为肝华支睾吸虫病。

临床要点

华支睾吸虫病是当前我国最严重的食源性寄生虫病之一,对人体健康危害较大。华支睾吸虫感染可引起急慢性胆囊炎、胆管梗阻性黄疸和胆结石等疾病。严重者可导致肝硬化、肝内胆管癌和儿童发育不良等。

【影像学表现】

1. CT 表现　是诊断本病最好的影像学检查。特征性表现为肝内胆管与较大胆管不成比例的扩张,即肝门部和肝外胆管无显著扩张,而以弥漫性的肝内胆管扩张为主要表现,扩张的形态包括管状扩张、周边型小胆管的囊性扩张、细短支型扩张,以及兼具上述特征的混合型扩张等,皆因虫体寄生在不同级别的肝内胆管所致。

2.超声表现 主要表现为肝内胆管的不同程度扩张,呈分支状、条形的低回声。

3.MRI表现 弥漫的肝内小胆管扩张合并肝纤维化。主要表现为汇管区增宽、脂肪沉积和纤维间隔增生。同时,由于胆汁淤积,肝实质信号发生改变。

【鉴别诊断】

先天性胆管扩张:肝华支睾吸虫病肝内胆管与较大胆管不成比例的扩张,即肝门部和肝外胆管无显著扩张,而先天性胆管扩张以弥漫性的肝内胆管扩张为主要表现。

参考文献

[1]马立公,李文方,乔颖,等.肝包虫的CT诊断[J].临床放射学杂志,1998,17(6):347-349.

[2]牛少雄,牛建华.肝包虫的CT诊断价值[J].医学影像学杂志,2005,15(12):1104-1106.

[3]曾冬明.慢性肝血吸虫病的CT诊断价值分析[J].医学临床研究,2007,24(5):789-791.

[4]纪祥,罗军,徐翠芳,等.肝华支睾吸虫病多层螺旋CT表现的研究[J].医学影像学杂志,2014,24(6):977-979.

第十二章 肝弥漫性疾病

第一节 胆管微错构瘤

病例1　男,74岁,主诉:体检发现肝内多发小囊性灶1月余。查体无明显阳性体征。横断位 CT 平扫图像示肝内多发小囊性低密度影(图 12-1A 箭头所示);横断位动脉期 CT 图像示肝内小囊性低密度影边界清晰,未见强化(图 12-1B 箭头所示);横断位、冠状位门静脉期 CT 图像示肝内多发小囊性低密度影未见强化,边界较清(图 12-1C、D)。

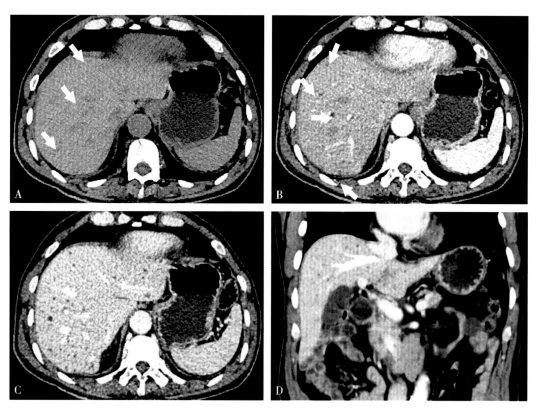

A.横断位 CT 平扫图像;B.横断位动脉期 CT 图像;C.横断位门静脉期 CT 图像;D.冠状位门静脉期 CT 图像

图 12-1　胆管微错构瘤 CT 表现

诊断思路

74 岁男性,以"体检发现肝内多发小囊性灶 1 月余"为主诉入院。CT 检查可见肝内多发小囊性无强化低密度影,边界清晰。考虑诊断为胆管微错构瘤。

病例 2　男,52 岁,主诉:发现胆管微错构瘤 12 d。肝 MRI T_1WI 图像示肝内多发大小不等类圆形长 T_1 信号(图 12-2A);肝 MRI T_2WI 图像示肝内多发大小不等类圆形长 T_2 信号(图 12-2B);MRCP 图像示肝内多发弥漫性类圆形高信号,呈"满天星"样改变(图 12-2C)。超声图像示肝内多个小囊状无回声散在分布,边界清,内透声可,后方回声增强,部分似与肝内胆管相延续(图 12-2D)。

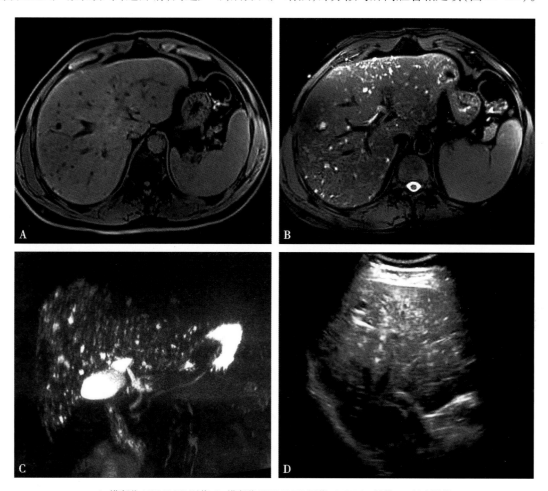

A. 横断位 MRI T_1WI 图像;B. 横断位 MRI T_2WI 图像;C. MRCP 图像;D. 超声图像

图 12-2　胆管微错构瘤 MRI 及超声表现

诊断思路

52 岁男性,以"发现胆管微错构瘤 12 d"为主诉入院,查体无明显阳性体征。MRI:肝实质内可见弥漫分布多发大小不等类圆形长 T_1、长 T_2 信号。MRCP:肝实质内可见多发弥漫性类圆形高信号。超声:肝内见多个小囊状无回声散在分布,边界清,内透声可,后方回声增强,部分似与肝内胆管相延续。诊断为胆管微错构瘤。

临床要点

胆管微错构瘤又称微小错构瘤或冯迈恩堡(von Meyenburg)复合体,起源于未退化的胚胎胆管。大多数患者无特异性症状或体征,多偶然发现,部分病灶较大者可出现上腹部隐痛。它有 5 种不同类型:多发小囊性病变、单发不规则团块状、单发小囊性病变、胆管壁增厚和微小胆管错构瘤。大体病理上肿瘤呈灰白结节,与胆管无交通,散布于全肝。

【影像学表现】

1. CT 表现　不具有特异性,平扫表现为肝内多发小囊状低密度影,边界清晰或模糊,病灶多小于 15 mm,增强时无明显强化。

2. 超声表现　部分表现为肝实质弥漫性回声粗糙,肝内见多发大小不等高回声小结节;部分为肝内多发小囊性病变,厚壁、形态无规则;还可表现为肝内多发小片状强回声并伴"彗星尾征"。

3. MRI 表现　由于病灶内胆管囊性扩张程度和胆汁含量的不同,MRI 表现为强度不同的 T_2WI 高信号影:大病灶因囊腔含丰富的胆汁,表现为高信号,小病灶因胆汁浓度高或部分容积效应,表现为略高信号;T_1WI 呈低或略低信号。MRCP 特征性表现为"满天星"样改变,病变沿胆管树走行,并且与胆管树不相通,而肝内大胆管及肝外胆管发育未见异常。

【鉴别诊断】

1. 卡罗利(Caroli)病　MRCP 特征表现为肝内大胆管的弥漫性、交通性、非梗阻性的梭形或囊状扩张,胆管壁不规则,管腔呈"串珠状"改变,扩张的肝内胆管与胆管树相通。还可见"中心点征",即增强扫描时在扩张的胆管内出现点状或束带状强化。

2. 单纯性多发肝囊肿　肝囊肿形态多为圆形或椭圆形,其分布无明显规律,病灶大小不一,边缘清晰,密度均匀,CT 平扫呈水样密度,在 MRI 上与脑脊液信号相似,增强扫描均无强化。

3. 肝囊性转移瘤　有原发肿瘤史,病变单房性多见,常伴有囊肿内出血,肿瘤的囊壁呈结节状或乳头状增厚,增强扫描时囊壁及间隔强化。

第二节　肝内胆管周围囊肿

病例　女,56 岁,主诉:上腹部隐痛 1 周。横断位 MRI T_2WI 压脂图像示肝左叶胆管周围多发囊泡状长 T_2 信号(图 12-3A);横断位 MRI T_1WI 平扫图像示肝左叶胆管周围多发囊泡状长 T_1 信号(图 12-3B);横断位 DWI 图像示弥散受限呈高信号(图 12-3C);横断位 MRI T_1WI 增强图像示无明显强化(图 12-3D ~ F);横断位 ADC 图像示左侧囊状病灶 ADC 值增高(图 12-3G);冠状位 MRI 图像显示多发小囊性病灶沿肝左叶脉管系统走行,增强未见明显强化(图 12-3H、I);磁共振水成像示肝多发小囊性病灶显影,沿胆管走行,病灶不与肝内胆管系统相通(图 12-3J)。

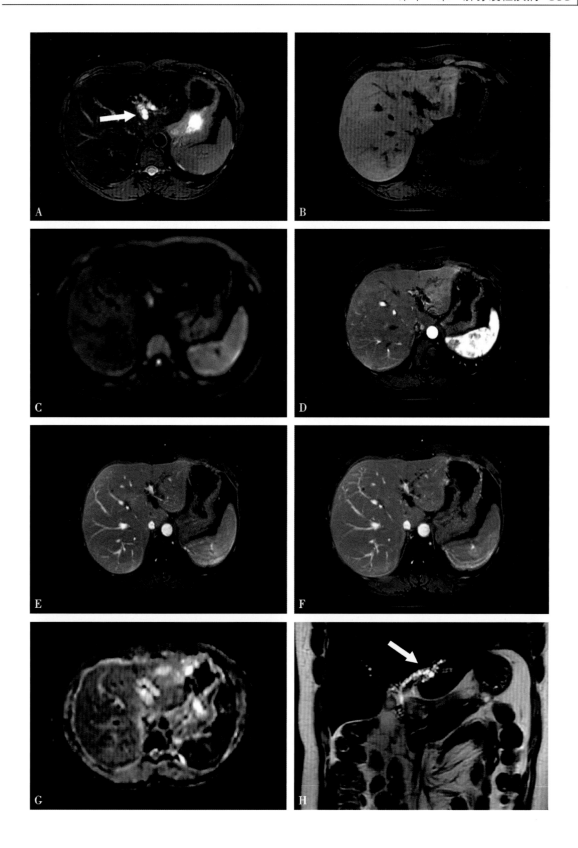

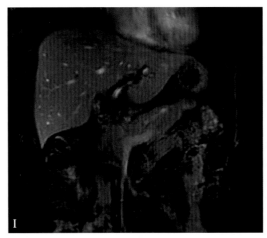
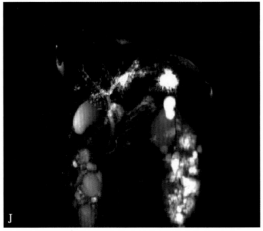

A. 横断位 MRI T$_2$WI 压脂图像;B. 横断 MRI T$_1$WI 图像;C. 横断位 DWI 图像;D~F. 横断位 MRI T$_1$WI 增强图像;G. 横断位 ADC 图像;H、I. 冠状位 MRI 图像;J. 磁共振水成像

图 12-3 肝胆管周围囊肿 MRI 表现

诊断思路

56 岁女性,以"上腹部隐痛 1 周"为主诉入院,查体未见明显异常。MRI:肝内胆管可见囊状扩张,呈 T$_1$WI 低信号、T$_2$WI 高信号改变,增强未见异常强化,冠状位可见沿肝内胆管呈"串珠状"走行。结合影像学检查,考虑为肝内胆管周围囊肿。

临床要点

肝内胆管周围囊肿,又称多发性肝门部囊肿,为胆管周围腺体发生的潴留性囊肿,是少见的胆管良性病变之一。好发于 2~5 级分支胆管周围、肝门部及门静脉主干分支区域,囊肿直径数毫米到 1 cm,与胆管系统无交通,内容为浆液,不含胆汁成分,没有固定的囊肿壁。患者常无临床症状,于体检时发现,少数患者可因继发结石形成、胆管受压或癌变出现腹痛、黄疸等症状。影像学表现与小囊肿无异,常见于慢性肝疾病和门静脉高压症患者。

【影像学表现】

1. X 线造影表现 PTC 和 ERCP 检查可见对比剂进入胆管内,而肝内胆管周围囊肿因与胆管不相通不会显影,但应注意的是,少部分肝内胆管周围囊肿患者可因囊肿压迫继发合并肝内胆管扩张。

2. CT 表现 平扫大多为胆管周围多发丛簇状、串珠样囊性低密度影,增强扫描时无强化。

3. 超声表现 胆管周围可见多发串珠样无回声区。

4. MRI 表现 胆管周围多发串珠样 T$_1$WI 低信号、T$_2$WI 高信号灶。MRCP 可见正常形态胆管的周围多发囊肿,当囊肿压迫继发肝内胆管扩张时可显示扩张的胆管。

【鉴别诊断】

1.肝海绵状血管瘤　在超声上微小的胆管周围囊肿丛聚可呈海绵状改变,类似于肝海绵状血管瘤形态,CT增强扫描时血管瘤呈均匀强化改变,而囊肿通常无强化。

2.肝内胆管错构瘤　错构瘤病灶亦与胆管不相通,强化表现与胆管周围囊肿相似,但错构瘤常均匀或不均匀分布于整个肝,与肝胆管周围囊肿沿大胆管周围分布的特点不同。

3.Caroli病　Caroli病在CT增强上较为典型的表现为"中心点征"。Caroli病累及胆管本身,行胆管造影可见对比剂进入扩张的胆管内,而胆管周围囊肿因与胆管不相通不会显影。

参考文献

[1]LIN H H,LIAO S H,HUANG Y L,et al. Hepatobiliary and pancreatic:biliary hamartoma manifests as liver cysts [J]. J Gastroenterol Hepatol,2020,35(1):11.

[2]杨永波,丁国军,孙松,等.胆管错构瘤的临床病理表现与影像对照分析[J].浙江医学,2017,39(21):1921-1923,1926.

[3]冯婷,黄斌,陈军,等.13例肝内胆管错构瘤超声诊断与病理对照[J].浙江医学,2020,42(21):2351-2353.

[4]胡小娟,吕志红,杨银凤,等.肝内胆管错构瘤的超声诊断及误诊、漏诊分析[J].武汉大学学报(医学版),2019,40(2):315-318.

[5]钱勇,王东,张秀兰,等.肝多发胆管错构瘤的MRI表现(附4例报告并文献复习)[J].医学影像学杂志,2016,26(12):2243-2246.

[6]王向,俞文隆,张永兵.胆管周围囊肿1例报告[J].中国实用外科杂志,2019,39(5):521-523.

[7]王成林,祁吉.肝脏非肿瘤囊性病变的CT及MRI诊断[J].国外医学(临床放射学分册),2004,27(6):370-372.

第十三章　肝良性肿瘤及肿瘤样病变

第一节　肝胆管囊腺瘤

病例 1　男,62 岁,主诉:左侧持续性胸痛 13 d。查体腹部无异常。横断位 CT 平扫图像示肝左叶胆管多发扩张,胆管壁增厚(图 13-1A);横断位动脉期及门静脉期 CT 图像示胆管壁轻度强化,管腔内可见低密度影蓄积(图 13-1B、C);冠状位、矢状位门静脉期 CT 图像示肝左叶胆管系统明显扩张与肝门静脉分界清(图 13-1D、E)。MRCP 图像示肝左叶及右叶胆管、肝门部胆管呈囊状扩张,左叶为著,胆囊体积大(图 13-1F)。超声图像示肝内见多个大小不等囊性回声,似相通(图 13-1G、H 箭头所示)。大体标本及病理图像示切面呈多房囊性,囊腔直径 0.1 ~ 2.0 cm,内含灰黄清亮液,内壁光滑,部分肝内胆管扩张,其余肝组织灰黄、质中;病理图像符合胆管囊腺瘤改变(图 13-1I、J)。

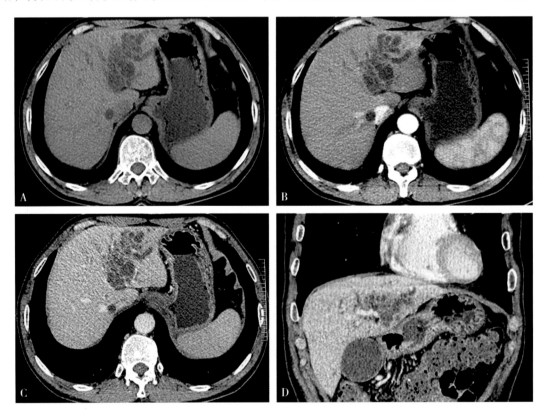

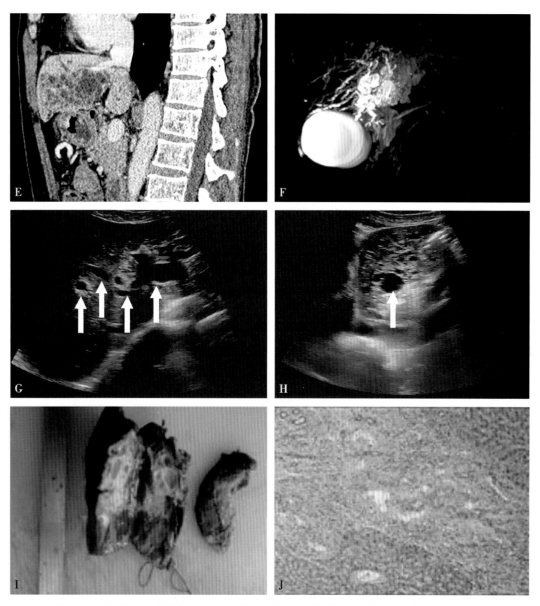

A. 横断位 CT 平扫图像；B. 横断位动脉期 CT 图像；C. 横断位门静脉期 CT 图像；D. 冠状位门静脉期 CT 图像；
E. 矢状位门静脉期 CT 图像；F. MRCP 图像；G、H. 超声图像；I. 大体标本；J. 病理图像

图 13-1　肝胆管囊腺瘤 CT、MRI、超声、大体标本及病理表现

诊断思路

　　62 岁男性，以"左侧持续性胸痛 13 d"为主诉入院，查体腹部无压痛。CT 显示肝左叶胆管多发扩张，胆管壁增厚并轻度强化；超声检查显示肝内见多个大小不等囊性回声，似相通，胆管恶性病变不除外；MRCP 能更好显示扩张胆管。拟诊断肝胆管囊腺瘤。术后病理诊断为胆管囊腺瘤。

　　病例 2　女，61 岁，主诉：腹痛 5 年，加重半年。查体：上腹部压痛。横断位 CT 平扫图像示肝形态失常，左叶缩小，呈片状低密度影，内见多发囊状影与点状钙化影，肝左叶胆管扩张，胆管壁增厚

（图13-2A）；横断位、冠状位动脉期及门静脉期CT图像示病变不均匀强化，内见低密度影未强化（图13-2B~E）。MRCP图像示肝右叶胆管轻度扩张，左叶胆管较紊乱且扩张，胆总管扩张，内信号不均（图13-2F）。大体标本示切面见灰黄、灰白色区域，部分成囊性变，囊内容褐色液体，质硬（图13-2G）。病理图像示胆管源性肿瘤，部分呈浸润性生长，符合胆管囊腺瘤，局部癌变（图13-2H）。

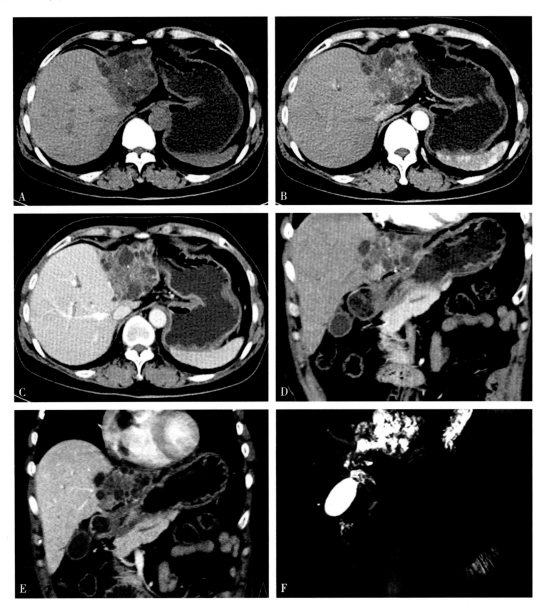

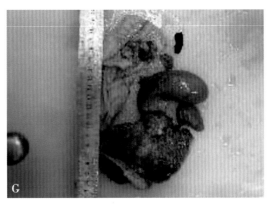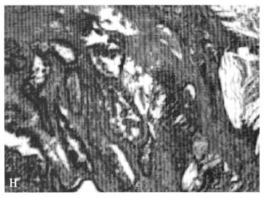

A.横断位 CT 平扫图像;B.横断位动脉期 CT 图像;C.横断位门静脉期 CT 图像;D.冠状位动脉期 CT 图像;E.冠状位门静脉期 CT 图像;F.MRCP 图像;G 大体标本;H.病理图像

图 13-2 肝胆管囊腺瘤 CT、MRI、大体标本及病理表现

诊断思路

61 岁女性,以"腹痛 5 年,加重半年"为主诉入院,查体上腹部压痛。CT 检查显示肝左叶胆管扩张,胆管壁增厚并轻度强化。MRCP 示肝右叶胆管轻度扩张,左叶胆管较紊乱且扩张,胆总管扩张,内信号不均。术后病理示胆管囊腺瘤,局部癌变。

临床要点

肝胆管囊腺瘤(hepatobiliary cystadenoma,HBC)是极少见的起源于肝内胆管上皮的良性肿瘤,约 83% 发生于肝内胆管,余见于肝外胆管如胆总管、肝总管和胆囊。病因不明,最常见于中老年女性。临床表现多无特异性,多数患者发现时并无任何症状,偶可见因巨大占位引起的局部疼痛及呕吐、黄疸等消化道症状。病灶易发生出血、感染、破裂,极易恶变,完整切除则预后较好。影像学检查是术前诊断肝胆管囊腺瘤的主要方法。

【影像学表现】

1.CT 表现 平扫表现为肝内低密度单囊或多囊状改变,囊壁较薄,CT 值<30 Hu,合并出血时可见液-液平面。囊内可见分隔和壁结节,分隔或囊壁可有钙化,多囊病灶各囊密度可不一,可见乳头状突起。增强扫描动脉期囊壁、分隔、壁结节及乳头状突起轻中度强化,门静脉期及延迟期持续强化,接近或低于肝实质强化程度。

2.超声表现 可见肝内外胆管扩张,肝内囊性或囊实性肿物,有完整包膜,囊壁可有乳头状突起,囊内容物为稀薄乳状或胶状或黏液性半固体物,可见不规则光团和散在光点漂浮,多为多房性。超声造影多表现为动脉期囊壁、分隔、壁结节等高或等增强,门静脉期或延迟期可消退为低增强。

3.MRI 表现 表现为肝内形态规则的囊性多房性病变,信号因囊内所含液体成分的不同而不同:T_1WI 低信号常提示浆液性或胆汁样液体,等信号时提示黏液或富含蛋白的液体,高信号时提示有出血性改变。MRCP可清晰显示胆管树,最大限度显示病灶与胆管树的沟通并区分肝内外胆管阻塞。

【鉴别诊断】

1.肝内胆管囊腺癌 一般认为出现分隔明显增厚、乳头状突起或壁结节、粗大钙化及囊内出血者多考虑胆管囊腺癌,但单纯影像基础上区分两者有一定困难,且意义不大,普遍认为胆管囊腺瘤是囊腺癌的癌前病变,治疗上均需外科手术切除。

2.单纯囊肿伴出血 可形成厚壁、纤维分隔、壁结节,血流信号增高,但通常壁结节及囊壁增强扫描不强化。

3.肝棘球蚴病 患者多有牧区生活史。影像表现与肝胆管囊腺瘤相似,但棘球蚴囊肿囊壁可有环形或半环形的钙化,内部子囊更小、更规则,囊内分离表现特殊,内外囊分离呈"双边征",内囊完全分离脱落于囊液中,呈"飘带征"或"水百合花征",囊壁常有弧形或蛋壳样钙化,无明确壁结节。

第二节 肝血管平滑肌脂肪瘤

病例1 女,54岁,主诉:体检彩超发现肝占位1个月。查体:上腹部压痛。横断位CT平扫图像示肝右叶类圆形混杂低密度影,边界清晰,内部可见脂肪密度影(图13-3A);横断位动脉期CT图像示病灶边缘呈环形强化,中央可见结节状强化(图13-3B);横断位门静脉期CT图像示病灶强化低于肝实质,中央局部强化同肝实质(图13-3C);横断位延迟期CT图像示病灶强化降低(图13-3D)。常规超声检查示肝右叶稍高回声占位,边界清(图13-3E)。病理图像符合血管平滑肌脂肪瘤改变(图13-3F)。

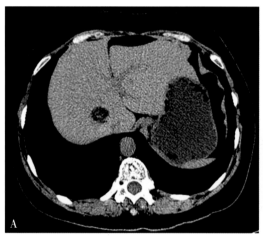
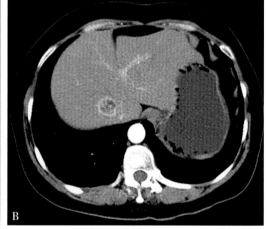

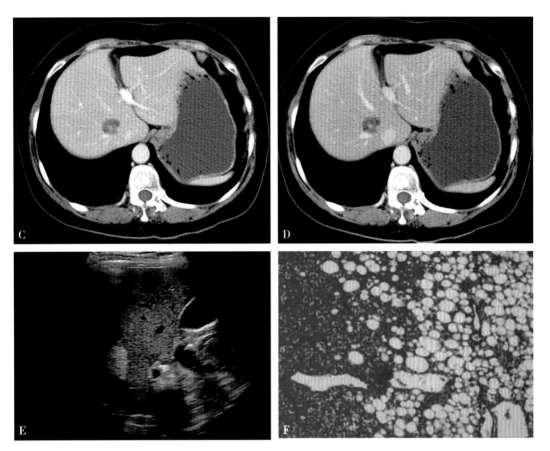

A. 横断位 CT 平扫图像；B. 横断位动脉期 CT 图像；C. 横断位门静脉期 CT 图像；D. 横断位延迟期 CT 图像；E. 超声图像；F. 病理图像

图 13-3 脂肪瘤型血管平滑肌脂肪瘤 CT、超声及病理表现

诊断思路

54 岁女性，以"体检彩超发现肝占位 1 个月"为主诉入院，查体上腹部压痛，余无明显阳性体征。CT 检查显示肝右叶类圆形混杂低密度影，其内可测及脂肪密度，增强扫描边缘及局部强化，门静脉期及延迟期强化程度降低；超声检查示肝右叶稍高回声占位，边界清。拟诊为血管平滑肌脂肪瘤，术后病理为血管平滑肌脂肪瘤。

病例 2 女，48 岁，主诉：体检发现肝占位 4 d。查体无异常。横断位 CT 平扫图像示肝左叶巨大团块状混杂密度肿块影，其内可见脂肪密度影，内见多发片絮状分隔影（图 13-4A）；横断位动脉期 CT 图像示病灶边缘及分隔强化，病灶内可见肝左动脉分支供血，脂肪密度无明显强化（图 13-4B）；横断位、冠状位门静脉期 CT 图像示病灶边缘及分隔持续强化（图 13-4C、D）。大体标本及病理图像示占位多切面切开，切面均灰红、灰黄，质软到中，局部见坏死，外有完整包膜，符合血管平滑肌脂肪瘤改变（图 13-4E、F）。

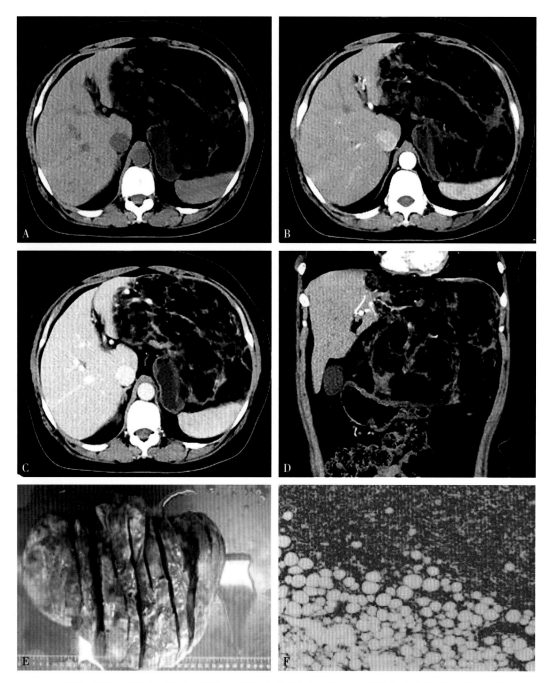

A.横断位 CT 平扫图像;B.横断位动脉期 CT 图像;C.横断位门静脉期 CT 图像;D.冠状位门静脉期 CT 图像;
E.大体标本;F.病理图像

图13-4　脂肪瘤型血管平滑肌脂肪瘤 CT、大体标本及病理表现

诊断思路

　　48 岁女性,以"体检发现肝占位 4 d"为主诉入院,查体腹部柔软、无包块。CT 显示肝左外叶巨大团块状脂肪密度影,由肝左动脉分支供血,内见多发片絮状分隔影,动脉期见病灶边缘及分隔强化,病灶内可见血管影,脂肪密度不强化,门静脉期见病灶边缘及分隔持续强化。结合患者典型影像学表现及病理诊断为血管平滑肌脂肪瘤。

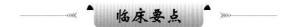

临床要点

血管平滑肌脂肪瘤一般定义为由脂肪组织、厚壁血管和平滑肌三种成分按不同比例组成的一种良性间叶源性肿瘤，多发生于肾，发生于肝者少见，其次可见于子宫、腹膜后等部位。肝血管平滑肌脂肪瘤（hepatic angiomyolipoma，HAML）可发生于任何年龄阶段，无明显性别差异。临床上早期多无明显症状，肿瘤增大压迫可出现右上腹不适、疼痛等症状。病理上 HAML 常分为 4 种类型：混合型、脂肪瘤型（脂肪成分≥70%）、肌瘤型（脂肪成分≤10%）和血管瘤型，其中混合型最常见。临床分为 2 型：一型并发结节性硬化，多见于青少年；另一型不并发结节性硬化，多见于成年人。

【影像学表现】

MSCT 和 MRI 检查是临床上诊断 HAML 的主要影像学方法，由于其病理类型不一，影像表现较多样。肿瘤边缘清楚，多呈圆形或类圆形，少数呈不规则肿块，肿瘤内脂肪组织的成分是诊断不同类型 HAML 的关键。

1. CT 表现　平扫肿块密度不均匀，部分为软组织密度，部分为脂肪密度（5% ~90% 不等），脂肪含量较少者 CT 不易显示。HAML 为富血供肿瘤，增强扫描动脉期多不均匀强化，门静脉期亦有部分强化，病灶中心或边缘可见高密度血管影，是其特征性的诊断依据。

2. 超声表现　常规二维超声表现多样，与组成成分相关，无特异性。超声造影可显示肿瘤的血流分布及血供情况，动脉相多呈均匀或不均匀高回声，门静脉相多呈等回声，延迟相呈多等回声或稍高回声。

3. MRI 表现　混合型 HAML 在 T_1WI 多呈高信号，范围较广且明显，脂肪抑制后呈不同程度高信号或信号消失；肌瘤型和血管瘤型在 T_1WI 上为低信号，T_2WI 上呈高信号，增强扫描动脉期明显强化，门静脉期及延迟期强化减退；脂肪瘤型平扫 T_1WI 呈高信号，脂肪抑制后呈低信号，增强扫描脂肪成分无明显强化，可见强化血管影。

【鉴别诊断】

1. 肝细胞癌　病灶多有包膜，边界清晰，瘤内有脂肪变性呈分布弥散、小簇状低密度影，境界不清，增强扫描呈"快进快出"表现；HAML 脂肪组织呈条片状或团片状，为成熟组织，常位于周边，且脂肪成分内可见血管影，这在 HCC 中未见到。

2. 肝局灶性结节增生　强化方式与 HAML 类似，有时病灶瘢痕内或边缘可见粗大供血动脉，但增强扫描延迟期的"中央瘢痕强化"为 hFNH 的特征性表现。

3. 肝细胞腺瘤　呈圆形，边界清晰，内密度不均匀，增强扫描动脉期明显强化，门静脉期为稍高密度，延迟期为等密度，如有新鲜出血见高密度影时，可有助于鉴别。

第三节　肝畸胎瘤

　　病例　女,25岁,主诉:体检发现肝内混杂密度占位10 d。查体无异常。5年前CT图像示肝包膜下见类圆形无强化脂肪密度影(图13-5)。现复查CT图像示病灶内多发小圆形结节影,增强扫描结节呈轻度强化,病灶边缘见高密度钙化影(图13-6A~D);超声图像示肝右叶混合回声包块,边界尚清,形态尚规则(图13-6E);病理图像示囊性区内含灰白色胶冻样物,符合成熟性囊性畸胎瘤改变,富含脑组织(图13-6F)。

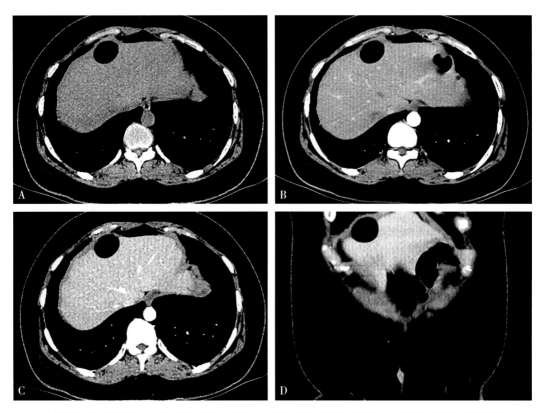

A. 横断位 CT 平扫图像;B. 横断位动脉期 CT 图像;C. 横断位门静脉期 CT 图像;D. 冠状位门静脉期 CT 图像

图 13-5　5 年前肝畸胎瘤表现

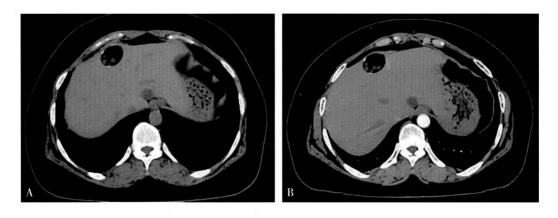

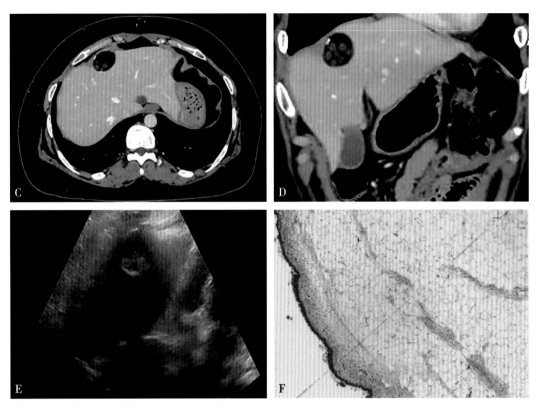

A. 横断位 CT 平扫图像;B. 横断位动脉期 CT 图像;C. 横断位门静脉期 CT 图像;D. 冠状位门静脉期 CT 图像;
E. 超声图像;F. 病理图像

图 13-6 肝成熟性囊性畸胎瘤 CT、超声及病理表现

诊断思路

25 岁女性,体检发现肝内混杂密度占位 10 d,查体腹部柔软、无包块。5 年前 CT 显示肝右叶包膜下类圆形无强化低密度影,未治疗。现复查,病灶内可见结节影及钙化灶,增强扫描结节呈轻度强化。结合既往卵巢畸胎瘤病史,拟诊断为肝畸胎瘤。病理示肝成熟性囊性畸胎瘤,富含脑组织。

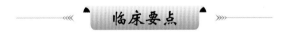

临床要点

畸胎瘤(teratoma)起源于胚胎性腺的原始生殖细胞,由两个或两个以上胚层成分构成。最常见于卵巢,其他部位少见,根据分化程度分为成熟性畸胎瘤和未成熟性畸胎瘤。肝原发性畸胎瘤十分罕见。肝畸胎瘤具有如下特点:可发生于任何年龄段;女性多于男性;可发生于肝任何部位,右叶多见,单发病灶多见;部分患者既往有卵巢畸胎瘤病史;良性多于恶性;病程长,可无任何临床症状,主要为体检发现,临床症状以压迫症状为主,如腹胀、增大的包块、恶心呕吐等;血常规、肝功能检查基本正常,偶有轻度黄疸或转氨酶升高;易误诊为肝的其他疾病。

【影像学表现】

1. CT 表现 CT 可确诊畸胎瘤。表现为肝内密度不均匀的囊实性肿块,可包含两种及以上密度成分,囊壁厚薄均匀,边缘光滑整齐,内含脂肪密度影,典型者可见脂-液平面。瘤壁或瘤内常见高密度钙化或骨化影,有时可见囊壁突起的实质性结节影。

2. 超声表现 超声表现为肝内包膜完整的占位,轮廓规则或不规则,囊内液体以无回声或低回声为主,油脂裹成的团块可形成"面团征""垂柳征"和"多囊征"。油脂与黏液同在一个囊腔时可见"脂-液分离征",骨、牙齿和软骨呈强回声。肝畸胎瘤的超声影像表现可分为实质型、囊性型、混合型和钙化型,其中以囊性型和/或混合型病灶为主,完全钙化型肿瘤体积往往较小。

3. MRI 表现 表现为肝内混杂信号肿块,肿块内含有脂肪信号是其特征性表现,T_1WI 为高信号,T_2WI 为中高信号,且在各种序列上均与皮下脂肪信号相同;实性部分及间隔 T_1WI 呈等信号,T_2WI 呈等、稍高信号,囊壁及分隔较厚,增强后中度强化或明显强化,囊内容物无明显强化。另可见液-液平面,由囊壁向内突入的壁结节和由钙化形成的无信号区。

【鉴别诊断】

1. 肝脂肪瘤 为肝内较少见的良性肿瘤,边界清晰锐利,生长缓慢,一般无恶变及转移倾向,CT 及 MRI 显示密度(信号)均匀,近似人体脂肪密度。

2. 肝间叶性错构瘤 是一种异常发育的病变,而非真性肿瘤,婴幼儿多见,是由囊肿、胆道、肝细胞、间叶组织以不同比例形成的混合物,无神经、软骨及上皮等组织。CT 表现囊性者多为边界清楚的多房囊性病变,囊实性者因含脂肪、胆管和血管平滑肌等,多表现为密度不均的实性肿块,实性部分可有不均匀强化。

3. 肝棘球蚴病 患者多有牧区生活史。影像表现与肝胆管囊腺瘤相似,但棘球蚴囊肿囊壁可有环形或半环形的钙化,内部子囊更小、更规则,囊内分离表现特殊,内外囊分离呈"双边征",内囊完全分离脱落于囊液中,呈"飘带征"或"水百合花征",囊壁常有弧形或蛋壳样钙化,无明确壁结节。

参考文献

[1]严福华,曾蒙苏,周康荣,等.肝脏血管平滑肌脂肪瘤的 CT 及 MRI 征象分析[J].中华放射学杂志,2001,35(11):821-825.

[2]陈雄,田广磊,孟塬,等.原发性肝脏成熟型畸胎瘤伴恶变一例并文献复习[J].中华肝胆外科杂志,2020(3):222-223.

[3]MALEK-HOSSEINI S A,BAEZZAT S R,SHAMSAIE A,et al. Huge immature teratoma of the liver in an adult:a case report and review of the literature[J]. Clin J Gastroenterol,2010,3(6):332-336.

[4]万安宁,陈成果,王军.超声诊断肝脏囊性畸胎瘤 1 例[J].中华超声影像学杂志,2000,9(12):715.

第十四章　肝内胆管囊腺癌

病例　男,70岁,主诉:双下肢水肿10 d,腹胀2 d。查体全身皮肤黏膜及巩膜黄染,右下腹有压痛,肝肾区无叩击痛,移动性浊音阳性(+),双下肢凹陷性水肿。横断位不同层面CT平扫及动脉期、门静脉期CT图像示肝内胆管扩张,呈串珠状,增强时壁可见强化(图14-1A~F);横断位CT平扫、动脉期及门静脉期CT图像示胆管内实性肿物,强化不明显(图14-1G~I)。

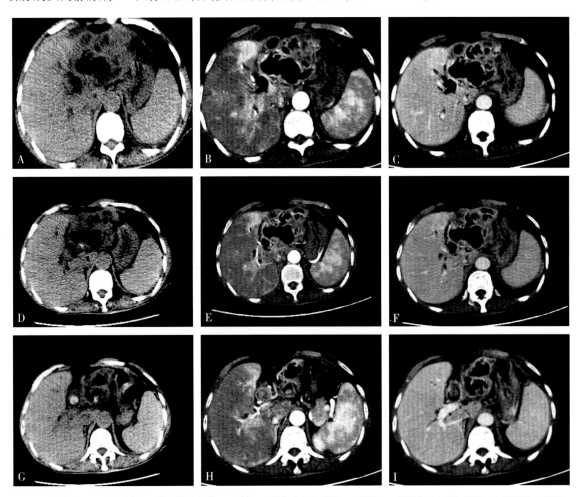

A.横断位CT平扫图像;B.横断位动脉期CT图像;C.横断位门静脉期CT图像;D.横断位CT平扫图像;E.横断位动脉期CT图像;F.横断位门静脉期CT图像;G.横断位CT平扫图像;H.横断位动脉期CT图像;I.横断位门静脉期CT图像

图14-1　肝内胆管囊腺癌CT表现

诊断思路

70 岁男性,以"双下肢水肿 10 d,腹胀 2 d"入院。CT 示肝内胆管扩张,呈串珠状,部分胆管内可见实性成分,增强胆管内实性成分可见强化,拟诊断为肝内胆管癌。病理为肝内胆管多发性乳头状黏液性囊腺瘤,伴胆管上皮重度不典型增生及微乳头形成,局部原位癌变伴早期浸润。

>>> 临床要点 <<<

肝内胆管囊腺癌,也叫肝囊腺癌,好发于中年女性。起源于扩张的肝内胆管或肝内原发的囊性肿瘤,部分由肝内囊腺瘤恶变而来。多无特异性的临床表现,起病较缓慢,病程较长,大部分患者病灶较小时无明显症状,多为体检发现,病灶增大明显压迫周围脏器时则可出现以腹痛、腹胀等为主的消化道症状,以及食欲缺乏、乏力、畏寒、黄疸等不典型症状。

病理上肿瘤由含黏液或浆液的多房或单房囊样肿块构成,内壁为乳头状,覆以分泌性柱状上皮细胞。囊腺癌多数较大,直径 3.5～25.0 cm,平均 10 cm。黏液型者间质纤维结缔组织丰富,其间有淋巴细胞,浆液型几乎无间质。

【影像学表现】

1.CT 表现　平扫表现为单房或多房囊性或囊实性肿物,病灶呈类圆形或分叶状,其内为液体密度,囊壁厚薄不均或见乳头状软组织影向囊内突出,少数囊壁或分隔可见钙化,周围见有肝内胆管扩张。增强扫描厚薄不均的囊壁、壁结节及纤维间隔均有强化,而囊性部分无强化。

2.超声表现　一般表现为边界清晰的囊性肿块,其内可见网状分隔,囊壁及分隔上可见乳头样强回声结构。其内可见点状回声,提示囊肿内出血或分隔。彩色多普勒检查囊壁、分隔及乳头样结构可探及血流信号。

3.MRI 表现　由于肿瘤以囊性成分为主,典型者在 T_2WI 呈高信号,随着囊内液的成分不同,其在 T_1WI 呈低、中等信号不等。囊肿间隔及囊内乳头状结构在 T_1WI 呈稍低信号,T_2WI 呈稍高信号。DWI 囊腺癌实性部分多呈不均匀稍高信号。

【鉴别诊断】

1.肝囊腺瘤　多为多房性肿物,囊壁乳头赘生物少见,囊壁较光整;而囊腺癌以单房囊肿多见,囊壁较多赘生物,囊腺瘤恶变则赘生物增多。

2.单纯性肝囊肿　常不伴有内部分隔,囊壁厚薄一致,光滑、无赘生物。

3.肝脓肿　壁厚薄不均且不规则,内部有絮状回声,少有分隔。患者伴有发热,白细胞升高。

4.肝棘球蚴病　可表现多房囊性肿块,囊壁内可因子囊及头节而有结节样突起,但与囊腺癌比较前者突起小而均匀,且囊壁常有环状钙化,结合病史及皮肤包囊虫试验阳性可以鉴别。

5.肝血肿　通常也无内部间隔,但常有外伤史,磁共振信号较为特异。

6.肝囊性转移瘤　CT 平扫肝实质内可见多发、大小不等的圆形低密度灶,增强扫描可表现为"牛眼征",患者大多存在原发肿瘤病史。

参考文献

[1]郑增,张见增,史芳芳,等.肝胆管囊腺瘤和囊腺癌的CT及MRI表现[J].临床放射学杂志, 2021,40(2):291-294.

[2]张海峰,孙岩.肝内胆管囊腺瘤和囊腺癌研究进展[J].肝胆外科杂志,2017,25(1):74-76.

第十五章 肝原发肉瘤

第一节 肝血管内皮细胞肉瘤

病例1 男,61岁,主诉:胆囊切除术后10个月,发热、皮肤黄染10 d。横断位CT平扫图像示肝内团块状密度影(图15-1A箭头所示);横断位动脉期CT图像示强化不明显(图15-1B);横断位、冠状位门静脉期CT图像示渐进性轻度强化(图15-1C、D)。

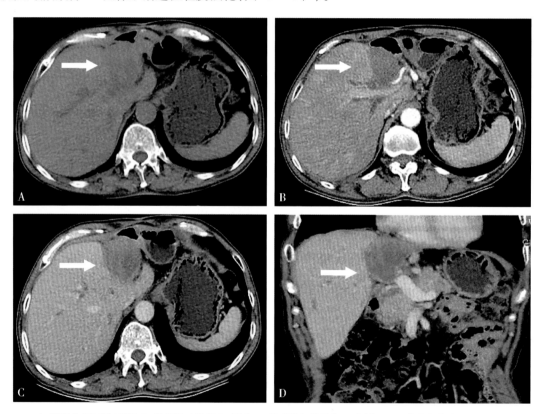

A.横断位CT平扫图像;B.横断位动脉期CT图像;C.横断位门静脉期CT图像;D.冠状位门静脉期CT图像

图15-1 肝血管内皮细胞肉瘤CT表现

诊断思路

61岁男性,10个月前因胆囊结石、胆囊炎行"胆囊切除术",现发热、皮肤黄染10 d。腹部CT显示肝左右叶交界区团块状软组织密度影,增强后动脉期强化不明显,门静脉期渐进性轻度强化。结合患者的临床表现、影像特征拟诊断为血管源性恶性肿瘤。术后病理:肝血管肉瘤伴大片坏死。

病例2　男,2月龄,主诉:皮肤黄染1月余。横断位CT平扫图像可见肝左叶内侧段不规则低密度影(图15-2A);横断位、冠状位动脉期CT图像可见肿块边缘不均匀强化,中心低密度区强化不明显(图15-2B、C);横断位、冠状位门静脉期CT图像可见肿块呈渐进性持续强化(图15-2D、E);血管重建VR图像可见肝内迂曲扩张血管影(图15-2F)。

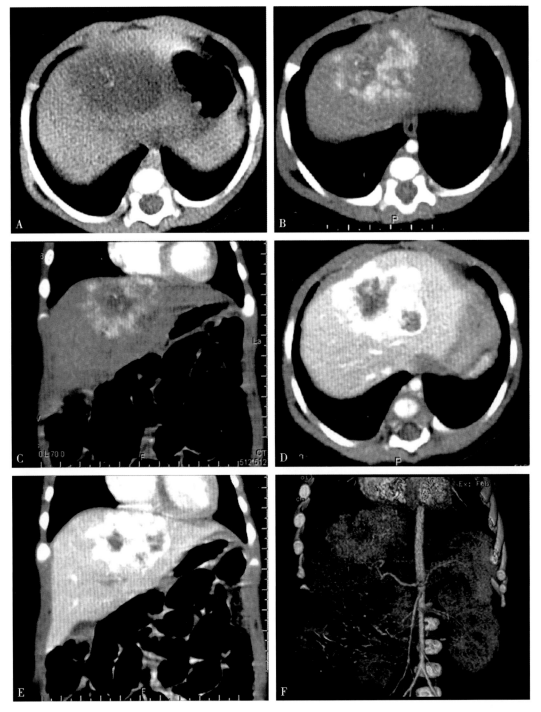

A.横断位CT平扫图像;B.横断位动脉期CT图像;C.冠状位动脉期CT图像;D.横断位门静脉期CT图像;E.冠状位门静脉期CT图像;F.VR图像

图15-2　肝血管内皮细胞肉瘤CT及血管重建表现

诊断思路

2 月龄男孩,CT 检查发现肝左叶内侧段不规则低密度影,边界模糊,内部密度不均;增强扫描动脉期肿块边缘明显不均匀强化,中心低密度区强化不明显;门静脉期及延迟期肿块呈渐进性持续强化,密度高于肝实质,中心低密度区始终无明显强化。诊断为血管源性肿瘤。

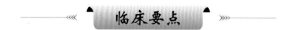

临床要点

肝血管内皮细胞肉瘤是一种罕见的高度恶性肿瘤,又称为 Kupffer 细胞肉瘤。可单发也可多发。肿瘤由不同比例的两种细胞成分构成,有树枝状分支的梭形细胞和上皮样圆形细胞。肿瘤组织可以呈束状长入血管间隙。有半数以上的病例可见格利森(Glisson)包膜受侵。肝细胞被黏液性的透明基质取代,发生进行性的硬化并最终钙化。肝原发性血管内皮细胞肉瘤的临床表现无特异性,部分表现为右上腹疼痛不适、体重减轻,也有少数表现为黄疸、乏力。

【影像学表现】

1.CT 表现　肿瘤可表现为多个结节,或相互融合形成一个大的肿块。平扫时病灶由于富含黏液呈低密度,增强扫描显示与血管瘤相似的强化方式,即动脉期周边强化,并逐渐向中心推进。但由于新生血管破坏,缺少血管瘤样的完整血窦,一般不显示清晰的结节状强化,且最终难以完全充填呈等密度,有时可见肝动脉-门静脉瘘。

2.超声表现　表现为肝内多发的中低回声肿块,与病灶中心的黏液基质吻合。

3.MRI 表现　肝原发性血管内皮细胞肉瘤在 MRI T_2 加权图像上有特征性表现:①肿瘤外周因纤维组织水肿表现为强信号;②肿瘤中央因坏死组织、钙化、出血表现为低信号。

【鉴别诊断】

1.肝细胞癌　血管内皮细胞肉瘤表现急性的临床过程,肝增大迅速,肝区疼痛明显,皮肤巩膜黄染,还可以出现腹水,因此需要与肝细胞癌鉴别。肿瘤的血管性特点在 CT 增强扫描和 MRI 扫描均较具特异性,因此只要选择合适的影像学检查鉴别不难。

2.肝海绵状血管瘤　两者的影像学表现有相似之处,但血管内皮细胞肉瘤为高度恶性肿瘤,临床进展很快,且增强扫描的强化方式与肝海绵状血管瘤相比存在差异,应仔细辨认。

第二节　肝平滑肌肉瘤

病例　女,48 岁,主诉:进食油腻食物后腹痛 20 余天。查体:腹壁有压痛,无反跳痛。横断位CT 平扫图像示多发稍低密度影(图 15-3A);横断位动脉期 CT 图像示不均匀轻度强化,部分内可见肝动脉穿行(图 15-3B);横断位门静脉期 CT 图像示病灶强化程度低于肝实质(图 15-3C)。病理图像提示梭形细胞肿瘤(图 15-3D)。

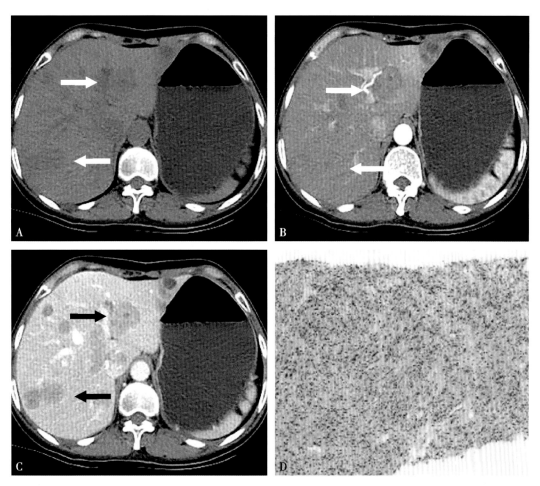

A.横断位 CT 平扫图像；B.横断位动脉期 CT 图像；C.横断位门静脉期 CT 图像；D.病理图像

图 15-3　肝平滑肌肉瘤 CT 及病理表现

诊断思路

48 岁女性，以"进食油腻食物后腹痛 20 余天"为主诉入院。CT 显示肝内见多发团块状、结节状稍低密度影，增强扫描呈不均匀轻度强化，门静脉期强化程度低于肝实质，部分病灶内见肝动脉穿行。结合临床、影像学表现，拟诊断为肝间叶源性来源恶性病变，病理确诊为肝平滑肌肉瘤。

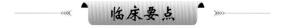

临床要点

肝原发性平滑肌肉瘤（hepatic primary leiomyosarcoma，PHLMS）极为罕见，是来自肝内的血管平滑肌细胞或多潜能的肝内间叶组织细胞分化所致。散发病例以男性多见，AFP 可轻度增高。肿瘤多位于肝右叶，单发，质地硬，易坏死、出血、囊性变。早期无任何症状，中晚期症状及体征与原发性肝癌类似，腹胀、腹痛、发热、上腹部包块及黄疸。影像学无特异表现，诊断依赖于免疫组织化学。手术切除为首选治疗方法，预后差。

【影像学表现】

1. CT 表现　肿瘤好发于肝右叶,多为单发,多以膨胀性生长,界限清晰,有完整或不完整假包膜;少数以浸润性生长,界限不清晰,无假包膜。CT 平扫肿瘤呈囊实性,不均匀低密度,肿瘤内常见坏死、囊变;也可呈均匀等密度,无坏死、囊变。增强扫描动脉期肿瘤实质部分及周边呈小片状或絮状轻、中度不均匀强化;门静脉期肿瘤实质部分及周边呈轻、中度持续强化;延迟期肿瘤强化缓慢退出。少数病例以"快进快出"为特点。部分病例 CT 增强扫描动脉期和门静脉期肿瘤无明显强化,延迟期中度或明显强化。

2. 超声表现　巨大肝平滑肌肉瘤多为单房或多房囊性病灶,呈混合性低回声。

3. MRI 表现　肿瘤组织在 T_1 加权像呈不均质低信号,T_2 加权像呈不均质高信号。

【鉴别诊断】

平滑肌肉瘤的影像学表现缺少特异性,诊断依靠组织学活检。主要的鉴别诊断是原发性肝癌。后者往往有慢性活动性肝病的病史,AFP 升高。依据肝癌的影像学表现特点,诊断不难。

第三节　肝淋巴瘤

病例 1　女,70 岁,主诉:中上腹疼痛半月。横断位 CT 平扫图像显示肝体积增大,肝内弥漫结节状稍低密度影(图 15-4A);横断位动脉期及门静脉期 CT 图像显示轻度强化(图 15-4B、C)。病理图像示肝淋巴瘤(图 15-4D)。

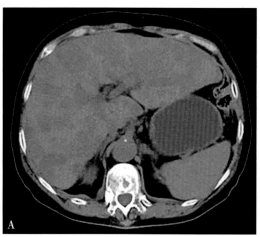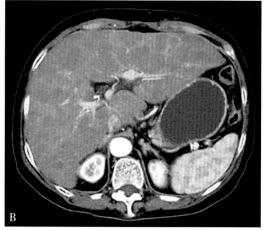

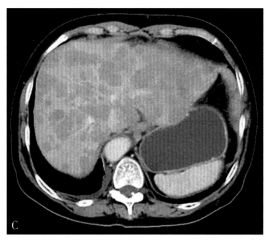
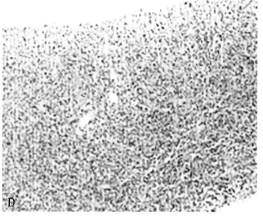

A. 横断位 CT 平扫图像；B. 横断位动脉期 CT 图像；C. 横断位门静脉期 CT 图像；D. 病理图像

图 15-4　肝淋巴瘤 CT 及病理表现

诊断思路

70 岁女性，以"中上腹疼痛半月"为主诉入院。查体时中上腹剑突下压痛明显，无反跳痛。CT检查显示肝体积增大，肝内弥漫结节状稍低密度影，增强扫描后轻度强化，密度低于正常肝实质，边缘欠清。拟诊断为肝淋巴瘤，病理确诊为弥漫大 B 细胞淋巴瘤。

病例 2　女，42 岁，主诉：间断发热、乏力 3 月余。横断位 CT 平扫可见肝体积增大（图 15-5A）；横断位动脉期、横断位及冠状位门静脉期 CT 图像可见肝、小网膜囊及腹膜后轻中度强化、密度不均的团块状软组织密度影，脾体积增大（图 15-5B～D）。

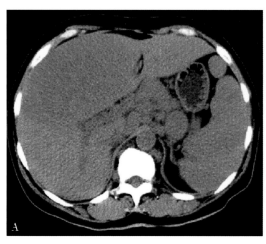
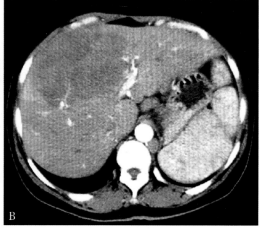

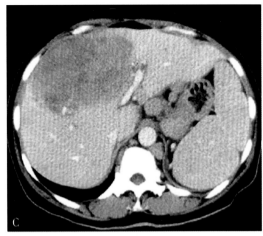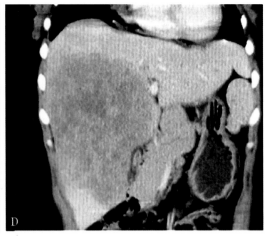

A.横断位 CT 平扫图像;B.横断位动脉期 CT 图像;C.横断位门静脉期 CT 图像;D.冠状位门静脉期 CT 图像

图 15-5　肝淋巴瘤 CT 表现

诊断思路

42 岁女性,以"间断发热、乏力 3 月余"为主诉入院,查体时中上腹剑突下压痛明显。CT 检查显示肝体积增大,肝右叶、肝门部、小网膜囊及腹膜后均可见呈轻中度强化、密度欠均匀的团块状软组织密度影,部分包绕邻近的血管,脾体积明显增大,未见明显异常强化。结合病理、临床及影像学表现确诊为肝淋巴瘤。

临床要点

原发性肝淋巴瘤(primary hepatic lymphoma,PHL)是指起源于肝内淋巴组织及残留造血组织的恶性肿瘤,无肝外其他部位浸润。该病比较罕见,发病者男性居多。其病因及临床病理特点目前尚未完全认识清楚,该病可能与免疫功能紊乱及病毒感染有关,患者常伴有乙型、丙型肝炎病毒感染史,甚至伴有肝硬化。PHL 的临床特征有肝大,消化道症状如上腹部疼痛、呕吐、食欲缺乏等,淋巴瘤症状如发热、盗汗、体重减轻等;其他少见的临床表现包括胸膜渗出、黄疸、血小板减少、代谢性酸中毒、高钙血症等。

【影像学表现】

1. CT 表现　肝淋巴瘤的 CT 表现多为肝内单发低密度灶,病灶多呈类圆形,边界清楚,病灶内密度多非常均匀,增强扫描见整个病灶呈轻度均匀强化或呈边缘强化,门静脉期强化程度轻度上升,延迟期呈相对低密度,表现为乏血供肿瘤。在肝肉瘤中,病灶边缘强化是恶性淋巴瘤和血管肉瘤共有的 CT 特点,但前者无结节状强化,延迟扫描病灶无明显缩小。

2. 超声表现　肝淋巴瘤在超声影像上常表现为单发或多发低回声灶。单发者边界尚清,多发或弥漫者边界多不清,肿块小者回声多均匀,大者回声多不均匀,形态规则或不规则,内部血流信号可多可少。

3. MRI 表现　肝淋巴瘤的 MRI 表现为均匀长 T_1、长 T_2 信号的病灶,轻度强化或环形强化,动态强化模式与 CT 强化模式相似。

【鉴别诊断】

1. 肝细胞癌 肝细胞癌往往合并肝硬化,AFP 增高,合并有液化、坏死,影像表现为"快进快出"的典型强化模式,侵犯周围血管,容易合并癌栓形成;而 PHL 往往 AFP 是正常的,密度或信号相对均匀,血管于肿块内穿行,仍保留正常血管形态。

2. 胆管细胞癌 胆管细胞癌常伴有胆管扩张、僵硬,邻近肝包膜皱缩,增强扫描后呈轻度强化,门静脉期、延迟期呈逐渐强化模式,而 PHL 往往表现为轻度强化或环形强化。

3. 肝转移癌 肝转移癌典型的 CT 表现为"牛眼征",且有原发病灶。

第四节 肝类癌

病例 1 男,82 岁,主诉:体检发现肝占位 5 d。横断位 CT 平扫图像示肝散在结节样低密度影(图 15-6A);横断位门静脉期 CT 图像示结节呈轻中度强化(图 15-6B)。

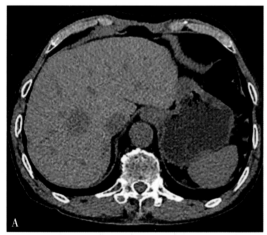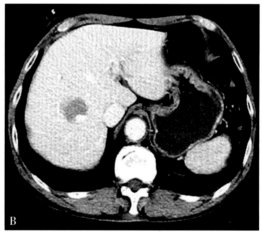

A.横断位 CT 平扫图像;B.横断位门静脉期 CT 图像

图 15-6 肝类癌 CT 表现

诊断思路

82 岁男性,以"体检发现肝占位 5 d"为主诉入院。CT 检查显示肝右叶散在结节样低密度影,动脉期可见轻中度强化,门静脉期呈相对低密度影。结合肝穿刺活检诊断为非典型类癌。

病例 2 男,38 岁,主诉:间断痰中带血 1 个月。横断位 CT 平扫图像示肝右叶片状低密度影(图 15-7A);横断位动脉期、门静脉期 CT 图像示结节边缘强化(图 15-7B ~ D)。横断位 MRI T_1WI 及 T_2WI 图像示肝右叶近肝门处可见不规则团块状长 T_1、混杂长 T_2 信号(图 15-7E、F)。病理图像提示肝类癌(图 15-7G)。

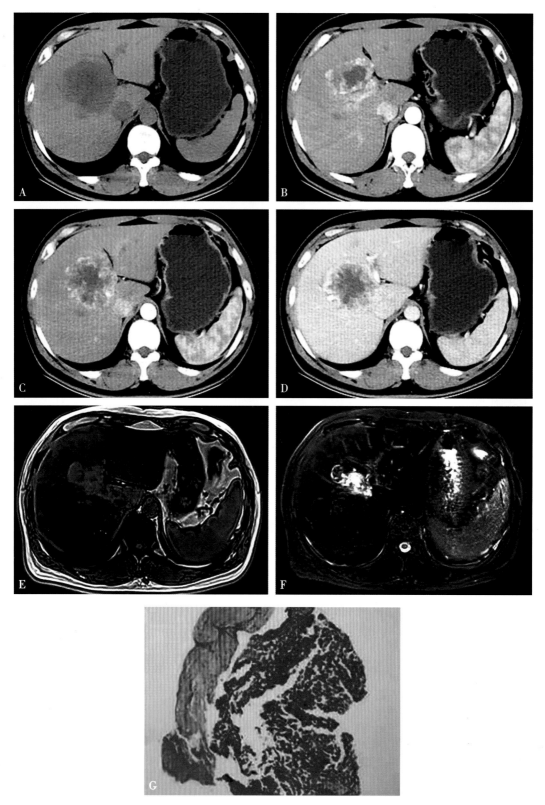

A.横断位 CT 平扫图像;B.横断位动脉期 CT 图像;C、D.横断位门静脉期 CT 图像;E.横断位 MRI T₁WI 图像;
F.横断位 MRI T₂WI 图像;G.病理图像

图 15-7　肝类癌 CT、MRI 及病理表现

诊断思路

38 岁男性,以"间断痰中带血 1 个月"为主诉入院。1 个月前,患者无明显诱因出现晨起刷牙时咳痰,痰中带血,伴胸闷、右肩部及前胸部疼痛,活动后伴心慌、呼吸困难,未治疗。CT 及 MRI 检查显示肝右叶片状低密度影,增强扫描见结节样边缘强化,肝内另见多发轻度强化结节影。拟诊断为肝肉瘤,术后病理诊断为肝肉瘤样癌。

临床要点

肝类癌(hepatic carcinoid)是一种极为罕见的、生长缓慢的肿瘤,女性多见,其起源于神经内分泌细胞,具有低度恶性倾向。这些细胞具有摄取胺前体、脱去其羧基变为活性胺的能力,而肝中不存在神经内分泌细胞,因此,类癌极少发生在肝。肿瘤切面呈暗红或灰黄、质软,中心有不规则区域出血,坏死少见,可有较多囊腔,囊腔内为淡黄或血性液体。免疫组化亲银染色、嗜银染色及嗜铬染色均呈强阳性。上皮膜抗原(EMA)、嗜铬粒蛋白 A(CgA)、神经元特异性烯醇化酶(NSE)、波形蛋白多呈阳性。本病患者常无明显症状和体征,临床上依据有无类癌综合征,将其分为 2 型。Ⅰ 型不伴有类癌综合征,仅表现为肿块及局部症状;Ⅱ 型伴有类癌综合征,尿中 5-羟吲哚乙酸水平明显升高。

【影像学表现】

1.CT 表现　原发性肝类癌术前确诊困难,有赖于术后的病理学及组织化学检查。肝大多无肝硬化背景,CT 平扫表现为低密度肿块,边界清晰,中央有不规则更低密度区,增强后肿瘤表现为富血供,实质强化明显,而中央液化坏死及囊腔无强化。肿瘤周围异常增粗扩张的引流静脉在增强扫描中显示清晰。

2.超声表现　超声上多表现为不均匀回声中含有低回声区。

3.MRI 表现　T_1WI 上多表现为边界清楚的不均匀低信号,T_2WI 上多表现为等信号,中心可见不规则高信号区,DWI 呈不均匀高信号,动态增强扫描病灶边缘厚壁强化,病灶中心可见低信号无强化区。

【鉴别诊断】

1.原发性肝癌　与肝类癌都表现为富血供,增强后强化明显,但原发性肝癌多在肝硬化基础上发生,AFP 多呈阳性,合并腹膜后转移的比例较肝类癌高。

2.原发性肝淋巴瘤　罕见,其影像表现为肝内低密度肿块,边界欠清,密度较均匀,增强扫描动脉期强化不明显,门静脉期病灶边界更加清晰,且多伴有全身淋巴结及纵隔、腹膜后淋巴结肿大,穿刺活检有助于诊断。

第五节 肝神经鞘膜肉瘤

病例 女,10岁,主诉:发现腹膜后肿物2月余。查体发现上腹部稍膨隆。CT显示肝及腹膜后低密度肿块,内可见实性成分,增强后实性成分强化(图15-8)。

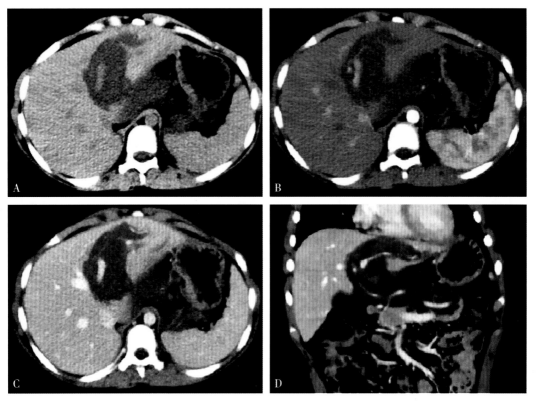

A.横断位CT平扫图像;B.横断位动脉期CT图像;C.横断位门静脉期CT图像;D.冠状位门静脉期CT图像

图15-8 肝神经鞘膜肉瘤CT表现

诊断思路

10岁女孩,以"发现腹膜后肿物2月余"为主诉入院。CT显示肝及腹膜后低密度肿块,内可见实性成分,增强后实性成分强化。拟诊断为神经源性肿瘤,术后病理示间叶源性肿瘤,结合酶标S100+、SOX10+,术后病理诊断为肝神经鞘膜肉瘤。

临床要点

肝神经鞘膜肉瘤是起源于肝内神经丛的施万细胞的恶性肿瘤,常伴有神经纤维瘤病。本病的临床特征较少,患者常以腹胀、肝区疼痛就诊,且就诊时,肿瘤多已很大,直径常达10cm左右。如果压迫肝门区,可出现黄疸和门静脉高压。

【影像学表现】

影像学的特点是肿瘤较大,有包膜,囊性成分较多,甚至可误认为棘球蚴病,很少见到转移征象。CT 表现形似良性肿瘤。

【鉴别诊断】

由于肝神经鞘膜肉瘤影像缺乏特征性,鉴别诊断包括各种肝囊实性肿瘤,但确诊需要穿刺活检或手术病理检查。

参考文献

[1]刘磊,赵义军,耿小平.肝血管肉瘤的诊治进展[J].肝胆外科杂志,2019,27(5):329-330.

[2]施晓敏,倪之嘉,傅宏,等.肝脏原发性血管内皮细胞肉瘤 1 例[J].肝胆胰外科杂志,2005(3):245.

[3]滕陈迪,胡明哲,叶琼,等.原发性肝平滑肌肉瘤的 CT 检查影像学特征[J].中华消化外科杂志,2021,20(8):913-919.

[4]武洋,苗润晨,张兴,等.原发性肝平滑肌肉瘤诊断与治疗[J].中华肝外科手术学电子杂志,2021,10(6):618-621.

[5]IPPOLITO D,PORTA M,MAINO C,et al. Diagnostic approach in hepatic lymphoma:radiological imaging findings and literature review[J]. J Cancer Res Clin Oncol,2020,146(6):1545-1558.

[6]JIANG S T,WU H J,FU R D,et al. The outcome of primary hepatic carcinoid tumor:a retrospective study based on propensity score matched survival analysis[J]. Front Oncol,2021,24(11):609397

[7]涂蓉,翁阳,夏立平.肝神经鞘膜肉瘤一例[J].中华放射学杂志,2000,34(2):144.

第十六章　先天性胆管扩张症

病例1　女,4 岁,主诉:间断性皮肤黄染 4 年。CT 图像示胆囊管囊状低密度影(图 16-1)。

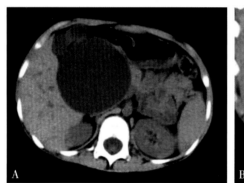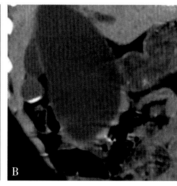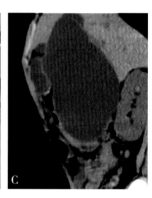

A.横断位 CT 平扫图像;B.冠状位 CT 平扫图像;C.矢状位 CT 平扫图像

图 16-1　胆总管囊肿 CT 表现

诊断思路 ▮▮▮

4 岁女孩,间断性皮肤黄染 4 年,查体可见巩膜黄染,右上腹部稍膨隆。CT 显示胆总管内囊状低密度影,胆囊内可见多发高密度影。结合患者的临床表现及典型影像特征,诊断为胆总管囊肿。

病例2　男,50 岁,主诉:上腹部不适 3 d。CT 图像示肝总管与胆囊管汇合处一囊性低密度影(图 16-2)。

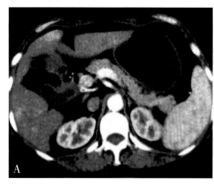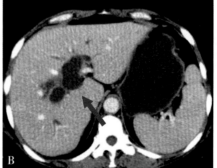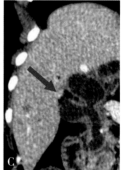

A.横断位动脉期 CT 图像;B.横断位门静脉期 CT 图像;C.冠状位门静脉期 CT 图像

图 16-2　胆管憩室 CT 表现

诊断思路

50 岁男性,上腹部不适 3 d。CT 可见胆总管明显扩张,其内可见点状高密度影;肝总管与胆囊管汇合处可见一囊性低密度影,增强后未见强化。结合患者的临床表现及典型影像特征,诊断为胆管憩室。

病例3　男,47 岁,主诉:发现双下肢水肿 1 个月。横断位 CT 平扫图像示肝左叶呈蜂窝样分隔改变,增强分隔与肝实质强化相同,肝右叶肝内胆管扩张(图 16-3A);冠状位门静脉期 CT 图像示肝内胆管扩张(图 16-3B)。冠状位 MRI T₂WI 表现见图 16-3C。

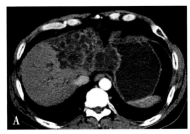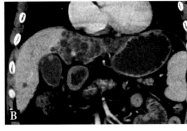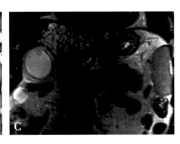

A.横断位 CT 平扫图像;B.冠状位门静脉期 CT 图像;C.冠状位 MRI T₂WI 图像

图 16-3　先天性胆管扩张症 CT 及 MRI 表现

诊断思路

47 岁男性,1 个月前无明显诱因出现双下肢水肿,小腿中下部及双足尤甚,全身乏力,无发热,无恶心、呕吐,无吐血、黑便,无头晕、心慌,无腹胀腹痛,无厌油腻食物,大小便无明显异常。CT 示肝左叶呈蜂窝样分隔改变,增强分隔与肝实质强化相同,肝右叶肝内胆管扩张。结合患者的临床表现及典型影像特征,诊断为卡罗利(Caroli)病。

病例4　男,16 岁,主诉:间断性呕血、黑便 10 年,加重 2 年。CT 示肝内胆管显著扩张,呈囊状小海绵状(图 16-4)。

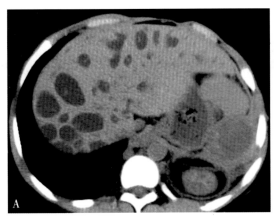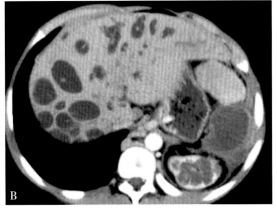

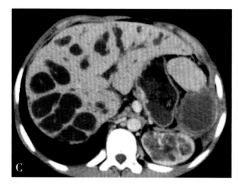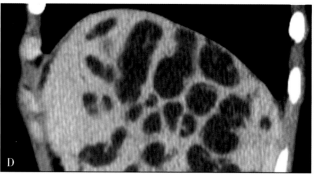

A.横断位 CT 平扫图像；B.横断位动脉期 CT 图像；C.横断位门静脉期 CT 图像；D.矢状位门静脉期 CT 图像

图 16-4　先天性胆管扩张症 CT 表现

诊断思路

　　16 岁男性,于 10 年前无明显诱因出现呕血、黑便,自诉量少,无伴腹痛、腹泻、发热,近 2 年来出血次数增多,出血量较大。患者自发病以来饮食、睡眠欠佳,体重增加明显,约 10 kg。CT 示肝内胆管显著扩张,呈囊状及海绵状。结合患者的临床表现及典型影像特征,诊断为 Caroli 病。

临床要点

　　先天性胆管扩张症(congenital biliary dilatation,CBD)发病多见于儿童,随着胆道影像学检查技术的发展,成人 CBD 的检出率有增加的趋势。从发病的地域分布来看,亚洲人群发病率高于西方国家,且女性的发病率明显高于男性,男女比例约为 1∶3。其发病机制至今仍未完全阐明,目前被广泛认可的发病机制是先天性胰胆管合流异常。本病在成人中的典型临床表现为右上腹疼痛、可触及的腹部包块和间歇性黄疸三联征。虽然本病多为良性,但如果未能及时治疗可引起多种疾病,如胆汁淤积性肝硬化、胆管炎、胰腺炎及囊破裂等并发症,并可发展为胆管癌。

　　先天性胆管扩张症以 Todani 分类最常用。有 5 种类型：Ⅰ 型称为胆总管囊肿,占 80% ~ 90%,其中又分为囊状型(Ⅰ A)、节段型(Ⅰ B)、梭状型(Ⅰ C)3 种亚型；Ⅱ 型为胆总管憩室,约占 2%。Ⅲ 型为局限在十二指肠壁内段的囊状扩张,占 1.4% ~ 5.0%；Ⅳ 型又分为肝内外多发胆管囊肿(Ⅳ A,占 9%)及肝外胆管多发囊肿(Ⅳ B),罕见；Ⅴ 型即单发或多发肝内胆管囊肿,又称 Caroli 病,也称 Caroli 综合征,常合并先天肝纤维化和髓样海绵肾。胆总管囊肿女性多见,男女之比为 1∶(3 ~ 4),约 2/3 见于婴幼儿。临床有三大症状：黄疸、腹痛和腹部包块,出现典型三联征不到 30%。婴儿的主要症状是黄疸,无胆汁大便及肝大；儿童则以腹部包块为主；成人常见腹痛、黄疸及间歇发热。囊肿远端常出现狭窄或扭曲,是黄疸产生的原因。

【影像学表现】

　　1.X 线造影表现　传统影像学中的 X 线平片能提示上中腹部的巨大肿块影,进一步诊断困难。静脉胆道造影如能使囊肿显影则能明确诊断,但这类患者常常不显影或显影不良,对诊断帮助不大,且有一定的不良反应。在影像诊断中,最有价值的是 ERCP 及 PTC,能显示囊肿的范围、大小、形态、位置,与正常段胆管的关系及其并发症,ERCP 同时能显示异常的胆管及胰管的汇合,缺点是侵入性及婴幼儿的成功率不高,也有少数因胆管囊肿巨大,有限的对比剂进入后被囊液稀释,虽诊断明确了,却不能显示细节。

2.CT 表现　有以下几个特点:①边界清楚,内部密度均匀的囊状液性密度灶,一般直径大于3 cm。多数囊壁薄而均匀,小于 2 mm,增强后无明显强化。少数囊液内含蛋白量很高呈软组织密度。②病灶可单发或多发,位置根据类型不同而各异,发生在肝外胆管者多数位于肝门下、胰头内或胰头后方。肝内胆管者常沿左右肝管方向排列成串的多囊状。壁内囊肿体积较小,易于疏忽,薄层扫描可发现突入十二指肠壁内或腔内小囊灶。③多发囊肿之间为正常大小的胆管相连,这种不成比例的扩张并与正常胆管相间的特点是与阻塞性胆道扩张鉴别的要点,CT 不易显示正常胆管,但能良好显示后者从中央至周围的连续性成比例的扩张特点。④静脉胆道造影后 CT,如囊肿内对比剂充填,是定性诊断的重要依据,可这类患者因肝功能受损等其他原因而显影率较低。⑤囊肿周围器官受压移位的表现。⑥囊肿壁或胆道壁局限性不规则增厚,软组织肿块是并发恶性囊肿的特征,对成年患者要特别注意。⑦囊肿内结石。Caroli 病增强 CT 有特征性的"中心点征",是胆管的小囊包绕着门静脉形成的。

3.MRI 表现　由于胆管囊肿的含液特点,普通 MRI 的信号特征容易明确囊性病变,形态特点等其他表现与 CT 所见相似。然而诊断胆管囊肿的要点是发现与囊肿相连的正常胆管,MRCP 在这方面具有明显优势,多数能显示囊肿与正常胆管的连接点,少数因囊肿巨大、解剖关系扭曲变形显示困难。此外,囊肿的远端通常伴发不同程度的狭窄也是显示困难的原因,正常胆管的显示对囊肿的分型有帮助,并指导手术治疗方案的选择。

【鉴别诊断】

1.肝囊肿　可单发也可多发。CT 表现为圆形或椭圆形低密度影,形态可不规则,壁菲薄而光滑,外壁与周围正常肝组织界线分明。

2.多囊肝　CT 显示肝实质内多发性大小不等的边缘整齐的低密度影,以圆形或椭圆形多见,囊壁菲薄,严重时全肝布满囊肿,常与多囊肾、多囊脾并存。

参考文献

[1]徐贺龙,岳平,李汛.先天性胆管扩张症的诊疗进展[J].现代消化及介入诊疗,2019,24(11):1215-1217,1223.

[2]廖伊梅,文华轩,李胜利.先天性胆管扩张症与 Caroli 病[J].中华医学超声杂志(电子版),2019,16(7):555-559.

CT 新技术篇

第十七章 扫描方案

一、常规扫描方案

以 Revolution CT 为例。

1. 扫描范围　自膈顶扫描至肝右叶下缘。

2. 扫描参数　管电压采用自动管电压选择技术(kV Assist),通常采用 100~120 kVp,管电流采用自动管电流调制技术,电流范围设置为 50~500 mAs,噪声指数 NI 值为 10,探测器宽度为 80 mm,螺距 0.992:1,球管转速 0.5 s/r,扫描层厚 5 mm,层间距 5 mm,重建层厚、层间距均为 0.625~1.250 mm。

3. 注射方案　增强扫描采用双筒高压注射器以 2.5~3.0 mL/s 的流速静脉注射碘对比剂,剂量为 1.2 mL/kg,后以相同的流速注射生理盐水 20 mL;动脉期扫描时间采用自动扫描触发装置 Smart Prep 技术监测膈肌水平腹主动脉,监测阈值为 150 Hu,达到阈值后延迟 12 s 开始扫描,于动脉期 30 s 后行门静脉期扫描,根据病变需要,于门静脉期后延迟 60~90 s 行实质期扫描。

二、能谱扫描方案

1. 扫描范围　自膈顶扫描至肝右叶下缘。

2. 扫描参数　管电压为 80、140 kVp 瞬时高速切换,管电流采用 CT 能谱智能匹配技术(GSI Assist),噪声指数 NI 值为 10,探测器宽度为 80 mm,可智能匹配患者扫描所需的转速、管电流;螺距 0.992:1,扫描层厚 5 mm,层间距 5 mm,重建层厚、层间距均为 0.625~1.250 mm。

3. 注射方案　增强扫描采用双筒高压注射器以 2.5~3.0 mL/s 的流速静脉注射碘对比剂,剂量为 1.2 mL/kg,后以相同的流速注射生理盐水 20 mL;动脉期扫描时间采用自动扫描触发装置 Smart Prep 技术监测膈肌水平腹主动脉,监测阈值为 100 Hu,达到阈值后延迟 12 s 开始扫描,于动脉期 30 s 后行门静脉期扫描,根据病变需要,于门静脉期后延迟 60~90 s 行实质期扫描。

三、双能量扫描方案

1. 扫描体位及扫描范围　患者仰卧位,双手水平置于头顶部,扫描范围从膈肌上缘至肝最下缘。

2. 增强扫描　动脉期监测腹主动脉,阈值设为 120 Hu,达到阈值后,延迟 9 s 进行动脉期采集,动脉期采集完毕后,延迟 30 s 采集门静脉期,门静脉期采集结束后,延迟 30 s 采集延迟期肝图像。

3. 扫描参数　采用两套球管螺旋扫描,两套球管管电压分别为 100-Sn150 kVp,采用智能管电压 CARE KV 联合智能管电流 CARE Dose 技术,根据患者的定位像自动为患者选择合适的管电流范围,自动管电流参考范围 80~350 mAs,转速 0.5 s/r,螺距 0.6,重建图像层厚 1.00 mm,层间距 1.00 mm,图像采用 ADMIRE(Force 机型)迭代算法、Strength=3 重建或者采用 SAFIRE(Flash 机型或其他机型)迭代算法进行重建,同时自动分别重建低能级与高能级以及低能高能按混合比0.6的混合双能量图像,可在西门子后处理工作站 Syngo. via 图像后处理软件利用 CT Dual-Eenergy 软件后处理模块进行双能量参数图像分析,包括单能量图像、碘密度值图、有效原子序数图、有效原子序数融合图。

4.注射方案　对比剂总量:以 350 mg/mL 的碘对比剂为例,根据患者体重进行计算,采用每千克体重 1.3 mL 对比剂计算患者所需对比剂总量(如果是其他浓度的对比剂,按照 350 除以其他浓度的对比剂浓度进行换算,得出常数 t,按照对比剂总量=t×患者体重×1.3,进行对比剂总量计算)。流速:碘对比剂总量除以30,计算碘对比剂流速。

四、光谱扫描方案

1.扫描范围　自膈顶扫描至肝右叶下缘。

2.扫描参数　管电压 120 kVp,管电流采用 DoseRight 自动管电流调节技术,DoseRight 指数 22,管电流范围设置为 100~400 mAs,探测器宽度为 40 mm,螺距 1.0,球管转速 0.5 s/r,扫描层厚 5 mm,层间距 5 mm,重建层厚、层间距均为 0.625~1.000 mm,自动生成 SBI 光谱数据。

3.注射方案　增强扫描采用双筒高压注射器以 2.5~3.0 mL/s 的流速静脉注射碘对比剂,剂量为 1.2 mL/kg,后以相同的流速注射生理盐水 20 mL;动脉期扫描时间采用自动扫描触发装置 Bolus Tracker 技术监测膈肌水平腹主动脉,监测阈值为 150 Hu,达到阈值后延迟 12 s 行动脉期扫描,达到阈值后延迟 40 s 行门静脉期扫描,根据病变需要,于门静脉期后延迟 100~160 s 行实质期扫描。

五、肝一站式扫描方案

患者取仰卧位,用腹带将其束缚在 CT 检查床上,嘱其平静呼吸,采用 GE Revolution 多层螺旋 CT 仪进行扫描。管电压 100 kVp,管电流 80 mAs。ASiR-V 前后均设置为 40%,球管旋转时间 0.5 s,矩阵 512×512,扫描层厚和层间距均为 5 mm,重建层厚和层间距均为 1.25 mm。首先行上腹部 CT 平扫,确定肿瘤位置、范围等,使用双筒高压器,经肘前静脉以 5 mL/s 的速度静脉注射 50mL 非离子型碘对比剂(碘海醇,350 mg/mL),接着以相同速率注入 40 mL 生理盐水。一站式增强联合灌注扫描方案:注药后 5 s 开始行 CTP 扫描,流入期每 2 s(曝光时间 0.5 s,间隔 1.5 s)采集 1 次图像,共采集 11 次,回顾性部分为打药 23 s 后进行动脉期扫描,前瞻性部分为打药 29 s 后进行动脉期扫描,流出期每 2 s(曝光时间 0.5 s,间隔 1.5 s)采集 1 次图像,共采集 8 次,60 s 和 120 s 后开始门静脉期与延迟期扫描,扫描范围同平扫。

参考文献

[1]石明国,高剑波.能谱CT在血管成像中的临床应用[J].中国医疗设备,2016,31(7):6-8.

[2]王晓霜,吕艺,韩芳,等.能谱CT在肿瘤中的应用研究进展[J].中国医学计算机成像杂志,2020,26(1):81-84.

[3]罗春材,李涛,杨立.双层探测器能谱CT的特点及临床应用[J].中国医疗设备,2021,36(7):176-173.

第十八章 图像后处理及特点

一、能谱重建技术特点

(一)物质分离

经过高、低两组电压扫描的 X 线衰减的图像可以表达为两种基物质的密度图,这个过程就是物质分离(material separation)。任何结构或组织对 X 线的吸收都能通过两种基物质的吸收组合来表达。物质分离图像中的每一个体素反映了相应的物质密度信息,从物质密度图像上可以测量出每一个体素的密度,单位为 mg/mL。由此可见,能谱成像能够提供物质定量分析的能力。物质分离可以应用于以下几个方面。

1. 增强识别能力 能谱 CT 成像通过碘水物质分离可以产生碘基物质密度图像,通过增强期强化碘基图上的碘汇聚能力可以敏感地识别病灶的含碘对比剂的浓度变化,从而提供病灶有无强化的准确的诊断信息,同时也增大了病灶与周围组织间的对比度,有助于提高小病灶的检测能力。

2. 虚拟平扫 虚拟平扫(virtual plain scan)是通过碘水分离后获得不含碘物质的水基图像,类似于常规平扫图像,可以用于判别病灶内是否有钙化,或用于展示泌尿系的结石。此技术的应用可以减少扫描次数,从而降低扫描辐射剂量。

3. 碘钙分离 通过碘钙分离技术的应用,可以将含碘的对比剂和钙化灶区分开来,可以用于泌尿系结石的判别以及血管钙斑去除后管腔狭窄程度的评估等。

4. 组织灌注成像 在 CT 增强图像上,通过测量碘基图像上的碘浓度可以定量测定病灶的摄碘量,有效反映组织器官的血流动力学状态。

5. 放疗与化疗效果的评估 能谱 CT 成像不仅可以展示人体组织器官的形态学改变,还可以结合组织病理学研究,显示生物代谢的改变。通过测量肿瘤的碘含量反映放疗与化疗前后血供的变化和治疗的效果。

(二)单能量图像

能谱成像能够测量出物质的 X 线衰减系数,并进一步将这种衰减的变化转化为会产生同样衰减的两种物质密度。通过使用这两种物质的质量吸收系数随能量变化的关系和密度值,就能计算出感兴趣物质在各个单能量点中对 X 线的吸收,从而实现单能量 CT 成像。单能量图像表示单一能量的 X 线光子照射物体所产生的图像,能够准确反映物质随 X 线能量的变化过程。通过最佳单能量水平的选择,可以获得比常规 CT 图像更高的图像质量、信噪比和对比度噪声比。单能量图像可以应用于以下几个方面。

1. 优化解剖结构 能谱 CT 成像可以提供 40 ~ 140 keV 值共 101 种单能量图像,通过调节 X 线能量水平(keV)可以获取组织结构显示的最佳对比度噪声比。

2. 去除伪影　能谱 CT 成像所产生的单能量图像消除了常规 CT 图像硬化伪影的弊端,能够在颅脑成像、颅内动脉瘤栓塞术后获得良好的成像效果,为临床提供有效信息。

3. 显示阴性结石　不同单能量水平下胆囊阴性结石显示的密度不同。随着能量水平的增高,结石的密度从低密度至等密度,再从等密度至高密度,这种密度变化方式有助于胆囊阴性结石的鉴别。

4. 图像融合　通过图像融合(image fusion)技术,可以将不同水平的单能量图像进行整合,重组出兼具不同水平单能量图像优点的图像,可以用于病灶的检测和细微结构的显示等,同时也不降低图像质量。

5. 血管优化成像(vascular optimized imaging)　不同于常规 CT 只能提供单一管电压下的混合能量图像,能谱 CT 成像可以提供 101 种 keV 的单能量图像。通过选择显示血管的最佳单能量图像,可以提高血管显示的对比度,很好地显示常规 CT 条件下显影不佳甚至未见显影的血管。

(三)能谱曲线

CT 成像可以显示不同病变和人体组织随 keV 变化而变化的 X 线衰减系数,从而产生反映不同病变和人体组织特征性的能谱曲线(spectral curve)。随着 keV 的变化,不同单能量图像间组织结构对比不同,不同组织结构和同一组织结构的不同细节均发生改变。能谱曲线反映了物质的能量衰减特性,从物理学角度来讲,每一种物质都具有其特有的能谱曲线,所以从医学的角度可推断出不同的能谱曲线代表的不同结构和病理类型。

(四)有效原子序数

有效原子序数(effective atomic number)是从原子序数中引申发展而来的一个概念。如果某元素对 X 线的质量衰减系数与某化合物或混合物的质量衰减系数相同,该元素的原子序数就是某化合物或混合物的有效原子序数。能谱 CT 的高压瞬切技术及独特的宝石探测器可以完美地消除线束影伪影,实现在原始数据空间层面进行物质解析,从而得到真实的物质 X 线衰减曲线,然后根据曲线上 70 keV 和 120 keV 上获得数值进行计算可得到有效原子序数,可用于进行物质检测、鉴别及物质分离。

二、双能量重建技术特点

(一)单能谱图和能谱曲线

单能谱图(monoenergetic images)描述的是图像在不同的 keV 下的表现。能谱曲线是指某一感兴趣区域的衰减随光子能量的变化而发生改变的曲线。通过双能扫描,可以虚拟计算出物质在各个单能量下的 CT 值,从而生成单能谱图和能谱曲线。由于碘对比剂等高原子序数的物质对低能量的 X 光子的吸收能力强,所以在低能量的单能谱图中,对比剂增强的血管和病灶等组织拥有比普通单能扫描下更好的对比度,可以用来优化显示病灶。但是由于低能量的 X 光子穿透能力小,低能量单能谱图的图像噪声一般会比普通单能扫描要高。因此,使用单能谱强化病灶时,并不是 X 光子能量越低越好,而是需要根据病灶和发病部位的不同,选择合适的 keV 值来平衡对比度和噪声。而根据高能量 X 光子穿透能力强的特点,高能量单能谱图常被用来消除金属伪影。根据能谱曲线的曲线形态可以区分脂性物质和非脂性物质。能谱曲线的形态主要受到病灶内碘浓度的影响,所以能谱曲线能够在一定程度上反映病灶的增强状况。

(二)双能指数

双能指数(dual energy index,DEI)是一种较为直观的根据双能 CT 数据获取物质信息的方法。双能指数目前可用于分析非增强状态下的物质,主要是在扫描时间内较为稳定的物质,当有对比剂存在时,组织的双能指数会增大,且与对比剂浓度成正比。但是由于对比剂在人体内随血液流动,不同器官不同时间的对比剂浓度会一直改变,所以无法依靠一个确定数值或者阈值来进行鉴别。由于肿瘤在延迟期内对比剂的变化较慢,因此双能指数可用于鉴别肿瘤活性。

(三)双能量 CT 物质鉴别算法

双能量 CT 物质鉴别算法的基本原理就是根据不同物质在高低能量下衰减变化的不同来鉴别物质。双源 CT 系统从一次扫描中可以获得组织的高低千伏图像,并依此生成一个 CT 值二维图。双能量 CT 物质鉴别算法可以分离碘和骨、尿酸盐结石和非尿酸盐结石、肌腱和软骨等。CT 值二维图中不同分离物质的分割线的信息(即其斜率),可以事先通过离体试验和物理测定获得。

(四)双能量 CT 三物质分离算法

使用 CT 值二维图,不仅可以定性地鉴别物质,还可以准确地定量获得特定物质(对比剂)的浓度信息。所谓的三物质分离算法,就是假设组织由三种不同的物质组成,对于增强状态下的肝,假设其 CT 信号由软组织、脂肪和碘对比剂的信号组成;对于有肝铁沉积的肝,假设其平扫下的 CT 信号由软组织、脂肪和铁的信号组成;对于增强状态下的肺部,假设其 CT 信号由肺泡组织、空气和碘对比剂的信号组成。这样,三物质分离算法相对于两个基物质假设更加灵活,并且可以根据不同器官的实际情况来调整基物质的选择,提高计算的准确性。

三、光谱重建技术特点

(一)光谱基数据

光谱基数据(spectral base images,SBI)包含在重建光谱应用程序中任何光谱结果的光谱数据。SBI 允许即需即查任何光谱结果,无须在主机上重建单独的光谱序列。

(二)虚拟单能量图像

虚拟单能量图像(Mono E)相当于单一能量 X 线成像,能量范围为 40～200 keV,共 161 个能级,以 Hu 为单位。低能级图像可使碘对比剂及碘对比剂组织增强显示,高能级图像可减少体内金属异物、碘对比剂等的线束硬化伪影。

(三)无水碘图

无水碘(iodine no water)图表示所显示组织的碘浓度含量,以 mg/mL 为单位。增加碘组织的可视化效果。

(四)碘密度图

碘密度图(iodine density)具有量化碘对比剂增强效果以及提高碘对比剂增强组织中碘的可视化效果,以 mg/mL 为单位。

(五)有效原子序数图

有效原子序数图,利用 X 线的衰减可以对未知元素的原子序数进行计算,并基于此原理,对不同组织以不同色阶染色,对感兴趣区组织进行有效原子序数值的定量分析对比,提高组织显示可视化及定量参数。

(六)钙抑制图

钙抑制图(calcium suppression),基于对物质的识别和抑制,组织中的含钙体素被虚拟的 CT 值替代,无限接近于组织没有该衰减时的 CT 值。可以根据目标含钙量的多少选择合适的钙抑制指数 X,指数范围为 25~100。

(七)电子密度

电子密度(electron density)显示各体素多对应的电子密度的相对值分布图,以[％EDW]为单位,是和水的电子密度的比值。其测量结果乘以水的电子密度 3.34×10^{29} electrons/m^3 即为绝对电子密度值。临床应用于放疗规划、质子治疗、CT 诊断等。

(八)尿酸图

尿酸图(uric acid chart)基于对尿酸的识别,只显示含有尿酸的组织,不含尿酸的组织被替换为 -1 024 Hu(显示为黑色)。

(九)去尿酸图

去尿酸图(uric acid removed chart)只显示不含尿酸的组织,与尿酸图形成互补。

(十)对比增强结构图

对比增强结构图(contrast-enhanced structures)显示所有含碘对比剂的软组织体素,与 70 keV 单能量图像保持一致。骨骼及钙化结构体素 CT 值等同于 -1 024 Hu(显示为黑色),帮助更好地显示血管和管腔结构。

(十一)碘去除图

碘去除(iodine remove)图显示所有不含碘对比剂的体素,与 70 keV 单能量图像保持一致。包含碘对比剂的体素 CT 值等同于−1 024 Hu（显示为黑色），帮助去除增强结构。

（十二）虚拟平扫图像

虚拟平扫图像将除碘化组织外的所有组织均以其原始 CT 值表示，碘化像素被识别，并被与其无对比剂增强的 CT 值尽可能类似的虚拟 CT 值所替换，从而生成类似于真实平扫的图像。以 Hu 为单位。

（十三）光谱曲线

光谱曲线是指（感兴趣区域的）CT 值，在单能量 40～200 keV 能量范围内变化的分布。曲线可显示感兴趣区域在每个能量水平下的衰减，以及在能量范围内的总体分布。每个感兴趣区都会用与感兴趣区颜色匹配的不同的色彩绘制。

（十四）直方图

直方图（histogram）默认显示感兴趣区域组织在单能量 40～200 keV 能量范围内的分布情况，X 轴显示 CT 值的范围，Y 轴显示频率。直方图支持任何光谱结果作为 X 轴来绘制显示。

（十五）散点图

散点图（scatter plot）显示感兴趣区域中两个变量的关系。感兴趣区域可绘制为任意两个不同光谱结果的一组对比值。据此生成的图显示为散射的点，每个点代表两个轴上的各一个值。

参考文献

[1]张家宙,黄桂雄,龙荣贵,等.宝石能谱 CT 的特点和临床应用[J].中国医学装备,2013,10(9): 57-60.

[2]蒋娜,陈志民,方天舒,等.宝石能谱 CT 临床应用进展[J].中国老年学,2016(24):6319-6320.

[3]鲍丽君,刘斌.能谱 CT 成像的临床应用[J].安徽医科大学学报,2012,47(3):320-322.

[4]陈俐君,魏清顺,杨晓萍.能谱 CT 的临床应用进展[J].医疗卫生装备,2017,38(11):113-117.

[5]雷立昌,陈建宇.能谱 CT 的临床应用与研究进展[J].中国医学影像技术,2013,29(1): 146-149.

[6]傅文悦.能谱 CT 临床应用进展[J].功能与分子医学影像学(电子版),2018,7(1):1404-1408.

[7]石明国,高剑波.能谱 CT 在血管成像中的临床应用[J].中国医疗设备,2016,31(7):6-8.

[8]王晓霜,吕艺,韩芳,等.能谱 CT 在肿瘤中的应用研究进展[J].中国医学计算机成像杂志, 2020,26(1):81-84.

[9]罗春材,李涛,杨立.双层探测器能谱 CT 的特点及临床应用[J].中国医疗设备,2021,36(7): 170-172.

[10]赵云松,张慧滔,赵星,等.双能谱 CT 的迭代重建模型及重建方法[J].电子学报,2014,42(4): 666-667.

[11]于晓坤.双能CT的临床应用和进展[J].实用放射学杂志,2013,29(4):664-667.

[12]项里伟.双能CT的研究现状与发展趋势[J].科技广场,2016(9):87-90.

[13]王夷蕾,朱景雨,王韧坚,等.基于迭代算法的双源CT双能量单能谱成像技术在腹部血管的成像研究[J].中国医学物理学杂志,2016,33(4):376-380.

[14]高洋.双能CT图像重建算法研究[D].重庆:重庆大学,2012.

[15]田士峰,刘爱连.双能CT虚拟平扫进展及临床应用[J].国际医学放射学杂志,2014,37(1):54-57.

[16]张宗军,卢光明.双源CT原理与临床应用[J].医疗卫生装备,2007,28(10):57-58.

第十九章 病例呈现

病例1 男,41岁,肝内富血供病变,考虑低分化HCC,采用一站式扫描技术。常规增强CT图像见图19-1A、B;碘基图像见图19-1C、D;有效原子序数图及碘图,观察肝内血供特点(图19-1E~H);VR三维重建显示门静脉血供(图19-1I);MIP图像显示肿瘤血供情况(图19-1J)。

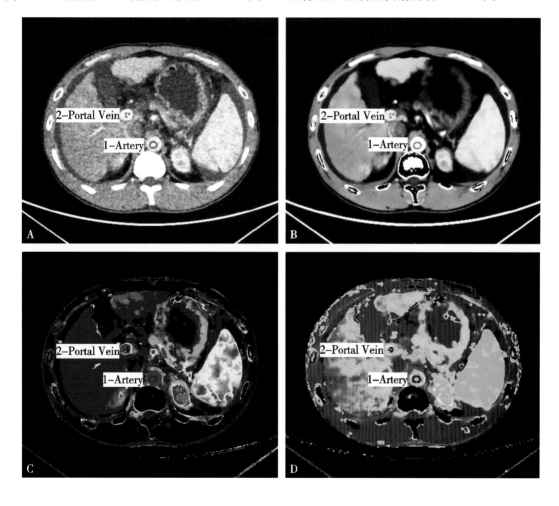

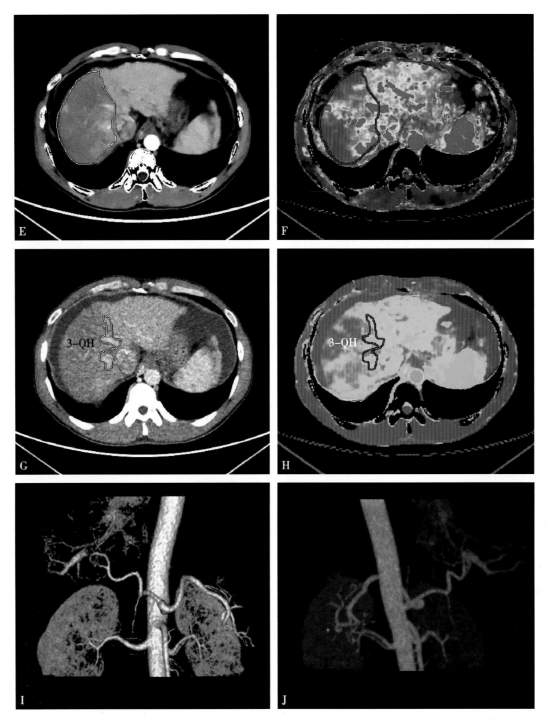

A. 横断位常规 CT 平扫图像；B. 横断位常规 CT 动脉期图像；C、D. 碘基图像；E ~ H. 有效原子序数图及碘图像；
I. VR 图像；J. MIP 图像

图 19-1　肝一站式扫描技术

病例 2　男,72 岁,转移性肝癌切除术后,肝多发低密度灶。传统增强 CT 图像示肝内多发片状低密度影及金属致密影,增强后强化不明显,另见多发结节状边缘轻度强化低密度影(图 19-2A、B);

40 keV 单能量图像提高组织之间的对比性,可见病灶较邻近组织强化程度高(图 19-2C、D);有效原子序数图与增强 CT 融合图,病变部位组织伪彩图与周围组织对比鲜明(图 19-2E、F);碘密度图与有效原子序数融合图见图 19-2G;碘密度图与虚拟单能量融合图见图 19-2H。

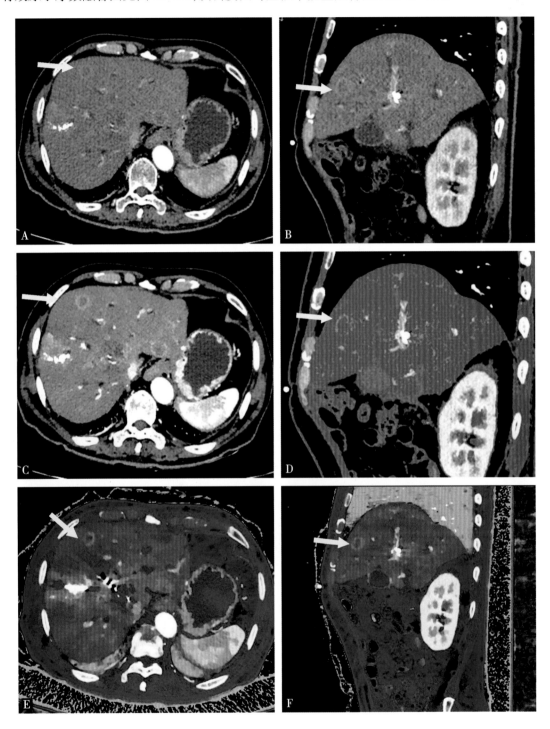

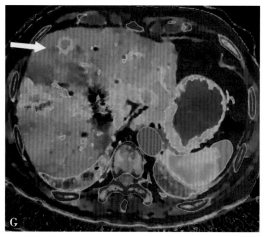
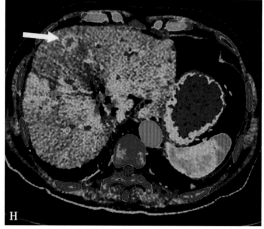

A.横断位常规动脉期CT图像;B.矢状位常规门静脉期CT图像;C.40 keV单能量横断位图像;D.40 keV单能量矢状位图像;E、F.有效原子序数图与增强CT融合横断位、矢状位图像;G.碘密度图与有效原子序数融合横断位图像;H.碘密度图与虚拟单能量融合横断位图像

图19-2 转移性肝癌光谱CT表现

病例3　女,55岁,胆囊结石,慢性胆囊炎。增强CT图像胆囊内见结石,壁厚(图19-3A、B);40 keV单能量图像能很好地显示胆囊结石,明显提高胆固醇结石的检出率(图19-3C、D);有效原子序数图与增强CT融合图见图19-3E、F;ROI光谱曲线图见图19-3G;电子密度图见图19-3H;碘密度图见图19-3I。

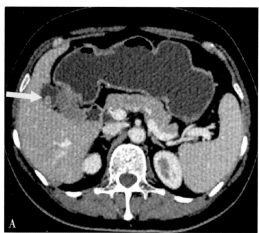
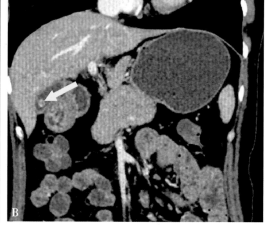

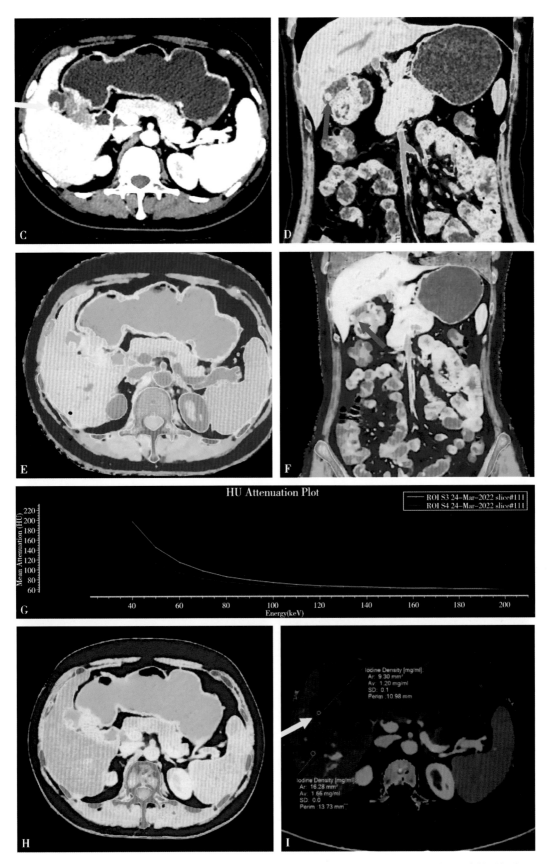

A、B. 横断位、冠状位常规增强 CT 图像；C、D. 40 keV 单能量横断位、冠状位图像；E、F. 有效原子序数图与增强
CT 融合横断位、冠状位图像；G. ROI 光谱曲线图像；H. 电子密度图像；I. 碘密度图像

图 19-3　胆囊结石光谱 CT 表现

病例 4　女,59 岁,肝多发结节。横断位常规增强 CT 图像见图 19-4A;横断位单能量图像与有效原子序数融合图像,病变部位组织伪彩图与周围组织对比鲜明(图 19-4B);44 keV 单能量图像,由于与周围正常组织的对比增加使病变部位表现突出,提高病灶的检出(图 19-4C、D);物质分离散点图见图 19-4E;物质分离图像(碘-水)及 ROI 分析见图 19-4F;能谱曲线图与直方图见图 19-4G、H。

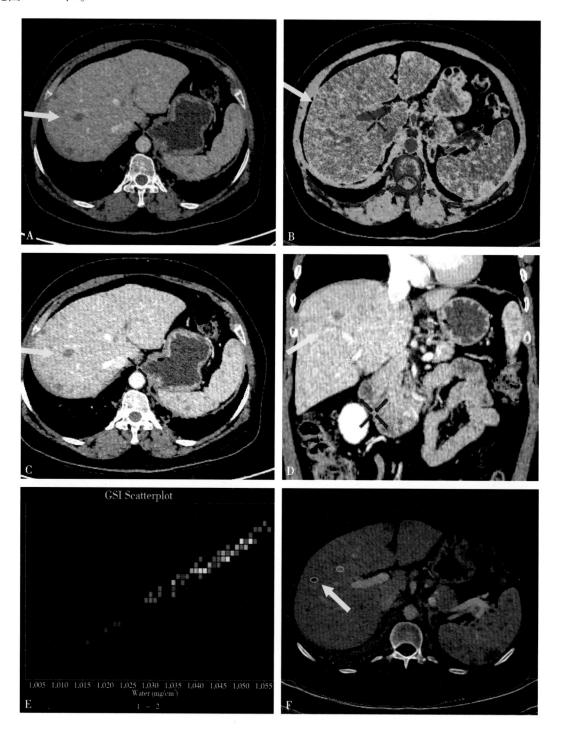

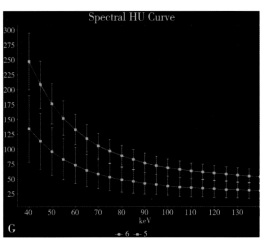
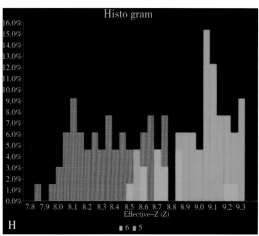

A. 横断位常规增强 CT 图像;B. 单能量图像与有效原子序数融合图像;C、D. 44 keV 单能量横断位、冠状位图像;
E. 物质分离散点图像;F. 碘水图及 ROI 分析图像;G. 能谱曲线图;H. 直方图

图 19-4　肝结节能谱 CT 表现

病例 5　女,68 岁,肝占位。常规 CT 图像示肝右叶包膜下团状低密度影,增强后不均匀强化(图 19-5A、B);55 keV 单能量图像病变组织与正常组织的对比增加(图 19-5C、D);70 keV 单能量-有效原子序数融合图,病变部位组织伪彩图与周围正常组织对比鲜明(图 19-5E);冠状位碘密度图见图 19-5F;光谱 ROI 物质分析获取光谱散点图见图 19-5G。

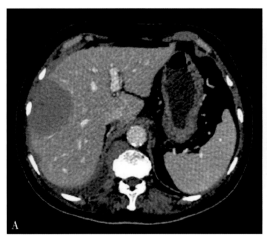
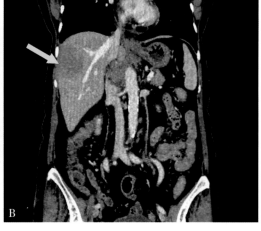

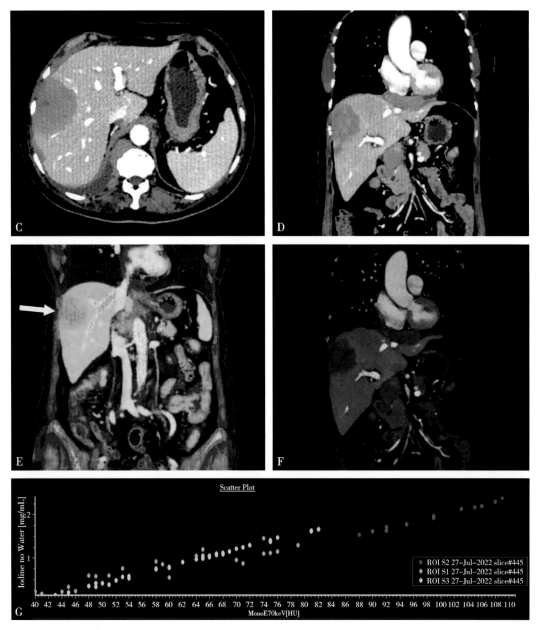

　　A、B. 横断位、冠状位常规增强 CT 图像；C、D. 55 keV 单能量横断位、冠状位图像；E. 70 keV 单能量-有效原子序
数融合图像；F. 冠状位碘密度图像；G. 光谱散点图

图 19-5　肝占位光谱 CT 表现(病例 5)

　　病例6　女,33 岁,胆囊炎。横断位与冠状位传统 CT 图像见图 19-6A、B;有效原子序数图像,通过彩色编码显示病变部位组织与周围组织对比,明显可见胆囊壁增厚(图 19-6C);虚拟平扫融合图像见图 19-6D;单能量图像 ROI 分析见图 19-6E;自动获取能谱曲线见图 19-6F。

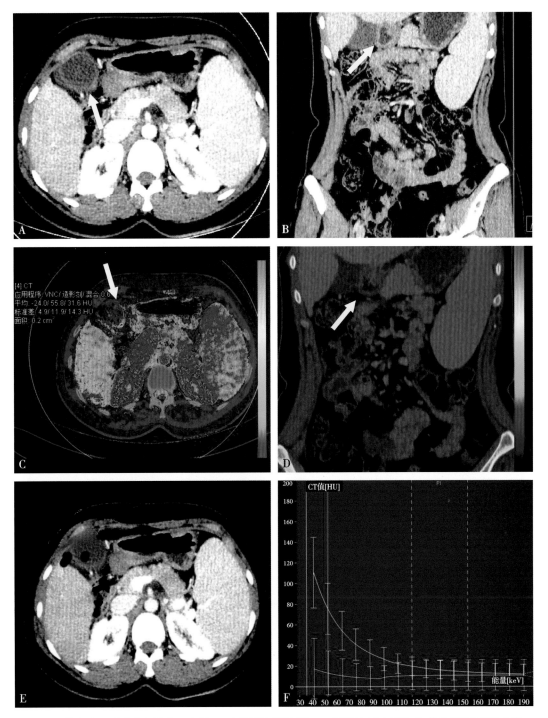

A、B.横断位、冠状位常规增强 CT 图像;C.有效原子序数图像;D.虚拟平扫融合图像;E.单能量图像 ROI 分析;
F.能谱曲线图

图 19-6 胆囊炎双源 CT 表现

病例 7 女,65 岁,胆道镜探查取石术后。50 keV 单能量图像可见片状低密度影、积气影及高密度缝线影,肝胆管扩张,由于与周围正常组织的对比增加使病变部位表现突出,提高病灶的检出率(图 19-7A、B);物质分离图像(碘-水)见图 19-7C;物质分离图像(水-碘)见图 19-7D;物质分离散点图见图 19-7E;横断位单能量图像与有效原子序数融合图像,病变部位组织伪彩图与周围组织对比鲜明(图 19-7F);对单能量图像与有效原子序数融合图像进行 ROI 分析,获得能谱曲线图与直方图(图 19-7G、H)。

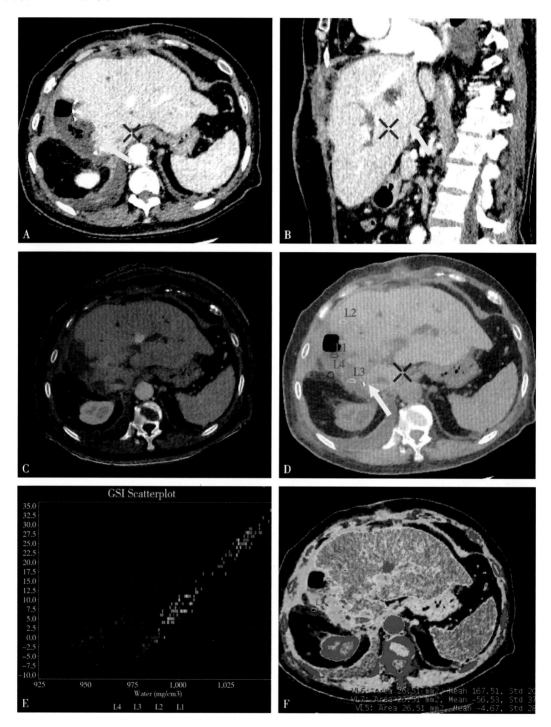

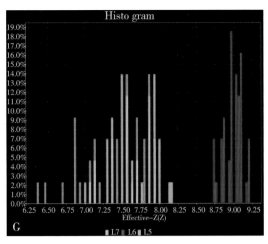

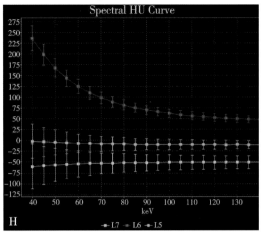

A、B.50 keV 单能量横断位、冠状位图像;C.碘-水图像;D.水-碘图像;E.物质分离散点图像;F.单能量图像与有效原子序数融合图像;G.直方图;H.能谱曲线图

图 19-7 胆道镜探查取石术能谱 CT 表现

病例8 患者,男,77 岁,食管癌肝转移。增强 CT 图像示肝体积增大,肝内可见散在类圆形、团块状低密度影(图 19-8A、B);54 keV 单能量图像示病变部位与周围正常组织结构对比明显(图 19-8C、D),并进行 ROI 分析,获得光谱曲线图(图 19-8E);有效原子序数与单能量图像融合图示病变部位组织伪彩图与周围食管正常组织对比鲜明(图 19-8F、G);横断位碘密度图见图 19-8H;冠状位有效原子序数图见图 19-8I;食管癌转移肝,40 keV 单能量图像与碘密度图像见图 19-8J、K;进行 ROI 分析获得光谱曲线图(图 19-8L)。

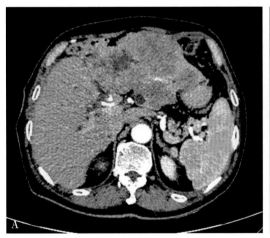

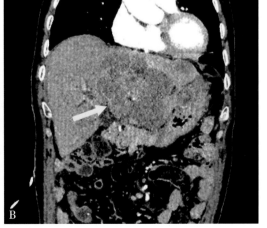

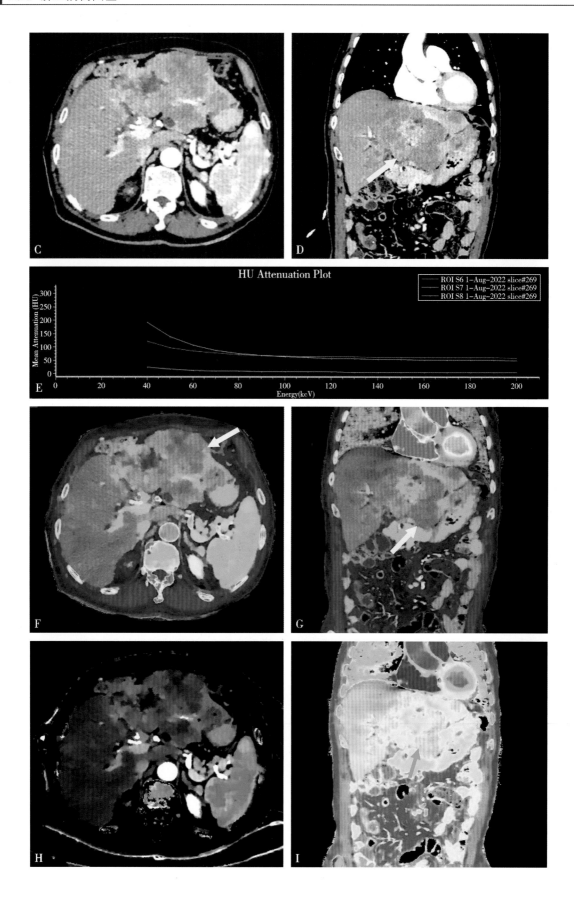

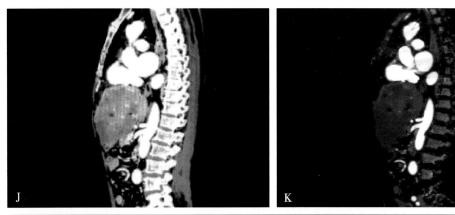

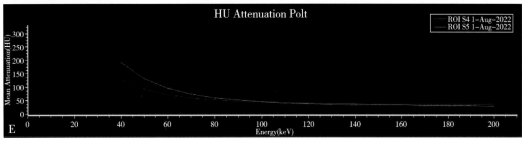

A、B.横断位、冠状位常规增强 CT 图像;C、D.54 keV 单能量横断位、冠状位图像;E.54 keV 光谱曲线图;F、G:有效原子序数与单能量图像融合横断位、冠状位图像;H.横断位碘密度图;I.冠状位有效原子序数图;J.40 keV 单能量图像;K.40 keV 矢状位碘密度图;L.40 keV 光谱曲线图

图 19-8　肝占位光谱 CT 表现(病例 8)

参考文献

[1]高洋.双能 CT 图像重建算法研究[D].重庆:重庆大学,2012.

[2]田士峰,刘爱连.双能 CT 虚拟平扫进展及临床应用[J].国际医学放射学杂志,2014,37(1):54-57.

[3]张宗军,卢光明.双源 CT 原理与临床应用[J].医疗卫生装备,2007,28(10):57-58.